테스토스테론의 진실

우리를 지배하고 갈라놓는 테스토스테론 이야기

테스토스테론의 진실

캐롤 후븐 지음   배상규 옮김

T: THE STORY OF TESTOSTERONE

상상스퀘어

그리핀에게

차례

1장

들어가며

침팬지 밀착 연구

침팬지가 잠에서 깨어나는 시간에 침팬지 둥지 밑에 가 있지 않으면, 침팬지의 테스토스테론 수치를 알려주는 소변을 놓치고 만다. 그래서 나는 지난 여덟 달 동안 거의 매일 그랬듯, 동이 트기 전에 정글 속으로 들어갈 채비를 차렸다.

인간은 진화를 거치면서 태양이 내뿜는 빛과 열을 활용해 하루를 시작하는 세련된 시스템을 갖추게 되었다. 여느 주행성 동물처럼 인간은 자신의 수면-각성 주기를 지구의 24시간 자전 주기에 맞추었다. 망막의 광수용기가 아침 햇살을 감지하면, 그 정보가 우리 뇌 깊숙한 곳에 자리 잡은 작은 솔방울 모양의 송과체에 전달된다. 그러면 송과체는 '수면 호르몬'인 멜라토닌의 분비를 줄이는데,[1] 이렇게 멜라토닌 분비가 줄면 우리는 잠에서 깨어난다.

인공조명에 길들기 전까지 인간은 이런 식으로 살아왔다. 하지만 침팬지는 지금도 예전 일과표를 그대로 따르기 때문에, 나는 멜라토닌 수치가 아직 높은 시간인데도 자리를 박차고 일어나야 했다. 그러고는 몽

롱한 정신을 카페인으로 다스리기 위해 캠프에 있는 가스버너에 빗물을 올려 커피를 끓였다.

이윽고 나는 군대개미와 진흙탕, 독사에게서 나를 지켜줄 장화, 손전등, 그리고 수풀을 헤칠 때 쓰는 마체테 칼을 챙긴 뒤, 우간다 현지 보조원들을 만나러 갔다. 여느 날과 마찬가지로 우간다 키베일 국립공원에서 침팬지의 일상생활을 기록하는 침팬지 밀착 연구에 나선 것이다.

한 시간쯤 걷고 나서 침팬지들이 잠을 자는 나무 근처에서 휴식을 취했다. 침팬지들은 전날 밤 이 나무 꼭대기에 둥지를 틀었다. 나는 어둑어둑했던 숲이 극적으로 변해가는 모습을 속속들이 음미하려 했다. 곤충이 윙윙거리며 줄기차게 내던 소리는 새와 원숭이의 불협화음이 커져감에 따라 쓱 사라졌고, 덤불 속으로 파고든 햇살은 푸른 잎사귀에 맺힌 이슬을 금빛으로 물들였다. 나는 가장 먼저 일어난 침팬지가 나무 위에서 부스럭거리기를 기다리고 있었다. 그 소리는 내가 준비를 해야 한다는 신호였다.

침팬지가 아침에 일어나서 가장 먼저 하는 일은 사람과 똑같다. 침팬지도 볼일을 봐야 하는 것이다! 하지만 우리가 잠자리에서 일어나 화장실에 가는 것과 달리 침팬지는 궁둥이를 둥지 밖으로 쑥 내밀 뿐이다. 나는 9미터 위에서 나뭇잎 사이로 소변이 쏟아져 내릴 때면 소변을 맞지는 않되 채취는 할 수 있는 거리를 유지하기 위해 최선을 다했지만, 대체로는 부질없는 짓이었다. 그럴 때면 끝이 포크처럼 갈라진 막대기에 비닐봉지를 묶어서 사용했다.[2]

그렇게 나는 키베일 침팬지 프로젝트 연구 활동에 조금이나마 기여하고 있었다. 이렇게 얻은 소중한 정보는 과학자들이 침팬지의 온갖 행

테스토스테론

동을 이해하는 밑거름이 된다. 그렇지만 우리가 특히 관심을 가진 주제는 성性, 공격성, 지배성이었으며, 이런 성향은 모두 이 책의 주제이자 이쪽 분야 사람들이 "티T"라고 하는 테스토스테론의 영향을 받는다. 연구 대상이 사람일 때는 채취 용기에 침을 뱉어달라고 요청하기만 하면 된다. 하지만 야생 침팬지는 그런 식으로 협조해주지 않기 때문에, 우리는 차선책으로 그들의 소변이나 대변 속 테스토스테론 수치를 측정한다.

나는 비닐봉지에 받아 온 소량의 소변을 조심스럽게 시험관에 옮겨 담았다. 시험관은 현장 캠프로 가져가서 나중에 하버드 대학교 내분비학 연구실로 보낼 예정이었다. 침팬지들은 몇 분간 부스럭거리며 볼일을 보고는 흔들흔들 나무를 타고 내려와 하루를 시작했고, 현지 보조원들과 나는 그 뒤를 따랐다.

우두머리 수컷 폭력을 휘두르다

침팬지는 '무리'를 이루고 살며, 한 무리는 대개 50여 마리로 구성된다. 침팬지 무리는 사람이 경계선과 방어선을 명확하게 설정해 이웃 마을과 적대적인 관계 속에서 살아가는 모습과 여러모로 유사한 양상을 보인다. 이모소는 "카냐와라"라고 하는 무리의 우두머리 수컷이었다. 카냐와라는 콩고민주공화국과 국경을 이룬 이 광대한 밀림 지역에서 살아가는 침팬지 무리 중 하나였다. 우두머리 이모소는 성질이 포악하고 변덕스러운 탓에 다른 침팬지에게 호감이 아닌 두려움의 대상이었다. 무리 내 침팬지들은 날마다 소집단을 이뤄 하루를 함께 보내는데, 나는 그중 한 소집단을 따라다니곤 했다. 내가 따라다니는 소집단에 이모소가 속해 있을 때는 으르렁대는 소리, 고함, 비명, 야유, 위협 행동, 손찌검, 나뭇가지를 끌거나 던지는 행위, 가슴을 두드리는 행위가 숱하게 나타났다. 발정기 암컷이 섞여들면 상황은 더욱 심각해졌다. 수컷들이 암컷과 짝짓기를 할 권리를 두고 경쟁을 펼치기 때문에 짝짓기 행동과 공격 행동이 훨씬 더 빈번하게 나타났다.

그렇지 않은 날에는 격렬한 상황은 줄고, 양육과 놀이 행위가 늘었다. 먹이를 찾아 이리저리 다니는 동안 새끼들은 어미에게 들러붙어 안겨 있거나, 젖을 먹거나, 형제나 친구와 엎치락뒤치락 잡기놀이를 했고, 때때로 어미 등에 왕족처럼 앉아 있기도 했다. 그럴 때, 내가 따라다니는 소집단에 다 자란 수컷은 없었다.

1월의 어느 날, 이모소가 평소보다 차분해 보였다. 그날따라 이모소는 평소와 다르게 암컷 한 마리와 그 암컷이 낳은 어린 침팬지 두 마리하고만 어울렸다. 나는 높다란 무화과나무에 기댄 채로 수첩을 펼쳤다. 공터에 쓰러진 커다란 나무 위에서, 암컷 아우탐바가 이모소의 뒤쪽에 앉아 있었다. 아우탐바는 이모소의 굵고 짙은 털을 가르고 눕히며, 먼지나 기생충을 능숙하게 찾아 쓱쓱 골라내면서 먹을 만한 게 나오면 자기 입에 쏙쏙 집어넣었다. 아기 침팬지 킬리미와 누나 텐케레는 적도 지역의 땡볕이 내뿜는 열기 및 새와 곤충이 내는 소리 속에서 풀밭을 즐겁게 뛰어다녔다.

그때 평온을 깨뜨리는 날카로운 비명이 들려왔다. 나는 몸을 곧추세운 채 주위를 살폈다. 이모소가 쓰러진 나무 위로 풀쩍 뛰어오르더니 아우탐바에게 발길질을 하고 주먹을 휘두르기 시작했다. 아우탐바는 땅으

테스토스테론

로 굴러떨어졌고, 꼬마 킬리미는 얼른 엄마 품속으로 숨어들었다. 아우 탐바는 서둘러 딸을 끌어안아 보호했지만, 등판이 이모소의 공격에 속수 무책으로 노출됐다. 나는 누가 누구에게 무슨 짓을 저지르고 그 시간은 정확하게 얼마나 지속되는지를 살피며 내 눈앞에서 일어나는 일을 꼼꼼히 기록하려 애썼다. 다행스럽게도 내 곁에는 노련한 현지 보조원 중 하나인 존 바르워게자John Barwogeza 씨가 있었고, 그는 내가 놓친 상황을 빠짐없이 보충해주었다. 몇 분 동안 야만스러운 광경이 심각하게 이어진 뒤에도 이모소는 기다란 막대를 집어 들고 아우탐바의 목과 등을 때리기 시작했다. 세 살배기 텐케레는 키가 채 60센티미터가 안 됐지만 제 어미를 괴롭히는 이모소에게 달려들어 가녀린 주먹을 휘둘렀다. 하지만 이모소는 매질, 발차기, 주먹질로도 모자라 나뭇가지에 매달린 채로 발을 들어 올리더니 아우탐바를 마구 짓밟았다. 이 충격적인 사건은 9분이 지나서야 끝이 났다.

마구 얻어맞은 아우탐바는 연하고 털이 없는 엉덩이 부위에서 피가 났지만, 새끼들을 무사히 지킨 채로 그 자리를 벗어날 수 있었다.

다른 연구자들에게서 이보다 더 길게 이어졌거나 심지어 살해로 이어진 사건을 들은 적이 있기는 하지만 이런 일을 실제로 본 건 그때가 처음이었다. 아우탐바가 겪은 일은 끔찍했지만, 연구자의 눈으로 보자면 놀랍고 의아한 구석이 있었다. 물론 몸집이 큰 수컷이 다 자란 암컷을 괴롭히고 때리는 행위는 주기적으로 나타나지만, 예전 경험에 비춰보자면 그런 일은 비교적 짧은 시간에 걸쳐 가볍게 일어난다.

하버드 대학교의 리처드 랭엄Richard Wrangham 교수는 세계적으로 유명한 영장류학자로 내가 머물던 현장 연구 캠프를 세우고 운영하는 인물인데, 때마침 그 일이 일어난 주에 현장에 와 있었다. 나는 숲속으로 난 길을 몇 킬로미터 되돌아가 내가 목격한 일을 알렸다. 숨이 가쁘고 가슴이 두근거리고 궁금증이 밀려왔다. 하지만 랭엄 교수가 처음 보인 반응은 그저 내 손을 잡고 악수를 하는 것이었다. 그가 말했다. "야생 영장류가 도구를 써서 폭력을 행사하는 모습을 본 첫 번째 연구자군요." 내 경험담은 랭엄 교수와 나, 그리고 이제는 유명해진 그 막대기(나중에 현장을 정리한 현지 보조원이 수거해줬다)를 커다랗게 찍은 사진과 함께 "키베일의 가정폭력범"[3]이라는 제목으로 〈타임〉에 실리기도 했다. 사람에 빗댄 제목이 민망하기는 했지만 이모소가 보인 충격적인 행동과 인간이 가정에서 저지르는 폭력 사이에는 분명히 유사점이 있었다. 이모소는 왜 그렇게 행동했을까? 그날은 어떤 답도 얻지 못했지만, 현장 캠프에서 테스토스테론과 짝짓기를 주제로 연구를 진행하다 보면 나중에 답이 나올지도 모르는 일이다.

악마 같은 남성

나는 다소 돌고 돌아서 우간다 현지 연구원이 되었다. 대학 시절, 인간 행동에 관심을 느껴서 심리학을 전공했다. 프로이트와 융, 이상심리학, 성격과 개인차를 다루는 수업에 흥미를 느꼈다. 그러다가 4학년이 된 어느 날, 생물심리학 수업 강의 자료를 보고 흥분된 마음을 가라앉힐 수가 없었다. 나는 지금도 조세핀 윌슨 Josephin Wilson 교수님이 뉴런과 신경전달 물질이 갖가지 행동에 미치는 영향을 설명했던 순간을 생생하게 기억하고 있다. 교수님이 머리 위로 팔을 뻗어 뉴런과 수상돌기(다른 뉴런과 정보를 나누는 작은 가지)를 흉내 내던 모습이 눈에 선하다. 행동의 근본 원인을 이해하는 강력한 방법이 내 앞에 나타났고, 이 새로운 지식에 나는 엄청난 만족감을 느꼈다. 나는 이 만족감을 계속해서 누리고 싶었지만 졸업이 다가오고 있었고 내게는 직장이 필요했다.

문과 계열 학사 학위를 받은 나는 금융 소프트웨어 기업에 취직했다. 원래는 원대한 인생 계획을 깨달을 때까지 그곳에서 2년 정도만 일할 생각이었다. 하지만 아직도 배워야 할 게 많았고, 직장 생활은 편했다. 그러다 보니 2년이 10년이 되고 말았다. 나는 대학 시절에 빼먹은 분자생물학과 유전학 수업을 들었고, 대학 새내기 시절과 달리 내가 생물학을 무척 좋아한다는 사실을 깨달았다. 또 이스라엘, 탄자니아, 코스타리카, 중국 등으로 여행을 다니며 문화와 생태계에 나타나는 다양성의 기원에 호기심을 갖게 되었다. 더불어 리처드 도킨슨이 쓴《이기적 유전자》와 같은 유명 과학서를 읽으며, 진화론이 지구 생명체에 대한 궁금증 해소에 도움을 줄 수 있음을 알게 되었다.

그러면서 나는 인간 행동의 비밀을 푸는 가장 근원적이고 강력한 설명법을 찾아보고픈 욕망을 점점 더 많이 느꼈고, 그 욕망은 한 가지 질문으로 이어졌다. 진화는 인간의 본성을 어떻게 형성해왔는가?

그 뒤 내 질문에 길을 열어주는 듯한 책《악마 같은 남성》[4]을 읽었다. 이 책에서 내 흥미를 끈 대목은 폭력이 아니라, 우리가 현재 모습에 이르게 된 경로를 파헤치는 두 저자의 접근법이었다. 나는 이 책의 주요 저자처럼 인간의 진화적 기원을 터득하기 위해 침팬지를 연구해보자고 결심했다. 결국 나는 직장을 그만두고 대학원에 지원했다. 진로 선택을 앞둔 사람들에게 권할 만한 방식은 아니었다.

《악마 같은 남성》의 주요 저자는 리처드 랭엄 교수였다. 다행히 그분은 내 고향인 매사추세츠주 케임브리지에 있는 하버드 대학교에서 학생들을 가르쳤다. 나는 랭엄 교수의 학과에서 진행하는 연구 프로그램에 열심히 지원서를 보냈는데, 당시 해당 학과의 명칭은 생물인류학과였다. 불가능하다는 답변이 돌아와서 실망스러웠지만, 되돌아보면 그런 반응이 나오는 게 당연했다. '현장' 연구 경험이 전무한 사람이 그런 분야에 쉽게 발을 들여놓을 수 있을 리가 없었다. 하지만 상황에 따라서는 그런 면이 오히려 장점이 될 수 있다. 나는 끈질기게 지원했고, 결국 리처드 교수는 내게 우간다 키베일 침팬지 프로젝트에 1년 동안 참여할 수 있는 기회를 줬다. 리처드 교수는 1987년 야생 침팬지의 행동, 생리, 생태 연구를 위해 우간다 키베일에 현장 연구 캠프를 차렸다. 캠프에서 내가 맡게 될 업무는 현장을 관리하면서 내 연구를 스스로 진행하는 방법을 배우는 것이었다. 믿기지가 않았다. 나는 두말없이 제안을 받아들였다.

두 영장류의 짝짓기와 폭력성

그렇게 해서 나는 1999년 1월에 숲속에서 침팬지 소변을 받고, 덩치 큰 수컷이 새끼를 보호하려는 암컷을 폭행하는 모습을 목격하게 되었다. 아우탐바와 이모소 사이에서 일어난 사건은 내 관심사인 침팬지 암컷과 수컷의 상반되는 행동 패턴, 다시 말해 비교적 온화하게 새끼를 돌보는 암컷과 짝짓기 및 서열에 집착하는 공격적인 수컷을 극명하게 보여주는 사례였다.

　나는 다 자란 수컷 침팬지가 다양한 상황에서 다양한 목적을 위해 공격성을 드러내는 모습을 목격했는데, 그 동기를 명확하게 설명하기 어려울 때도 많다. 수컷 성체는 누가 우위에 있는지를 보여주고 상대에게 복종을 요구하기 위해 공격성을 드러낸다. 상대가 복종하는 자세를 보이지 않는다면 이는 곧 서열이 높은 자신을 무시하는 행위이므로, 이런 상황에서는 폭력이 자신을 제대로 대우하게 만드는 방법이 될 수 있다. 서열이 비슷한 두 수컷은 짝짓기 기회를 두고 서로 다투기도 한다. 발정기가 와서 여러 수컷의 관심이 집중되는 암컷과 짝짓기를 하거나, 발정기 암컷에게 다른 수컷이 접근하지 못하게 하려고(이런 행동을 "짝보호mate guarding"라고 한다) 싸움을 벌이는 것이다. 그렇다면 이모소는 왜 발정기가 오지 않은 아우탐바를 공격했을까? 나중에 관련 자료를 살펴보겠지만, 이런 행동은 암컷의 짝짓기 순응성을 높인다. 이때 수컷은 주로 번식력이 가장 좋은 암컷을 공격 목표로 삼으며, 암컷은 자신에게 유난히 공격적인 수컷과 짝짓기를 하고 그 수컷의 새끼를 낳는다.[5] 여기서 한 가지 짚고 넘어가야 할 사실은 인간 사회에서 여성에 대한 남성의 공격성이 진화적으로 이와 유사한 이유로 일어난다든가, 그런 행동이 불가피하다거나 용납할 만하다는 뜻은 아니라는 점이다. 그렇지만 인간과 사회구조가 다른 여러 영장류 및 동물에 대한 연구가 인간 행동의 진화적 기원에 단서를 제공해줄 수는 있다.

　그렇다고 수컷 침팬지가 모두 깡패 같거나, 1년 내내 폭력을 휘두르는 것은 아니다. 수컷 침팬지는 저마다 성격이 달라서 수줍음을 타는 녀석도 있고, 다정한 녀석도 있고, 난폭한 녀석도 있다. 이모소를 비롯한 덩치 큰 수컷도 때로는 온화하고 참을성 있는 모습을 보인다. 어린 침팬지와 어울려 가볍게 레슬링을 하거나 살짝 물면서 놀기도 하고, 자기 몸을 정글짐처럼 내주어 낮잠을 자게 해주기도 한다. 또 무리 내 암컷과 새끼, 다른 개체와 어울려 나들이, 휴식, 식사, 털 손질을 하며 공격성을 거의 또는 아예 드러내지 않으며 많은 시간을 보내기도 한다. 그리고 암컷이 공격성을 드러내는 상황은 거의 본 적이 없지만, 가끔은 굉장히 공격적으로 행동하기도 한다.

인간 사회의 성인 남성도 수컷 침팬지와 유사하게, 굉장히 의롭고 친절하고 관대한 모습을 보이는가 하면 때로 폭력적이고 잔인한 면모를 드러낸다. 나는 매일 오랜 시간 동안 우간다 현지 남성 보조원들 사이에서 홍일점으로 지냈지만, 그들은 전적으로 신뢰할 수 있는 태도를 보였다. 하지만 같은 시기에 이웃 나라 콩고의 남성들은 시민들에게 무자비하게 폭력을 휘둘렀다.

밤마다 내 친구가 되어준 BBC 국제방송은 첫 소식으로 지구의 우두머리 수컷인 빌 클린턴과 백악관 인턴 모니카 르윈스키의 부적절한 관계를 자주 다루었다. 여러 남성들이 예전에도 그랬고, 지금도 그렇듯이 클린턴은 몇 차례의 성관계에 모든 것을 내걸었다. 이렇게 자극적인 기사 때문에 주의가 산만해지기는 했지만, 나는 콩고 반군이 우리 현장 캠프 쪽으로 다가오지는 않나 하고 뉴스에 귀를 기울였다.[6] 이웃 나라 콩고에서는 내전이 일어나면서 폭력이 들끓고 있었다. 끔찍한 소식이 들려왔다. 남성들은 마체테 칼로 어른 아이 가릴 것 없이 마을 주민을 공격해 손과 사지와 목을 벴고, 여성을 강간했다. 서양인은 특히 목을 베겠다는 위협을 자주 받았다. 나는 나 자신이 손쉬운 사냥감이 된 것만 같았고, 저녁이

테스토스테론

면 조그만 방갈로에 들어앉아 마체테 칼을 베개 밑에 넣어둔 채 마음을 달랬다.

1999년 3월, 세상에 널리 알려진 끔찍한 공격이 일어나면서 평화봉사단을 비롯한 대다수 서양인이 콩고를 빠져나갔다. 르완다 반군은 우리 현장 캠프로부터 남쪽으로 400킬로미터 떨어진, 콩고민주공화국 국경에 위치한 우간다 국립공원으로 쳐들어왔다. 반군은 국립공원 직원 네 명을 살해하고 등산 중이던 관광객 열다섯 명을 납치했다. 그중 영국, 뉴질랜드, 미국에서 온 여덟 명을 곤봉과 마체테 칼로 도륙했고 여성 한 명을 심하게 성폭행했다.[7]

나는 그 뒤로도 몇 달 동안 캠프에 머물렀지만, 서양인에 대한 위협 행위가 지속된 데다가 우리가 머무는 지역에서 반란 행위가 일어났기 때문에 미국 대사관의 지시에 따라 현장을 떠나야 했다.

우간다 현장 캠프에서 일한 경험 덕분에 나는 커다란 포부를 갖게 되었다. 인간과 동물이 공유하는 생물학적 특성을 통해 남성과 여성에게서 나타나는 극명한 차이를 이해해보고 싶었다. 나는 진심으로 남성을 이해하고 싶었다. 테스토스테론이 그 과정에서 실마리가 되어줄 것 같았다. 그래서 하버드에 재차 지원해 생물인류학 박사과정을 밟으면서 테스토스테론과 관련된 모든 것을 속속들이 배웠다.

테스토스테론

테스토스테론은 우리 혈액 속에 소량 들어 있다. 남성과 여성은 모두 테스토스테론을 분비하지만, 남성의 분비량이 여성보다 10배에서 20배 더 많다. 분비량은 적지만 테스토스테론은 우리 몸에서 분비되는 그 어떤 물질보다 널리 알려져 있다. 테스토스테론은 남성호르몬인 '안드로겐an-drogen'의 일종이며, 안드로겐은 그리스어로 남성을 뜻하는 '안드로andro'와 생성을 뜻하는 '겐gen'이 합쳐진 말이다. Y염색체가 남성이라는 성별을 결정짓는 요소라면 테스토스테론은 남성성을 결정짓는 요소라고 볼 수 있다. 사람들은 빌 클린턴의 테스토스테론 수치가 높았으리라고 넘겨짚을 뿐이지만, 도널드 트럼프는 실제 수치가 세간에 알려져 있다.

2016년 대통령 선거 직전에 트럼프는 〈닥터 오즈 쇼〉에 출연해 최근에 받은 건강검진 결과를 공개했다. 오즈 박사가 체중, 콜레스테롤, 혈압, 혈당 등의 수치를 읽어 내려가며 수치가 아주 양호하다는 기색을 내비치고 있을 때 방청석을 떠들썩하게 만든 숫자가 하나 등장했다.[8] 그것은 441(ng/dl)이라는 테스토스테론 수치였다. 방청객이 열렬히 박수를 친 이유는 트럼프가 천성적으로 강인하고 남성적인 지도자라는 점을 테스토스테론 수치가 보여준다고 여겼기 때문일 것이다. 대다수 사람은 테스토스테론의 분자적 특성(분자식 C19H28O2)에는 큰 관심이 없지만, 남성을 더욱 남성답게 만드는 테스토스테론의 자극적이면서도 치명적인 힘에는 관심이 많다.

작가 앤드루 설리번Andrew Sullivan은 격주로 테스토스테론 주사를 맞고서 〈뉴욕 매거진〉에 경험담을 실었다. "남자라는 존재가 뭔지 제대로 실감하고 있다. (…) 기력, 활력, 강단, 야망, 욕망, 추진력, 조바심, 그리고 무엇보다 성욕이 솟구친다."[9] 〈사이콜로지 투데이〉에 실린 기사에 따르면 "여성은 거친 남성성을 드러내는 남성에게 매력을 느끼는데 거친 남

테스토스테론

성성은 테스토스테론과 관계가 있으며 (…) 이런 남성은 사회적 지위를 높이고자 하는 동시에 자신의 지위를 지키려는 태도를 보인다."[10] 진보 매체 〈허핑턴 포스트〉에 따르면, 트럼프 대통령이 테스토스테론을 연료 삼아 국정을 운영한 탓에 미국은 트럼프 대통령의 임기 동안 언제든 전쟁으로 치달을 수 있을 정도로 위험한 상태였다.[11] 하지만 우파 매체 〈아메리칸 스펙테이터〉는 몇몇 유력 보수 인사의 경우 테스토스테론이 너무 많아서가 아니라 너무 적어서 문제라고 지적했다. "주류 언론에 테스토스테론이 부족한 얼치기 보수 세력이 과도하게 성장하면서 (…) 마이클 거슨Michael Gerson, 조지 윌George Will, 데이비드 브룩스David Brooks와 같이 별반 도움이 되지 않는 잡종이 탄생했다. 그들은 트럼프 측이 첫 대선 유세 기간 동안 전쟁을 치르는 중에 차만 홀짝이고 있었다"[12]. 〈사이콜로지 투데이〉의 또 다른 기사는 테스토스테론의 저주를 설명하면서, 높은 테스토스테론 수치가 "머잖아 표출될 수밖에 없는 생물학적 본능"을 불러일으킨다고 주장한다.[13] 이 주장에 따르면 하비 와인스타인, 빌 코스비 등 유명인의 성범죄는 용서할 수 없는 만행이기는 하지만, "남성이라는 동물은 테스토스테론의 영향을 받을 때면 여자를 성적 유희의 대상으로밖에 보지 못한다는 점을 어느 정도 이해해줘야 한다."

이 논리를 따른다면, 유력한 남성들이 지나친 남성성이라는 저주에 걸려 전쟁과 강간으로 치닫는 사태는 테스토스테론의 책임이며, 우리 여성은 그런 상황을 어쩔 수 없이 받아들여야만 한다! 속설에 따르면 테스토스테론은 과다하면 위험하고, 부족하면 무기력해지며, 적절하면 활기차고 성공적인 삶을 살 수 있게 해준다.

이런 이야기는 모두 사실일까? 아니면 어느 미심쩍은 성차별주의자가 퍼뜨린 미신에 불과할까? 이 질문에 제대로 답하려면 책이 한 권 필요하며, 이 책이 바로 그런 책이다.

　테스토스테론이 남성의 생식과 생물학적 기능에서 커다란 역할을 하는 것은 분명한 사실이다. 앞으로 간략하게 살펴보겠지만, 테스토스테론이 그보다 훨씬 더 많은 역할을 하는가와 관련된 논의가 뜨겁게 진행되어왔다. 전문가들은 적어도 인간 이외의 동물에서는 테스토스테론의 주요 역할이 생식력을 높이는 체격, 행동, 생물학적 기능을 뒷받침하는 것이라고 본다. 남성 역시 예외가 아니다. 테스토스테론은 남성의 생식 과정을 돕고, 자기 짝을 찾기 위한 경쟁에 에너지를 쏟을 수 있게끔 한다. 이 일련의 과정을 이해하는 것이 이 책의 목표다.

성차와 성호르몬

성차는 단순히 사람, 침팬지, 또는 다른 종의 암수 사이에서 나타나는 차이를 말하며, 성차를 언급하는 것만으로는 그 원인을 알 수가 없다. 일부 성차는 이 책의 주제에 비춰봤을 때 사소하거나 별로 중요하지 않다. 예컨대 여성은 남성에 비해 숫자를 세로 방향으로 더해가는 능력이 약간 앞선다. 또 여성의 이름은 대체로 남성의 이름과 다르다. 하지만 성차 중에는 두드러지게 나타나고 의미가 큰 것도 있다. 남성은 여성에 비해 이성에게 성적으로 이끌릴 때가 훨씬 많고, 나이와 지역을 불문하고 훨씬 더 공격적이다.[14] 예를 들어 미국 내 교통 사망 사고의 약 70퍼센트와 총기 난사 사건의 98퍼센트, 그리고 전 세계에서 일어나는 살인 사건의 95

퍼센트와 성폭력을 비롯한 대다수 폭력 사건은 남성이 저지른다. 이런 사례를 통해 성차를 들여다볼 때는, 남녀 사이에서 나타나는 차이점이 꼭 남성이나 여성 한쪽에 국한되어 나타나지는 않는다는 점을 유념해야 한다. 남성 중에도 셜리라는 이름으로 불리는 사람이 있으며, 실제로 셜리는 몇 세기 전만 해도 남자 이름이었다. 여성 중에도 살인과 성폭력을 저지르거나 남성보다 계산이 느리고 서툰 사람이 있다.

그럼 지금부터 명확하고 논쟁의 여지가 없는 성차를 하나 살펴보자. 그것은 남녀 간의 신장 차이다. 미국에서 평균적으로 여성은 남성에 비해 키가 약 5.5인치(약 14센티미터—옮긴이주) 작다. 키라는 성차도 여느 성차를 살펴볼 때와 마찬가지로 중요한 공통점이 나타난다. 여성 중에는 대다수 남성보다 키가 큰 사람이 있고, 남성 중에도 대다수 여성보다 키

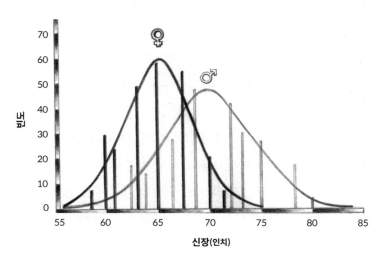

| 남녀 간의 신장 차이: 평균값과 편차가 다르다. |

가 작은 사람이 있다. 남성과 여성 수백 명을 무작위로 뽑아 키를 재면 분포도가 아래와 같은 형태로 나타날 것이다.

X축은 신장별 구간을 나타내고, Y축은 각 구간에 해당하는 사람의 숫자를 나타낸다. 막대 위로 지나가는 곡선은 들쭉날쭉한 값을 근사치로 깔끔하게 정리한 것이다. 진한 색 막대는 여성을 뜻하고 옅은 색 막대는 남성을 뜻한다. 진한 색 막대 중 가장 긴 막대를 보면 키가 65인치인 여성은 60명쯤 된다. 한편 키가 70인치인 여성은 20명 정도밖에 안 되고, 70인치가 넘는 여성은 그보다 더 적다. 여성의 평균 신장(짙은 색 곡선에서 가장 높은 곳에 위치한 값인 약 65인치)은 분명 남성의 평균 신장(옅은 색 곡선에서 가장 높은 곳에 위치한 값인 약 70인치)보다 작지만, 남녀의 신장은 겹치는 구간이 많다.

더불어 남성의 신장 분포도는 여성의 신장 분포도보다 폭이 **넓다**. 여성의 분포도는 남성의 분포도에 비해 평균값 주위에 더 많이 모여 있다. 다시 말해 남성의 신장은 여성의 신장에 비해 편차가 크다. 그 말은 남성의 경우 극단적인 값, 즉 키가 아주 크거나 작은 사람이 더 많고, 여성은 그런 사례가 더 적다는 뜻이다. 남성보다는 여성이 평균치에 가까운 경우가 더 많은 것이다.

성차는 일부 독해력 검사에서 나타나듯이 평균값의 차이거나, 지능 검사에서 남성의 지능지수 편차가 더 크듯이 편차의 차이거나, 남녀 간의 키처럼 평균값과 편차 모두의 차이일 수 있다.[15] 평균값만 차이가 나는 경우와 편차만 차이가 나는 경우를 그래프로 표현하면 다음 두 그래프와 같다.

테스토스테론

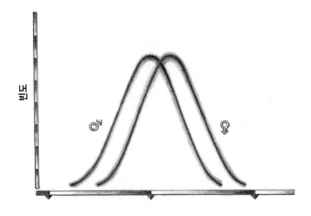

| 집단 간 차이: 평균값은 다르나 편차는 같다. |

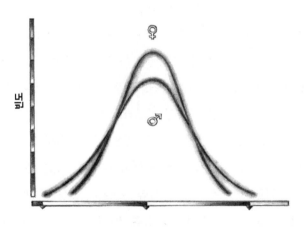

| 집단 간 차이: 평균값은 같으나 편차는 다르다. |

성차는 어디에나 존재한다. 버젓이 드러나는 것도 있고, 사소한 것
도 있고, 시시한 것도 있으며, 어떤 것은 너무 놀라워서 설명이 필요하기
도 하다. 가장 두드러지게 나타나는 성차 중 하나는 평생에 걸쳐 분비되

는 테스토스테론 수치다. 그렇다면 이러한 성차의 역할은 무엇일까? 테스토스테론 역할 중에서 논란의 여지가 없는 것 중 하나는 남성의 신장을 여성보다 더 크게 키워준다는 것이다. (그러나 다음 장에 소개해놓았듯 사춘기 이전의 소년에게서 고환을 제거해도 키는 **큰다**.) 반면, 테스토스테론이 폭력처럼 복잡한 행동에 영향을 미친다는 견해는 논란의 여지가 많다. 여성의 성과 성생활을 연구하는 리베카 조던영Rebecca Jordan-Young 교수와 문화인류학자 카트리나 카르카지스Katrina Karkazis는 2019년에 《테스토스테론Testosteron: An Unauthorized Biography》이라는 책을 함께 펴냈다. 이 책에서 두 사람은 테스토스테론이 남녀 간의 행동에 성차가 나타나도록 커다란 영향을 미친다는 시각에 의문을 표시한다. 두 사람의 주장에 따르면, 테스토스테론이 "인간의 공격성을 부추긴다"라는 미신은 좀비와 같아서 죽이고 또 죽여도 다시 살아난다. 조던영은 다른 글에서, 이 미신을 만천하에 드러내야만 "인간의 폭력을 부자연스러운 현상으로 만들어서 제거해나갈 방법을 고안하고 실천할 수 있다"[16]라고 썼다.

만약 테스토스테론이 남성의 높은 호전성을 설명해주는 요인이 아니라면, 이를 대체하는 다른 가설로는 사회화를 생각해볼 수 있다. 미국 심리학회가 지적했듯이, "성 역할 사회화 과정에서 남성은 지배적이고 공격적으로 행동하도록 요구받고 이를 통해 가부장적 질서를 유지한다."[17] 이 말을 조금 더 쉽게 표현한 것이 아래에 있는 보디빌더 찰스 아틀라스Charles Atlas의 운동법을 담은 만화 광고다. 이 광고는 1940년대에 등장하기는 했지만 현 시대에도 통하는 주제와 더불어 남성이 사회화를 통해 공격적으로 변해가는 과정을 잘 담아냈다.

테스토스테론

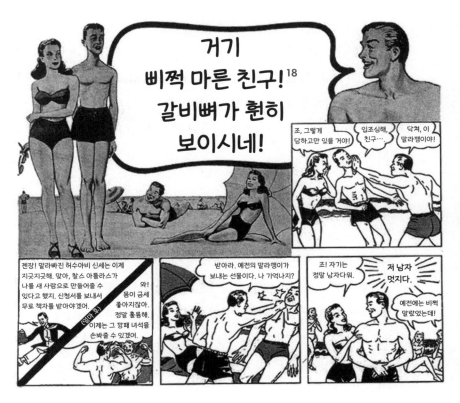

| 가부장적 질서 |

차분하게 증거 살피기

나는 대학원 첫해에 '성행동의 진화'라는 토론 수업에서 박사과정의 첫 고비를 만났다. 우리가 매주 모여 다룬 주제 중 하나는 동물의 강제 교미였다. 한번은 수업 과제로 강간의 진화를 이론으로 제시한 생물학자 랜디 손힐Randy Thornhill의 연구 논문을 읽은 적이 있다. 손힐은 밑들이벌레 수컷을 사례로 제시하는데, 밑들이벌레 수컷은 "배에 달린 집게"로 암컷의 날개를 잡고 암컷을 강제로 수정시킨다. 이 논문 제목(〈밑들이벌레의 강간과 강간의 보편 가설Rape in Panorpa Scorpion Flies and a General Rape Hypothesis〉)에 따르면, 밑들이벌레 수컷의 행위는 "강간"이다. 손힐은 밑들이벌레 및 다른 종이 보이는 행동을 바탕으로 인간의 강간이 어디에서 비롯되었는지를 고찰한다.[19]

> 수컷이 제공하는 자원이 암컷의 번식에 중요한 역할을 하는 종에서는 수컷이 강간을 선택할 확률이 매우 높다. (…) 암컷에게 가져다줄 자원이 없는 수컷은 자신이 짝짓기 상대로 적합한 것처럼 암컷을 속일 수가 없기 때문에, 강간은 그런 상황에서 생식에 성공하기 위한 유일한 선택지다. (…) 내 가설은 (…) 인류 진화 역사에서 몸집이 큰 남성이 유리했던 까닭은, 남성이 아버지로서의 자원을 제공하지 못하는 상황일 때 몸집이 클수록 강간에 성공할 확률이 높기 때문이었다.

맙소사. 손힐은 남성이 마치 밑들이벌레처럼 암컷을 제대로 부양하지 못하는 상황에서 여성을 꼼짝 못 하게 잡아놓고 강간할 수 있게끔 여성보다 몸집이 커지게 진화했다고 말하고 있었다.

논문을 읽고 나서 속이 메스꺼웠다. 토론 수업에서 내 의견을 말할 차례가 됐을 때는 마음을 추스르느라 애써야 했다. 나는 눈가가 젖은 채로 그 자리에 있는 사람들에게 내 의견을 요약해서 전달했다. "이 남자는 멍청이예요!" 당시에 느꼈던 무력감과 분노는 지금도 생생히 기억난다. 모두가 나를 바라보며 왜 그렇게 생각하는지 설명해주기를 기다리는 눈

테스토스테론

치였다. 테이블에는 다른 여학생이 하나 있어서 나는 그 친구가 동의해주기를 바라는 심정으로 그쪽을 쳐다봤다. 남자들은 내 마음에 공감해줄 리가 없었다. 하지만 나를 위로해주는 사람은 아무도 없었다. 그저 남자 교수가 논문에 담긴 근거와 주장을 바탕으로 의견을 제시하라고 태연하게 말할 뿐이었다. 나는 의아했다. 화가 나는 사람이 아무도 없다는 말인가? 교수는 계속해서 내게 관심의 초점을 논문에 담긴 자료와 주장에 맞추라고 말했다. 어쩔 수 없이 나는 역겨운 마음을 뒤로하고 감정을 배제한 채 논문의 주장을 평가하고자 애썼다.

쉽지 않았다. 흥분이 가라앉지 않았다. 지금도 나는 민감한 주제를 무심하게 다뤄서 내 마음을 뒤흔든 그 논문에 흥미를 느끼지 못한다. 하지만 그때 나는 내 마음을 들쑤셔놓은 가설도 그 근거를 바탕으로 평가할 수 있으며, 그렇게 하는 것이 더욱 설득력이 있다는 점을 배웠다. (우연히도 나는 박사과정 중에 손힐 교수를 잠시 만났는데, 그는 더할 나위 없이 좋은 사람처럼 보였다.)

내가 가르치는 학생들도 받아들이기 어려운 주장이나 연구 결과 앞에서 그 당시 나와 똑같은 입장에 놓일 때가 많다. 일부 학생은 감정적으로 반응하며 거부감을 드러낸다. 그런 반응이 나오는 건 이해할 만하다. 하지만 감정적인 반응은, 그것이 긍정적이든 부정적이든, 인간을 비롯한 동물이 자기 눈앞에 닥친 상황을 평가할 때 영향을 미친다.[20] 만약 커다랗고 털이 북실북실한 거미가 우리 집 욕조에 들어와 있다면, 나는 그 거미가 위험한 종이 아니라는 걸 안다고 해도 화들짝 놀랄 것이다. 이렇듯 '거미라는 자극'은 내 몸에 불쾌한 감각을 불러일으키기 때문에 거미는 나쁘다는 결론에 이르기 쉽다. 사람은 어떤 자극, 이를테면 절지동물이나 사람이나 무생물이나 과학적 가설 앞에서 신체적 정서적으로 강한 반응을 느끼면, 그 반응을 자극을 일으킨 대상에게 무분별하게 투사할 때가 많다. 그렇게 되면 제대로 된 평가에 따라 합리적인 결정을 내리지 못하고 육감에 따라 잘못된 결정을 내릴 수 있다. 불쾌한 결론을 회피하는 방향으로 내몰릴 수 있는 것이다.

인간과 동물의 테스토스테론을 연구해나가면서, 나는 사회화가 성차의 일부분밖에 설명하지 못한다는 확신을 얻었다. 내가 보기에 테스토스테론은 신체 특성만이 아니라 다양한 인간의 성차에서 핵심적인 역할을 담당했다. 하지만 나는 얼마 지나지 않아 그런 견해를 드러내는 것이 위험천만한 행동임을 깨달았다.

서머스와 다모어

2005년 1월, 나는 생물인류학 박사과정을 마친 직후 하버드 대학교 대학원생에서 하버드 대학교 강사가 되었다. 나는 그 전에도 많이 가르쳐봤지만, 그건 어디까지나 조교로서 매주 소규모로 학생들을 만나 교수님의 강의 내용을 토론하는 수업일 뿐이었다. 나는 나 스스로 강의 계획을 짠다는 사실이 감격스러웠고, 첫 수업 준비에 여념이 없었다. 강의록은 주로 내 논문에 바탕을 뒀는데, 나는 테스토스테론이 우리의 사고방식, 학습 방식, 세상을 바라보는 방식, 문제 해결 방식에서 어떤 역할을 하는지에 초점을 맞춰 논문을 마무리한 터였다. 나는 "인간 성차의 진화"라는 제목으로 학생 열두 명이 참여하는 토론 수업을 이끌 예정이었다.

여러분도 로렌스 서머스Lawrence Summers라는 이름을 들어봤을 것이다. 서머스는 당시 하버드 대학교 총장이었다. 여러분이 서머스라는 이름을 아는 이유는 그가 클린턴 행정부의 재무부 장관이었기 때문이거나 세계은행의 수석 경제학자였기 때문일 것이다. 아니, 어쩌면 여러분이 기억하는 서머스는 여성이 생물학적으로 수학과 과학에 부적합한 이유를 들먹이며 터무니없는 발언을 한 사람일지도 모르겠다.

하지만 실제로 일어난 일은 그것과는 다소 차이가 있다. 내 수업이 시작되기 몇 주 전, 서머스는 STEM 분야(과학science, 기술technology, 공학engineering, 수학mathematics 분야를 통틀어 일컫는 말—옮긴이주) 내 여성 종사자 수를 늘리는 방법을 주제로 열린 작은 회의에서 강연을 했다. 그는 STEM 분야에서 여성의 비율이 적은 이유를 설명하는 몇 가지 가설을 제시했다. 그중 하나는 "사회화의 차이와 차별의 양상"을 언급한 내용이었고, 그 말에 심기가 불편했던 사람은 별로 없었다. 하지만 그다음에 서머스는 남성이 재능이라는 면에서 (신장과 마찬가지로) 편차가 더 크기 때문에, 최상위권(과 최하위권)에는 여성보다 남성이 더 많다고 말했다.

여러분의 토론에 불을 붙이고자, 이런 성차의 이면에 무엇이 있는지 제가 추측한 바를 말씀드리겠습니다. 첫째로 가장 눈에 띄는 현상은, 바로 직장과 가정 사이에서 균형을 잡으려는 직원들의 타당한 바람과 아주 열심히 일하기를 바라는 고용주의 바람이 일반적으로 상충한다는 것입니다. 특히 과학과 공학 분야의 경우 타고난 적성이 중요한데 이 적성의 편차라는 것은 남녀에게서 각각 다르게 나타나기 때문에, 이런 요소가 이보다 중요도가 떨어지는 요소인 사회화 과정이라든가 지속되는 성차별에 의해 강화된다고 생각합니다. 저는 제 견해가 틀렸다고 입증되면 좋겠습니다. 저는 무엇보다 이 문제를 이해하고 고심하며 고군분투하는 사람이라면 누구든지 이 문제에 대해 자유롭게 논의할 수 있기를 바라기 때문입니다.[21]

서머스는 자신의 발언을 시작으로 논의와 토론이 이어지기를 바랐다. 적어도 그는 그 자리에 참석한 MIT의 유명한 생물학자의 속을 뒤집어놓는 데는 성공했다. 생물학자는 자리를 박차고 나갔고, 나중에 기자에게 털어놓기를 그 자리에 계속 있었다가는 "기절하거나 토했을지도 모른다"고 말했다. 곧 성차별을 규탄하는 기사가 실렸다. 기부자들은 기부를 중단했다. 캠퍼스에서는 그와 관련된 열띤 토론과 뒷말이 이어졌다. 평소에도 논란을 일으키던 서머스가 이번 일로 도를 넘었다고 판단한 교수진이 불신임안을 투표에 부치자, 서머스는 더는 버티지 못하고 총장직에서 물러났다.[22]

정원이 열두 명인 내 토론 수업에 학생이 100명 넘게 몰린 상황은 우연이 아니었다! 그리고 논쟁은 수그러들 줄 몰랐다.

서머스 스캔들이 이어지는 동안 나는 내가 밉보이는 쪽에 서게 됐다는 걸 깨달았다. 진화와 성차와 테스토스테론을 받아들인다는 이유로 사람들은 내 도덕성을 의심하는 듯했다. 나는 문제를 해결하려면 그게 STEM 분야의 여성 비율이건 성폭력이건 문제의 근원부터 파악해야 한다고 생각하는데, 그러려면 자유롭고 열린 마음으로 탐구할 수 있는 분위기가 조성되어야 한다. 다시 말해 어떤 가설이 타당하고 사려 깊은 것

테스토스테론

이라면 누구나 수치심을 느끼거나 비난을 사지 않고 연구하고 토론할 수 있어야 한다. 나는 과학과 학문의 의미가 바로 그 점에 있음을 깨달았다. 〈하버드 크림슨〉(하버드 대학교 학부생들에 발행하는 일간지—옮긴이주)의 학생 기자가 서머스의 발언을 어떻게 생각하느냐고 물었을 때도 나는 같은 의견을 내비쳤다. 나도 내가 순진했다는 걸 인정한다. 나는 성차의 생물학적 근거뿐 아니라 논의와 연구에 적절한 주제가 무엇인지를 두고도 나와 몇몇 동료의 의견이 다르다는 점을 눈치채지 못했다. 하버드 대학교의 어느 물리학 교수는 〈뉴욕 타임스〉와의 인터뷰에서 이렇게 말했다. "그게 남녀가 타고난 차이 때문이라니 말도 안 돼요. 표준 편차의 차이라니요. 원인은 사회화예요. 우리 사회는 이제껏 어린 여성을 무던한 사람이 되도록 훈육해왔어요. 젊은 남성은 용감한 사람이 되도록 훈육해왔고요."[23] 이런 의견을 내비치는 사람은 이 사람 말고도 더 있다. 우리 사회는 서머스의 가설 같은 것은 아주 위험한 생각으로, 여성의 기를 꺾고 성평등에 방해가 되므로 방송에 내보내서는 안 된다고 생각한다.

내가 보기에 반발이라고 할 만한 의견은 주로 남성 교수들이 제기하고 있으며, 그들은 내게 그런 상황이 벌어지게 된 자초지종은 물론이고, STEM 분야에서 여성 종사자 비율이 낮은 이유는 오직 차별과 성차별적 사회화 때문이라고 얘기했다. 하지만 내 연구 결과는 그와 달랐다. 나는 재직 기간을 보장받지 못하는 신임 여성 강사였기에, 곧 계급제도의 꼭대기에 있는 사람들 눈에 내 견해와 능력이 어떻게 비칠지 염려되기 시작했다. 결국 나는 연구를 그만두고 내가 좋아하는 강의에 집중했다. 하지만 지금 와서 생각해보면, 당시 내 주변 상황이 내 결정에 영향을 미쳤을 수도 있겠다는 생각이 든다.

어느덧 시간이 흘러 2017년이 되었고, 나는 연례행사처럼 내가 맡은 〈호르몬과 행동〉 수업의 강의계획서를 새로 손봤다. "성, 젠더, 그리고 성차" 단원은 테스토스테론이 태아 발달에 어떤 역할을 하는지를 살펴보는 것으로 시작한다. 테스토스테론은 태아의 몸과 뇌가 여성 태아와 달리 남성형으로 발달하도록 이끈다. 학생들이 이렇게 기본 지식을 습득하고 나면, 나는 행동에서 나타나는 성차를 소개하고자 서머스 스캔들 이야기를 꺼낸다. 서머스는 무슨 말을 했는가? 언론은 그 발언을 어떻게 다루었는가? 서머스가 제시한 근거는 그의 주장을 뒷받침하는가? 서머스는 한 걸음 더 나아가 생물학적 차이가 여성이 처한 만족스럽지 않은 상황을 설명해줄 수 있다고 주장해야 했을까? 사실 이제는 서머스 이야기를 그만 써먹고 싶었다. 학생들은 대개 서머스가 누구인지 몰랐고, 2005년은 아직 학생들이 사춘기에 접어들지도 않았을 때였다. 그때 때마침 제임스 다모어James Damore가 구세주로 등장했다.

다모어는 우리가 흔히 소프트웨어공학자 하면 떠올릴 만한 남성이며 약간 괴짜다. 2016년 중반 다모어가 "구글의 이데올로기 밀실"이라는 글을 내부에 올렸을 당시, 구글의 소프트웨어공학자 80퍼센트는 남성이었다. 다모어는 구글의 그릇된 양성평등 정책 때문에 남성이 역차별을 받는다고 생각했다. 그는 3,000단어짜리 글에서 이렇게 말했다. "남녀의 능력과 선호도가 다른 것은 일정 부분 생물학적 원인 때문이며, 이 생물학적 차이는 기술과 리더십 분야에서 여성이 남성보다 적은 이유를 일정 부분 설명해준다."[24] 여기에 덧붙여 다모어는 생물학적 차이에 영향을 미치는 요소로 테스토스테론을 지목했다.

다모어의 글은 빠르게 퍼져나갔고, 곧 다모어는 서머스가 올랐던 자리를 꿰차기에 이르렀다. 구글에서 일하는 어느 여직원은 다모어의 견해가 "끔찍할 정도로 불쾌하다"면서 다시는 그와 함께 일하지 않겠다는 입장을 밝혔다. 몇몇 인지과학자는 다모어의 견해를 검토하고서 그의 주장을 뒷받침하는 근거가 있다고 봤지만,[25] 그 외의 사람들은 비판적이었다.[26] 성차와 관련해 밝혀진 사실들은 감정이 격앙된 사람들의 반응에 거의 영향을 미치지 못했고, 다모어가 "유해한 성 편견"을 드러냈다는 이유로 구글에서 일자리를 잃는 상황도 막지 못했다.[27]

해고는 분명 다모어에게 불행한 일이었다. 다모어는 나중에 구글을 상대로 소송을 제기하면서 "보수 우파를 향한 적의를 서슴없이 드러냈으며 (…) 백인 남성이라는 이유로 나를 차별했다"고 주장했다.[28] 내 강의계획서에는 이것 말고도 최근에 성차와 관련해서 세상을 떠들썩하게 만든 사례가 더 많이 실려 있었다. 더불어 성차를 다루는 새로운 논문도 많이 실려 있었으며, 그것들은 서머스가 논쟁을 불러일으킨 이후로 과학이 이룩한 진보를 반영하고 있었다. 하지만 과학이 진보하고 있는 동안에도, 과학이 제기한 불편한 생각을 마주하는 우리의 능력은 예전 그대로다.

페미니스트의 반발

나야 감정을 절제하고 과학적 가설을 차분하게 평가하자는 고상한 말을 거리낌 없이 할 수 있지만, 여성들이 성차를 '생물학적'으로 설명하는 것에 의구심을 갖는 데는 그럴 만한 이유가 있다. 과학자와 철학자(대다수가 남자다)는 여성이 열등한 이유는 생물학적 원인 때문이라고 주장해온 전력이 있다.[29] 유감스럽게도 그중 최고봉은 가장 위대한 생물학자로 손꼽히는 찰스 다윈이다. 다윈은 1871년에 출간한 두 번째 저서 《인간의 유래와 성선택》에서 남성의 지능이 더 뛰어나다며 다음과 같은 근거를 제시했다.

> 남녀의 지능이 크게 차이가 난다는 점은 사고력이나 논리력, 상상력이 필요한 일에서건 단순히 손이나 감각계를 활용하는 일에서건 남성이 여성보다 명성이 드높다는 걸 보면 알 수 있다. 시, 그림, 조각, 음악, 역사, 과학, 철학 분야에서 가장 유명한 남성과 여성을 여섯 명씩 뽑아 목록을 만들어보면 두 목록은 서로 비교가 되지 않을 것이다. (…) 여러 분야에서 남성이 여성보다 확실히 탁월하다면, 남성이 여성에 비해 평균 지능이 높은 것이 틀림없다.[30]

다윈이 정확하게 지적했듯이 저명한 사상가와 예술가를 목록으로 추려보면 남성의 숫자가 훨씬 많다. 하지만 이 대목에서 다윈은 자신이 살아가던 빅토리아 시대의 문화적 영향을 떨쳐내지 못했다. 그때보다 더욱 계몽된 현재의 시선으로 보면 그보다 훨씬 명확한 가설이 눈에 들어온다. 두각을 나타내는 여성이 적었던 이유는 여성의 지능이 떨어지기 때문이 아니라 여성의 발전을 가로막는 사회적 장벽이 거대하기 때문이라는 가설 말이다. 빅토리아 시대 영국은 여왕이 이끄는 나라였지만 일반 여성에게는 교육의 기회가 주어지지 않았다. 런던 대학교는 다윈이 《인간의 유래와 성선택》을 펴내기 불과 몇 해 전에야 여성의 입학을 허용했다(그것도 아홉 명으로 소규모였다). 그리고 여성은 입학을 한다고 해도, 정식 학위가 아니라 "역량 인증서"라는 걸 받았다. 하지만 요즘 여성들은 다윈의 연구 분야인 생명과학 분야에서 남성을 앞지르고 있다.[31] 생명과학 박사 학위 소지자의 성별을 조사해보면 근소한 차이이긴 하지만 남성보다 여성이 더 많다. 다윈은 엄청난 업적을 남겼지만 몇몇 중요한 대목에서는 그릇된 판단을 내렸다.

앞서 서머스는 남녀의 지능이 평균값이 아니라 '편차' 측면에서 다르다고 말하기는 했지만, 근본적으로는 다윈과 크게 다를 바가 없는 주장을 펼쳤다. 서머스의 주장은 다윈의 주장보다는 논리적이었으나, 과학자 역시 일반인처럼 편견과 선입견에 사로잡히기 쉽기에 주의를 기울여야 한다. 사람들은 서머스가 내린 결론이 부정적인 감정을 강하게 유발했다는 이유로 그의 의견을 일축했다. 하지만 우리는 서머스나 그가 인용한 과학자들이 남성 중심의 현 상태를 지지하는 설명을 찾고자 애썼을 가능성을 배제하지 말아야 한다. 편견은 이쪽으로도 저쪽으로도 뻗어나간다.

편견은 모든 사람의 사고와 업무에 영향을 미친다. 성차에 대한 과학적 설명은 문화적 규범에 미묘하게, 또는 뚜렷하게 영향을 받아 성차를 타고나는 것으로 바라보는 가설을 지지할 수 있다. 예를 들어 여성은 20세기 초까지 과학적 근거를 이유로 프로 스포츠 활동에 참여할 수 없었으며, 1898년 독일의 체육학회지에는 이런 기사가 실리기도 했다. "격렬한 신체 활동은 자궁의 이동, 탈출, 출혈로 이어져 불임을 유발할 수 있으며, 그렇게 되면 여성은 삶의 진정한 목적인 건강한 아이 출산에 실패하고 만다."[32] 과학은 오래전부터 그릇된 목적을 위해 광범위하게 이용되고 왜곡되어왔으며, 이 기사도 그런 사례 중 하나다. 미국에서 일어난

우생학 운동도 마찬가지였다. 1931년, 미국의 29개 주는 유전적으로 부적절하다고 여겨지는 사람들을 강제로 불임시키는 법안을 시행했다. 하버드 대학교 총장을 역임한 찰스 윌리엄 엘리엇Charles William Eliot은 미국에서 도덕이 추락하는 사태를 막기 위해 이러한 단종법이 꼭 필요하다고 주장했다. 단종법이 폐지되기 전까지 강제로 불임 시술을 받은 사람은 대략 7,000명에 이르렀다.[33]

반면 페미니스트는 생물학이 여성을 가정주부로 몰아넣거나 가부장제의 도구로 삼는 상황을 우려하는데, 그런 생각은 성차에 대한 과학적 설명을 비판할 때 영향을 미칠 수 있다. 페미니스트의 우려는 합리적일 수도 있고 그렇지 않을 수도 있지만, 어디까지나 과학적 가설의 진위와는 무관하다. 더욱이 테스토스테론의 경우에는 이처럼 가설의 진위와 무관한 반응이 여러 비난의 출발점이 된다는 결론을 피하기가 어렵다.

만약 문제 행동이 사회적 요인에 의해 발생한다면, 그 요인은 사회적 요인에 의해 없어질 수도 있을 것이다. 하지만 문제 행동이 테스토스테론에 의한 것이라면, 그래서 '타고나는 것'이라면 우리는 어떻게 해야할까? 인류의 절반을 거세하지 않는 한, 난처한 상황에 빠지지 않을까?

불편한 생각

내가 강조하고 싶은 점은, 제아무리 테스토스테론의 효과와 관련된 충격적인 연구 결과가 거짓이길 바란다 해도, 그런 마음은 연구 내용의 진위와 아무런 관계가 없다는 것이다. 일반적으로 어떤 가설이 혐오스럽게 느껴질 때는 빨간 깃발을 즉시 들어 올려야 한다. 그 가설의 근거를 무시할 위험이 눈앞에 명확하게 드러났기 때문이다. 당연한 조언처럼 들릴지 몰라도 나는 그 요령을 익히고 터득하기까지 오랜 시간이 걸렸다.

요즘은 신체와 행동 및 제도상에서 나타나는 성차가 생물학과 무관하다는 생각이 그 어느 때보다 인기가 많다. 이런 흐름의 선두에 선 사람 중 하나는 심리학자이자 《테스토스테론 렉스》의 저자인 코델리아 파인 Cordelia Fine이다. 파인은 테스토스테론이 남성 특유의 행동을 부르는 주요 원인이라는 공룡 같은 이론이 무수히 많은 근거에 깔려 멸종했다고 본다. 파인에 따르면, 그 고루한 이론을 되살리려는 시도는 무익하고 위험하며 "성평등 사회를 이룰 수 있다는 희망을 짓밟는다."[34] 또 "생물학적 성이 인간 발달상의 차이를 일으키는 근본 원인"이라고 믿는다면, "성차가 나타나는 원인은 인간이 과거로부터 진화적 압력을 받은 결과, 여성은 신중하게 양육에 집중하고 남성은 더 많은 여성을 유혹하기 위해 사회적 지위를 추구하기 때문이라는 고루하기 짝이 없는 이야기"[35]에 속아 넘어간 셈이 된다고 말한다.

《테스토스테론 렉스》는 영국 왕립학회 과학도서상을 수상했으며, 한 심사위원은 이 책을 다음과 같이 평가했다. "이 책은 모든 아기가 성별에 관계없이 온갖 부류의 삶을 살아낼 능력을 갖추고 태어난다는 걸 여실히 보여준다."[36] 《테스토스테론 렉스》에 따르면, 진화나 호르몬과 관련된 성차별주의자의 이야기에 넘어가는 순간 우리는 스스로에게 심각한 굴레를 뒤집어씌우는 셈이 된다. 파인을 비롯한 다른 사람들의 믿음처럼, 그 굴레를 걷어내려면 남녀 간의 생물학적 차이와 관련된 "뿌리 깊은 미신",[37] 그중에서도 특히 테스토스테론과 관련된 미신을 거부해야 한다.

우리 사회에는 생물학으로 성차를 설명하는 이론이 사회 진보를 가로막는다고 보는 사람이, 남녀의 전통적 역할 규범을 숙명처럼 받아들이는 사람만큼이나 많다. 신경과학자 지나 리폰Gina Rippon이 2019년에 출간한 《젠더드 브레인Gendered Brain》에 따르면, "생물학에 바탕을 둔 신념은 인간의 행동이 변함없이 고정된 특성을 지닌다는 특이한 사고방식을 불러왔는데, 이 사고방식은 인간의 뇌가 유연하며 인간 사회 역시 변화할 수 있다는 가능성을 간과한다."[38]

관련 지식이 별로 없는 사람들이 《테스토스테론》, 《테스토스테론 렉스》 같은 책이나 테스토스테론을 다룬 잡지 및 신문 기사를 읽는다면 이게 다 무슨 소란인가 싶을 것이다. 과학에 그토록 결함이 많다면, 애당초 테스토스테론이 '남성호르몬'이라는 미신은 어떻게 부상하게 되었을까? 저널리스트 앤절라 사이니Angela Saini는 《열등한 성》에서 그 이유를 성차별에서 찾았다. 과학의 역사에서 드러난 명확하고 매우 현실적인 성차별이 우리를 잘못된 길로 이끌었다는 것이다. 사이니의 견해에 따르면 과학계에 만연한 편견과 성차별을 파헤쳐봐야만 제대로 된 근거를 파악할 수 있다. 《열등한 성》의 첫머리에서 사이니는 다음과 같이 질문한다. "성호르몬이 생식기관을 넘어 우리의 사고방식과 태도에 더 깊이 영향을 미치고, 남녀의 성차를 두드러지게 만드는 것일까?"[39] 이 질문에 대한 사이니의 답은 명확하다. "남녀 간의 심리적 차이는 굉장히 적고, 겉으로 드러나는 차이는 생물학적 원인이 아니라 문화적 원인에서 비롯된다."[40]

나는 성차별적 사고가 연구에 영향을 미칠 수 있다는 사이니의 의견에 동의한다. 하지만 그녀가 자신의 질문에 내놓은 답변에는 동의하지 않는다. 과학은 사이니의 질문에 명백하게 '그렇다'는 대답을 내놓는다. 테스토스테론은 여러 중요한 방식으로 남녀의 심리와 행동을 갈라놓는다.

　이어지는 장에서 우리는 테스토스테론이 생식을 목적으로 우리 몸과 뇌, 행동에 어떻게 영향을 미치는지 살펴볼 것이다. 이는 나쁜 소식이 아니라 유익한 정보다. 우리가 테스토스테론이나 성차에 대해서 알고 있는 지식은 그 어느 것도 현재 우리 사회에서 일어나는 성폭력이나 성추행, 성차별, 성적 억압을 받아들여야 한다고 말하지 않는다. 오히려 우리 사회의 진보는 과학의 진보에 달려 있다.[41] 인간의 우선순위와 행동을 이끄는 힘을 이해하고, 또 유전자와 호르몬이 주변 환경과 상호작용하는 방식을 이해하면, 우리 본성의 어두운 면이 표출되는 상황을 막는 데 도움이 될 것이다. 우리 삶 속에서 테스토스테론이 담당하는 역할을 과소평가할 필요는 없다. 세상이 작동하는 방식을 배우고 진실을 마주하다 보면 때로는 마음이 불편하고 혼란스러울 수 있다. 하지만 내가 그랬듯, 그 과정이 여러분에게 대체로 만족스럽고 유용하고 재미있으면 좋겠다.

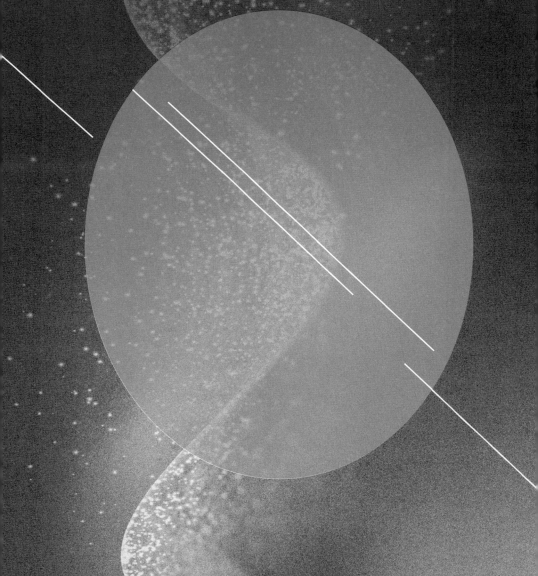

2장

내분비

밖으로 나와 있거나 안으로 들어가 있거나

연못가에서 펄쩍 뛰어오르는 개구리나 아프리카 초원에서 풀을 뜯는 코끼리, 머리 위를 선회하는 갈매기와 같은 동물의 수컷을 떠올려보자. 그러고는 남성이 다른 동물들처럼 나체로 애완견과 함께 거리를 거니는 모습을 떠올려보자. 다섯 동물 중에서 고환이 보이는 쪽은 누구일까? 개구리나 새가 산들바람 속에서 고환을 덜렁거리지는 않을 테니 두 동물은 제외해야 할 것이다. 코끼리는 어떨까? 코끼리가 고환을 덜렁거리는 모습을 떠올렸다면, 그 선택이 이해는 되지만 정답은 아니다. 코끼리는 거세를 하기가 무척 어려운 동물이다. 개구리나 갈매기와 같은 대다수 척추동물처럼 코끼리의 고환은 몸속에 숨어 있다. 벌거벗은 남성과 애완견은 어떨까? 두 포유류의 고환은 '아래로 내려와' 있다. 음낭 속에 든 채로 사타구니 사이에 늘어져 있다. 소중하고 연약한 부위이자 정자와 테스토스테론 공장인 고환은 얇은 피부 주머니에 감싸인 채로 매달려 있어 굉장히 취약해 보인다.

　여성인 나는 미식축구 선수가 갑자기 바닥에 쓰러져 몸을 돌돌 만

채로 몹시 고통스러워하면 안쓰럽기 그지없다. 고환은 가격당하거나 발로 채이거나 쾅 부딪히면 고통이 극심한 모양이다. 다음에 그런 일이 일어난다면, 고환에 통증을 느끼는 것은 진화적으로 그럴 만한 이유가 있기 때문임을 알아두면 좋을 것이다. 고환이 죽도록 아프다면, 앞으로는 그런 상황이 벌어지지 않도록 더욱 주의를 기울일 테니 말이다. 하지만 누군가가 갖고 있는 돈을 모두 비닐 봉투에 담아 현관에 내놓기로 했다면 그에 대한 합리적인 설명이 필요한 것과 마찬가지로, 소중한 주머니가 취약한 위치에 나와 있는 이유도 진화적으로 따져볼 필요가 있다. 고환은 왜 심장이나 뇌와 달리 몸속에 들어가 있지 않은 것일까?

포유류는 배아 발달 단계에서 고환이 복부 속 신장 부근에서 빠져나가기 시작한다. 그리고 인간을 비롯한 대다수 포유류에서 태아의 고환은 테스토스테론의 작용으로 임신 후반부에 음낭으로 내려간다. 하지만 코끼리나 황금두더지(두더지와 햄스터를 섞어놓은 듯한 동물), 바다표범, 고래, 돌고래와 같은 몇몇 포유류는 고환이 암컷의 난소처럼 복부 속 원래 자리에 그대로 머무른다. 그렇다면 대다수 포유류의 고환이 밖으로 나와 있는 이유는 무엇일까?

최근 유전학 연구 결과에 따르면 초창기 포유류는 고환이 밖으로 나와 있었던 듯하다. 하지만 포유류가 진화를 거듭하는 동안 고환이 몸속에 들어 있는 종이 등장했다.[42] 과학자들은 이들 종이 다른 궤적으로 진화해나간 이유를 정확하게 알지 못하지만, 몸 밖으로 나온 고환에 분명 어느 정도 이점이 있었을 것이다. 그렇지 않다면 고환을 몸 밖으로 나오게 한 유전자는 진화 과정에서 사라졌을 테니 말이다.

다들 알고 있듯이, 음낭은 그저 무기력하게 고환을 담고 있는 마대

테스토스테론

자루 같은 것이 아니다. 차가운 물속에 들어간 남성은 고환이 따뜻한 쪽으로 당겨 올라가도록 음낭 위쪽에 있는 고환 거근이 수축하는 것을 느끼는데, 더러 고환이 너무 단단하게 당겨지면 통증이 생기기도 한다. 반면 뜨거운 노트북 밑에 있는 고환은 몸에서 멀리 떨어지도록 고환 거근이 느슨하게 이완된다. 음낭은 기후 조절 시스템처럼 움직인다. 덕분에 고환의 온도는 정자 생성에 적합한 수준인, 체내보다 약 4도 낮은 온도를 유지한다. 정자를 최대한 건강하게 관리하고 싶다면, 속옷을 딱 맞게 입는다든가 자전거를 너무 오래 타는 행위는 삼가야 한다.[43] 한편, 고환이 몸속에 있는 포유류 역시 다른 방법으로 고환의 온도를 적정하게 유지한다.[44] 이처럼 고환의 특성이 종별로 다양하게 나타나는 원인은 앞으로 우리가 알아내야 할 숙제로 남아 있다.

　　호르몬과 남성성 사이의 상관관계를 알고 싶은 사람에게 달랑거리는 고환은 뜻밖의 행운과 같은 것이다. 고환은 동물의 목숨에 지장을 주지 않고 제거할 수 있으며, 제거 후에는 동물에게서 나타나는 변화를 쉽게 관찰할 수 있다. 고환은 상대적으로 접근이 쉽기 때문에, 사람들은 2,000년 전에도 고환이 수컷 동물의 외모, 행동, 번식 능력에 커다란 영향을 미친다는 점을 알고 있었다. 현대 행동내분비학(호르몬이 행동에 미치는 영향을 연구하는 학문)은 고환의 영향력을 관찰한 고대의 지식에 뿌리를 두고 있다.

　　이번 장에서는 고환과 관련된 고대 지식이 요상하기 짝이 없는 사회적 관례를 낳기도 하고 19세기와 20세기 들어 테스토스테론의 발견으로 이어지기도 한 과정을 되짚어볼 것이다. 호르몬은 생존과 번식에 도움이 되는 방향으로 우리의 뇌와 몸을 형성한다. 우리는 테스토스테론의 마술을 파헤쳐보는 첫 번째 순서로 고환을 살펴볼 것이다.

기원전 4세기, 아리스토텔레스는 동물을 거세해서 고환을 제거하면 어떤 변화가 일어나는지 자세히 살폈다. 그는 《동물의 역사》라는 책에서 "온전한" 동물과 거세된 동물의 차이가 인간 남성의 각 생애 주기(소년기, 성인기, 노년기) 사이의 차이, 그리고 수컷 새가 봄철 번식기에는 화려한 외모로 시끄럽게 울어대다가 가을에는 비교적 수수한 외모로 얌전하게 구는 행동의 차이를 연상시킨다고 언급했다. 거세한 동물은 고환의 역할이 동물의 육체와 행동에서 수컷의 특징을 발달시키고 유지시켜주는 것임을 보여주는 증거였다.

일부 동물은 특정 연령과 특정 계절을 맞이했을 때뿐만 아니라, 거세를 했을 때도 외형과 기질이 달라졌다. (…) 다 자란 조류의 경우 암수가 짝짓기를 하는 부위를 뜨거운 다리미로 두세 번 지져 거세하면, 볏이 누르스름해지고, 큰 소리로 울지 않고, 성욕을 보이지 않는다. 한편 생식기를 어린 시기에 지지면, 수컷 조류는 자라면서 수컷의 특성을 보이지 않는다. 인간 남성에게도 이와 똑같은 변화가 나타난다. 소년기에 생식기가 훼손되면, 나중에 음모가 자라지 않고, 목소리에도 아무런 변화 없어 높은 음조를 유지한다. (…) 머리카락도 빠지지 않는데, 바로 그 때문에 환관은 대머리가 되지 않는다.[45]

환관을 뜻하는 영어 단어 "eunuch"는 침실과 경비를 뜻하는 두 그리스어가 합쳐진 말로 거세된 남성을 가리키며, 더 정확하게는 하렘에서

테스토스테론

시중을 들거나 경비를 서는 사람을 뜻한다.

　　오래전부터 여러 문화권에서는 적군이나 강간범을 처벌하고, 정신 이상자가 자식을 낳지 못하게 막고, 어린 소년이 높은 목소리를 유지하게 하고, 하인의 성욕을 억제하기 위해 거세를 널리 실시했다.

카스트라토, 거세된 가수

"시스티나 성당이 500년 된 금기를 깨뜨리고 성가대에 소프라노 가수를 맞아들였다." 2017년, 한 신문은 시스티나 성당에서 바티칸의 허가 아래 여성이 최초로 노래를 부른 사건을 머리기사로 다뤘다. 보도 내용에 따르면, 이탈리아의 유명 오페라 가수 체칠리아 바르톨리Cecilia Bartoli는 시스티나 성당 성가대에서 남성 및 소년 50명과 노래 부를 기회를 얻어서 "무척 행복하다"고 말했다.[46] 다들 이렇게 야단법석을 떠는 이유는 무엇이었을까?

　　교황청은 여성이 교회에서 노래를 부르지 못하도록 막아왔다. 그러던 차에 바르톨리가 금기를 깨뜨리는 공연을 펼치면서, 역사상 최초로 시스티나 성당에 여성의 목소리가 울려 퍼지게 된 것이다.

　　이후 성가대는 다시 예전으로 돌아가, 요즘 시스티나 성당의 성가대원은 모두 남성이다. 그렇다면 예전에는 성가대에 여성 단원도 없이 어떻게 소프라노 자리를 채웠을까? 그 자리는 고환에서 아직 테스토스테론이나 정자가 생성되지 않는 남성들, 즉 사춘기 이전의 소년들이 맡았다. 이 소년들은 얼마 후 테스토스테론 수치가 높아지면, 성도(성대에서 입술 또는 콧구멍에 이르는 통로—옮긴이주)에 변화가 생겨 '변성기'가 찾아오면서 목소리가 낮아진다. 다 그런 것은 아니지만, 소년들은 어른이 되면 천상의 소프라노 목소리에 작별을 고해야 한다. 하지만 이렇게 높은 소리를 내는 능력을 유지하는 방법이 있으며, 이 능력은 성인의 크고 강한 폐와 결합해 소리에 더욱 힘을 실을 수도 있다.

16세기 중반, 오페라와 성가대는 소프라노 자리에 카스트라토를 앉히는 방법을 사용하기 시작한다. 사춘기 이전에 수술로 고환을 잘라낸 남성 가수들은 남성으로서 소프라노 소리를 낼 기회를 얻었다.

교황청에서 거세를 금지하는 법령을 선포했음에도 불구하고, 18세기 중반까지 매년 이탈리아 소년 약 4,000명이 섬뜩하고 위험하고 고통스러운 시술을 받았다.[47] (마취제는 100년 뒤에야 등장한다.) 거세는 위험하기는 했지만 일부 가정에게는 경제적 지위를 상승시키는 방법이었다. 그래서 부모들은 아들을 카스트라토로 만들기 위해 경쟁을 펼쳤다. 몇몇 카스트라토는 부와 명예를 거머쥐었고, 유럽 전역의 오페라하우스에서 공연을 선보였다. 하지만 나머지 카스트라토는 암울한 현실을 마주해야 했다.

카스트라토는 고환이 없고 테스토스테론 분비가 부족하기에 결혼해서 가정을 꾸리지 못했고, 몸에 달갑지 않은 변화가 나타났다. 사춘기 전에 고환을 제거한 경우에는 변화가 더욱 심하게 나타났다. 많이 알려져 있듯이 테스토스테론의 증가는 사춘기 남성의 성장을 촉진하지만, 놀랍게도 테스토스테론은 성장을 끝내야 할 때도 필요하다. 사춘기에 테스토스테론(여자아이의 경우 에스트로겐) 분비가 증가하면, 먼저 팔다리에 있는 기다란 뼈의 성장이 촉진된다. 하지만 사춘기가 막바지로 향하면서

테스토스테론

테스토스테론 또는 에스트로겐 분비량이 최고치에 이르면 뼈가 성장을 멈춘다. (더 자세한 내용은 5장에서 다룬다.) 사춘기에 테스토스테론 분비량이 많지 않으면 소년들은 사춘기에 나타나야 하는, 기다란 뼈의 급성장기를 놓치고 만다. 그러면 이 급성장기는 "아동기"형 성장이 계속되는 시기로 대체되면서, 일반 성인의 신장이 최고치에 이르는 열여덟 살 너머까지 쭉 이어진다. 그 결과 소년들은 키가 크고 팔다리가 길쭉한 사람으로 자라며 구부정한 인상을 풍긴다.

거세를 받은 시기에 상관없이, 테스토스테론이 분비되지 않는 성인 남성은 일반 남성에 비해 뚱뚱하고 허약하고 피부가 매끈한데, 그 이유는 남성에게서 일반적인 수준으로 분비되는 테스토스테론이 체지방은 줄이는 반면 근육량과 뼈의 강도, 체모량은 늘리기 때문이다. (더 자세한 내용은 5장과 9장에서 다룬다). 아리스토텔레스가 언급했듯 역설적이게도 거세된 남성은 대개 나이가 들어도 모발이 풍성한데, 그 이유는 테스토스테론이 대머리를 유발하는 주요 원인이기 때문이다. 대다수 카스트라토는 평생 낙오자로 살아가며 괴인 취급을 받았다.

18세기 이탈리아 소년들은 고환을 잃는 끔찍한 상황에 대해 충분한 설명을 듣지 못할 때가 많았다. 성인 남성이든 소년이든 정신이 온전한 사람이라면, 그 누구도 그토록 끔찍한 고통을 **선택**하지는 않을 테니까 말이다.

환관

환관은 고대 그리스에도 있었고 로마에도 있었다. 하지만 환관의 역사가 가장 유서 깊은 나라는 아마도 중국일 것이다.

환관과 관련된 기록은 주나라 시대(기원전 1100년)로 거슬러 올라가지만, 일각에서는 고대 중국에서 환관이 활동하기 시작한 시기를 기원전 8세기로 추정한다. 환관은 마지막 황제 푸이가 자금성에서 쫓겨나던 1900년대 초반까지 궁궐에서 일했다. 중국 왕조에서 환관은 날마다 이어지는 수많은 통치 업무를 돕고, 왕위 계승자를 낳을 황제의 처첩이 정조를 지키도록 관리하고, 황실 일가의 시중을 들었다. 환관은 고위 인사를 만나고 황제의 이야기를 들을 수 있는 특권이 있었기에 궁궐 내부 사정에 아주 밝았다. 그들은 뒤에서 오가는 밀담의 진원지였고, 정치적으로 커다란 영향력을 행사했다.[48]

그렇다면 환관과 달리 고환이 있는 남성들은 왜 그런 일을 처리할 적임자로 신뢰받지 못했을까? 19세기 후반에 중국에 거주했던 영국인 조지 스텐트George Stent는 중국 환관의 삶을 폭넓게 이해할 수 있는 이야기를 처음으로 들려줬다. "환관을 이용한 이유는 무엇보다 통치자와 권력자가 처첩의 정조를 의심하고 불신하여 그것을 지키고자 했기 때문이다. 그들은 일반 남성에게 그 일을 맡겼을 경우, 처첩이 음란하고 방탕해질 것을 두려워했다."[49]

남성 중에서 황실 여성의 순결과 정조를 위협하지 않을 사람은 고환과 생식기가 없어 여성의 몸에 정자를 전달하지 못하는 자들뿐이었다. 더구나 테스토스테론 분비량이 부족하면 성욕이 줄거나 아예 사라지기도 하니 나쁠 것이 없었다. 황제 입장에서는 왕위가 자신의 친자식에게 넘어간다고 확신할 수 있어야 했다. 해결책은 고환이 있는 외부 남성들과 황제의 고귀한 처녀들이 서로 만나지 못하도록 막는 것이었다.

환관이 된 사람들 중에는 가난에서 벗어나고 노후를 보장받기 위해 낭만적인 사랑과 가정을 일굴 기회를 포기한 부류가 있었다. 하지만 대다수 환관은 어린 시절에 강제로 고환을 잃고 시종으로 팔린 이들이었다. 환관 전성시대는 경작지가 부족해지고 기근이 증가한 청나라(1644~1912) 초기와 맞물린다. 당시 중국은 인구는 급증하는데 경작지는 부족했다. 백성들은 가족을 먹여 살리기가 점점 어려워졌다. 이탈리아의 젊은 남성 가수들이 그랬듯이, 중국 남성들도 거세를 통해 자신과 가족에게 더 나은 삶을 선사할 수 있다는 희망을 품었다. 환관이 되어 황실에 봉사하면 음식과 집이 주어졌으며, 더러는 국정에 영향력을 행사할 수도 있었다.

중국의 마지막 환관으로 1992년에 세상을 떠난 순 야오팅Sun Yaoting은 자식의 거세 여부를 두고 고민하는 부모의 고통스러운 심정을 언급했다. 그의 어머니는 아들의 거세에 반대했다. "어린 녀석이 뭘 알겠어? 자기가 평생 불구로 살아가야 한다는 걸 알기나 하겠어? 아들을 얻지 못하고 죽으면 남들이 흉본다는 걸 알기나 하겠냐고?" 하지만 그의 아버지는 절망감에 빠져 있었다. "굶어 죽느니 불구가 되는 게 낫지! 집안 꼴을 보라고. 우리가 언제 가난뱅이 신세를 벗어날 수 있겠어?"[50]

자금성 환관이 받는 거세술은 시간이 흐르고 왕조가 변해도 크게 달라지지 않았다. 거세 담당자는 도자장刀子匠이라는 남성들이었다. 도자장은 돈을 받고 자금성 바로 근처에 있는 "창쯔Chang-tzu"라는 작은 헛간에서 거세술을 실시했다. 환관 희망자가 창쯔 안에 누워 있으면 견습생 세

명이 환관 희망자를 붙잡는데 한 명은 허리께에서 양팔을 잡고, 나머지 둘은 다리를 붙잡았다. 그러고 나면 음경과 고환 및 주변부를 마취 및 소독의 목적으로 고춧가루 물로 씻는다. 도자장은 준비 과정이 만족스럽다고 판단되면 칼을 가져와 음경과 고환을 도려냈고, 도려낸 그것들은 환관 본인이 보관했다. 이렇게 도려낸 두 부위는 "바오[寶]"라고 불렸다. 사람들은 환관이 죽으면 바오를 함께 묻어줬는데 저승에서 남성성을 회복할 때 필요하다고 생각해서였다.[51]

　이토록 끔찍하기 짝이 없는 거세술은 회복 과정이 몹시 더디고 고통스럽기에 환관이 되려다가 목숨을 잃는 사람이 많았다. 더욱이 생존한다해도 심각한 합병증에 시달릴 확률이 높았다. 도자장은 거세 후에 소변통로 확보를 위해 음경 뿌리 부위에 백랍으로 만든 대롱을 삽입했다. 이때부터 고생길이 열렸다.

　　환자는 3일 동안 아무것도 마실 수 없기에 갈증에 시달리고, 극심한 통증으로 인해 소변마저 볼 수 없는 커다란 고초를 겪는다. 3일 후 붕대를 풀고 대롱을 뽑을 때 소변이 분수처럼 뿜겨져 나오면 한시름 덜 수 있다. 그러면 환자가 고비를 넘긴 것으로 보고 축하를 해준다. 하지만 불행하게도 고통 속에 목숨을 잃는 환자도 있다. 요도가 부어 소변을 제대로 보지 못하는 경우로, 이런 상황에서 환자를 구할 방법은 없다.[52]

　마지막 환관 순 야오팅은 가족을 돕기 위해 자신의 생식기뿐 아니라 전통적인 남성성도 포기했다. 그는 부귀영화를 꿈꿨다. 환관으로서의 삶

　　　　　　　　　　　　　　　　　　　　　　　테스토스테론

은 꿈을 일부 이루게 해줬지만 예상치 못한 고통과 난관도 불러왔다. "나는 인생의 대부분을 환관 친구들과 보냈다. 그 속에서 기쁨과 슬픔을 모두 맛보았다."[53]

대체로 기나긴 역사 속에서 남성(그리고 다른 동물 수컷) 고환 제거의 주요 목적은 근력, 낮은 목소리, 강한 성욕, 공격성 등 남성성 제거를 위해서였다. 거세는 당사자에게는 고통스럽지만 돈이 되는 일이었고, 가축업자나 정치인, 왕족에게도 도움이 되는 일이었다. 철학자들과 과학자들은 항상 고환이 남성성의 원천이라는 생각에 매료되어 있었지만, 그와 관련된 실질적인 지식을 얻은 것은 최근 들어서다.

이제 우리는 고환이 내분비계, 다시 말해 생명의 기본 작용인 성장, 대사, 배고픔, 갈증, 번식, 생체리듬, 체온뿐만 아니라 수면, 식사, 다툼, 양육, 짝짓기와 같은 행동을 조절하는 분비계의 일부라는 사실을 알고 있다. 또 우리는 고환에서 생성되어 남성성을 높이는 물질이 테스토스테론 호르몬이라는 점도 알고 있다. 포유류는 분비샘이 최소 아홉 곳이지만, 우리 눈에 보이고 접근이 가능한 곳은 고환 하나뿐이다. 여성은 고환이 없어서 남성에 비해 테스토스테론 수치가 현저히 낮다. 남성이 된다는 것이 어떤 의미인지, 그리고 남성 및 소년이 여성 및 소녀와 어떤 점에서 다른지를 이해하려면 테스토스테론을 이해해야 한다.

호르몬 연구는 19세기 후반이 되어서야 제대로 이뤄지기 시작했다. 이때부터 과학자들은 고환이 혈액 내 분비를 통해 남성성을 유발한다는 점을 알아차렸지만, 그와 관련된 정확한 원리는 20세기 초가 되어서야 밝혀졌다.

고환 이식과 내분비학의 기원

외모나 행동을 바꾸기 위해 거세를 하는 동물은 사람뿐만이 아니다. 사람을 거세하면 지방이 많아지고 살이 연해지는 부작용이 나타나는데, 이런 특성은 다른 종에게서는 추구해야 할 특성이다. 소, 돼지, 양, 가금류는 주로 품질이 우수한 수컷의 번식을 제한하고 순한 기질을 높이기 위해 거세를 한다. 거세된 수탉은 사춘기에 뼈가 길어지면서 일반 닭보다 훨씬 더 크고 통통하게 자란다. 전문가들은 이런 동물의 고기가 부드럽고 육즙이 많고 버터 맛이 나서 맛있다고 평가한다.

고환의 기능을 이해하고 싶은 사람에게는 닭이 쓸모가 많다. 닭은 값이 싸고 숫자가 많은 데다 요령을 익히면 거세하기가 쉽다. 또 수컷과 암컷을 구별하기도 쉽다. 수탉은 윤기가 도는 화려한 깃털을 두른 채로 뽐내듯 걸으며, 머리와 목에 불그스레한 볏과 피부가 장식처럼 붙어 있다. 커다란 몸에는 무기가 장착되어 있기도 해서 자신의 영역이나 암컷을 노리는 상대가 나타나면 앙상한 다리에 붙어 있는 돌출부를 이용해 싸움을 벌인다. 수탉은 몸에 달린 장식물이나 무기뿐 아니라 쩌렁쩌렁한 울음소리로도 자기 존재를 과시한다. 이와 달리 암탉은 외모와 행동이 상대적으로 절제되어 있다. 깃털 색상은 비교적 흐릿하고 몸집이 작으며, 장식부의 화려함이 떨어진다. 암탉도 더러 싸움을 벌이고 공격을 하지만 수컷보다는 기질이 순하다.

19세기 초만 해도 대다수 사람은 고환이 우리 몸에 있는 '교감'신경을 통해 남성적 기질을 전달한다고 생각했다. 교감신경은 이 신경계가 동물의 여러 기관들 사이의 조화를 증진하는 것처럼 보여서 붙여진 이름

테스토스테론

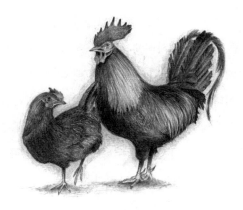

| 암탉과 수탉 |

이다. (이 명칭은 지금까지 이어져 내려오고 있는데 '휴식과 소화' 기능은 '부교감' 신경이 관할하고, '투쟁 도피' 반응은 '교감'신경의 일부다.)

하지만 괴팅겐 대학교 의대 교수이자 박물관 큐레이터였던 아르놀트 베르톨트Arnold Berthold(1803~1861)는 교감신경계 가설에 의문을 제기했다. 이 가설에 대한 논리적 대안은, 고환이 혈액을 통해 몸과 뇌에 영향을 미친다는 생각이었다.[54] 베르톨트는 고환이 이식 후에도 광범위한 영향력을 미치는지 알아보는 작업에 착수했다. 만약 이식 뒤에도 고환의 영향력이 광범위하게 나타난다면, 수컷화 과정은 고환과 교감신경의 연결 없이 이뤄지는 것이므로 베르톨트의 가설이 입증되는 것이었다.

베르톨트는 어린 수탉을 대상으로 실험을 실시했다. 먼저 두 마리를 일반적인 방법대로 배를 절개하고 고환을 제거한 뒤 절개부를 봉합하는 식으로 거세했다. 그는 두 수탉이 어떤 모습으로 변할지 알고 있었다. 카스트라토처럼 목소리가 변하지 않고, 암탉과 비슷하게 행동할 것이었다. 그다음에 두 마리를 추가로 거세했는데, 이번에는 고환을 다시 몸속에 집어넣어주었다. 단 제자리에 되돌려놓지는 않고, 각 수탉의 배에 다른 수탉의 고환을 집어넣었다. 두 수탉의 배 속에 다른 수탉의 고환이 들어가게 된 것이다. 조류 등 동물을 거세하면 수컷에게서 암컷의 모습이 나타나는데, 배에 넣은 다른 수탉의 고환이 이런 현상을 막을 수 있을까? 두 수탉은 덩치가 크고 깃털과 볏이 화려한 성체로 자랄 수 있을까? 시끄럽고 호전적이고 활기찬 모습을 보일까? 아니면 비교적 체구가 작고 칙칙한 색깔에 얌전한 모습을 보일까?

베트톨트는 자신이 관찰한 내용을 1849년에 발표한 논문에 실었다. "목소리, 성욕, 공격성, 볏의 생장을 기준으로 본다면, 고환이 뒤바뀐 두 수탉은 수컷의 기질을 완전히 유지했다."[55] 고환 이식은 제대로 성공했고, 어린 수탉의 수컷화 과정도 차질 없이 진행된 것이다! 베르톨트는 두 수탉을 도축한 뒤 복부를 열어보고는, 고환이 각 개체의 결장 부위 중심에 잘 부착되어 있고 크기가 거의 두 배로 커진 모습을 확인했다. 결론은 명확했다.

하지만 이식된 고환은 더는 원래 위치에 붙어 있지 않고, 또 (…) 특정한 분비 신경은 존재하지 않으므로, 고환의 분비 기능이 혈류에 영향을 미치고 뒤이어 혈액을 통해 유기체 전체에 영향을 미친다는 결론에 이를 수 있다.[56]

나는 이 구절의 중요성을 생각할 때마다 피부에 소름이 돋는다. 당시 사람들은 대개 신경계가 고환과 우리 몸을 연결하며, 신체와 행동에

테스토스테론

나타나는 체계적인 대변화는 바로 그런 틀 속에서 일어난다고 여겼다. 베르톨트는 고환이 신체와 행동에 변화를 일으키는 통로는 혈액이지 신경계가 아니라는 점을 밝혔다. 이 발견은 혁명이었다. 고환은 첫 번째 거세 수탉 그룹에서 일어난 암컷화가 두 번째 그룹에서는 일어나지 않도록, 순환계에 뭔가를 전달한 것이 분명했다.

고환이 혈액을 통해 작용한다고 생각한 사람은 베르톨트 말고도 더 있었지만,[57] 자신의 가설을 뒷받침하기 위해 연구 자료를 출간한 사람은 그가 처음이었다. 고환이 혈액을 통해 작용한다는 그의 가설은 행동학에 영향을 미쳤고, 이는 행동내분비학이라는 분야가 발전하는 계기가 되었다. 하지만 그로부터 10년이 지난 뒤에야 다윈이 처음으로 성차가 극명하게 나타나는 원인을 성선택이라는 개념을 통해 과학적으로 명쾌하게 설명해냈다. 6장에서 자세히 다루겠지만, 성선택이란 간단히 말해 수컷이 진화 과정 속에서 짝짓기 상대를 구하기 위해 경쟁을 펼친다는 개념이다. 따라서 성선택은 수컷이 암컷보다 크고 화려하고 호전적인 이유를 설명해준다.

그로부터 한 세기가 지난 뒤 드디어 테스토스테론이 발견되었고, 이를 토대로 남성성과 관련된 학문적 지식이 탄탄하게 쌓여나갔다.

하지만 그때는 아직 초창기였다. 베르톨트의 발견은 고환이 남성화를 유발하는 신비의 묘약을 분비하며, 남성성이 의료의 영역이 될 수도 있음을 뜻했다. 그 생각이 현실화되기까지는 그리 오랜 시간이 걸리지 않았다.

젊음의 원천

노화가 일어나면 주름이 늘고 심신의 기능과 활력이 떨어진다. 우리는 건강한 식단을 유지하고 적절히 운동을 하면서 노화의 속도를 늦추려 노력하고 그 목표를 달성하기도 하지만, 결국에는 노화가 완만하게 진행된다는 사실을 받아들인다. 그러나 노화 방지 산업계는 사람들이 다른 선택지를 택하기를 바란다. 시중에는 보톡스와 값비싼 아이크림 같은 제품을 비롯해 기력과 활력은 물론이고 정력까지 증진시켜준다는 다양한 영양제가 출시되어 있다. 놀랍게도 이들 산업은 역사적으로 고환과 깊은 관련을 맺고 있다.

프랑스의 명망 높은 해부학자이자 동물학자인 샤를에두아르 브라운세카르Charles-Edouard Brown-Sequard(1817~1894)는 자신의 이름으로 출간한 과학 논문이 500편이 넘을 정도로 연구 활동을 왕성하게 펼쳤다.[58] 그렇기에 70대 들어 기력과 연구 생산성이 떨어지는 현상은 그로서는 참기 힘든 일이었다. 평생토록 신경계 연구에 매진해오던 브라운세카르는 관심의 초점을 '내분비'로 옮겼다(내분비라는 개념은 그가 1891년 파리 생물학회에서 소개한 것이다). 그는 사람을 비롯한 동물에게서 다양한 기관을 떼어내는 방식으로 병의 원인을 발견할 수 있으리라고 생각했다. 예컨대 만약 특정 기관을 떼어낸 뒤 병이 치료되었다면, 해당 기관이나 분비샘의 기능에 이상이 있었다는 뜻이다.

브라운세카르는 특히 '고환의 분비 기능'이 발휘하는 잠재력에 관심이 많았다. 당시 사람들은 성관계나 자위행위로 인해 정액량이 줄면 무기력한 상태에 빠지며, 고환의 분비 기능이 이를 보충해준다고 믿었다.[59]

테스토스테론

세카르는 "동물의 고환에서 얻은 액체를 남성에게 피하주사로 주입했을 때의 효과"를 1889년에 발표한 논문에 실었다.

> 잘 알려져 있듯이 품행이 단정한 남성들, 그중에서도 스물에서 서른다섯 사이에 성관계 등을 통해 정액을 전혀 배출하지 않는 남성들은 흥분 상태에 놓이며, 비정상적일만큼 심신에 활력이 넘친다. 이런 사실은 고환에서 혈액으로 분비되는 어떤 물질에 굉장한 힘이 깃들어 있음을 보여준다.[60]

세카르는 스스로 실험 대상이 되기를 마다하지 않고, 기니피그와 개의 고환을 으깨서 얻은 피와 정액 추출물을 스스로에게 주입하기 시작했다. 그는 앞서 언급한 파리 생물학회에서 자신이 겪은 놀라운 효과를 열심히 알렸다. 그는 남성성의 중요 척도인 오줌 줄기가 길어졌고, 체력의 지표가 되는 악력 등의 요소가 좋아졌을 뿐만 아니라 사고력과 집중력도 향상되었다. 세카르는 열띤 목소리로 내분비계에서 비롯된 효능을 상세하게 설명했지만, 그의 경험담은 그의 예전 논문들과 달리 과학적으로 엄정하고 세심한 태도가 결여되어 있었기에 상당수 동료 과학자들에게서 신뢰를 얻지 못했다. 그러나 쉽고 빠른 치료법을 찾고자 하는 그의 열정만큼은 어느 정도 인정받았다.

이후 노화와 각종 질병에서 비롯되는 증상을 동물의 장기 추출물로 치료하는 장기 요법이 인기를 끌기 시작했다. 여러 의사와 수많은 돌팔이가 "브라운세카르 묘약"을 처방했다. 장기 추출과 더불어 조직 및 세포 이식 역시, 효과가 무척 낮기는 했지만 치료법의 하나로 자리매김했다.

젊음을 되찾고자 부상자나 사형수, 양, 염소에게서 적출한 고환을 이식받는 사람도 있었다.[61] 이런 식의 사이비 치료법은 오늘날까지도 이어지고 있다. 무기력, 성욕 감퇴, 발기부전, 근력 감소를 느끼는 사람이라면 클릭 몇 번 만으로 현대판 브라운세카르 묘약을 배달받을 수 있다.

세카르는 장기 추출물 덕분에 원기를 회복했다고 강하게 확신했지만,[62] 그것은 분명 플라시보 효과였을 것이다.[63] 그는 미심쩍은 치료법을 시도하기는 했지만 후세에 도움이 되는 유산을 남겼다. 앞을 내다보기라도 한 듯 영국 의학 잡지 〈란셋〉을 통해 이렇게 말했다. "내 실험 결과는 앞으로 이 중요한 주제를 더욱 심도 있게 연구해야 한다는 점을 보여준다." 비록 실험 결과는 사실이 아니었지만, 세카르는 호르몬이 과학적으로 연구되도록 물꼬를 트는 데 기여했다.

결정적 실험과 황소 고환

내분비가 점차 주목받기 시작하던 시기에 생리학자 어니스트 스탈링Earnest Starling은 처남인 윌리엄 베일리스William Bayliss와 함께 췌장이 중탄산나트륨를 분비하는 과정을 연구해보기로 했다. 중탄산나트륨은 위와 소장에서 분비되는 산성 소화액을 중화시킨다.[64] 베이킹소다의 주요 성분인 중탄산나트륨이 분비되지 않으면 창자에 화끈거리는 통증이 생긴다. 중탄산염은 그 자체로는 호르몬이 아니지만 췌장은 중탄산염을 언제 분비해야 하는지를 알고 있다. 베일리스는 소화기관이 '산성 물질이 너무 많으니 중화시켜주세요!'라고 신호를 보내면 췌장이 이 신호를 받아들인다는 걸 알고 있었다. 하지만 그는 고환이 몸 전체와 소통하는 통로를 연구한 베르톨트에게 영향을 받아, 췌장이 소화기관과 소통하는 통로가 혈액인지 아니면 신경계인지 알아보기로 결심했다. 당시 전 세계에서 가장 명망 높은 생리학자였던 이반 파블로프는 신경계를 지지하는 쪽이었다. (개를 대상으로 실험했던 그 파블로프가 맞다.)

베일리스와 스탈링 역시 개를 대상으로 실험을 실시했는데 그들이 사용한 개는 파블로프의 개보다 비참한 운명을 맞이했다. 두 사람은 그들이 "결정적 실험"이라고 부른 실험의 대상이 된 개를 마취시킨 다음에 배를 가르고 소화기관을 드러냈다. 그들은 소장에 산성 물질이 들어오면 분비액이 뚜렷하게 분비된다는 점을 발견했다. 베일리스와 스탈링은 1902년 발표한 논문에서 보고했듯이, 소장에서 나온 분비액이 혈액을 통해 췌장에 영향을 준다는 점을 확인했다.

우리는 곧 우리가 완전히 새로운 현상을 다루고 있으며, 췌장의 분비는 신경계가 아니라 소장 상단 점막에서 산성 물질의 영향을 받아 생성되는 화학물질에 의해 활성화됨을 알게 되었다. 이때 생성되는 화학물질은 혈액을 통해 췌장 샘세포로 보내진다.[65]

베일리스와 스탈링은 자신들이 처음으로 분리해낸 이 화학물질을 "세크레틴"이라고 불렀다. 창자가 신경계를 통해 췌장과 소통한다고 생각했던 파블로프는 베일리스가 실시한 실험의 오류를 통해 자신의 가설이 옳음을 입증할 심산으로 그의 실험을 똑같이 따라 했다. 그렇지만 파블로프는 자신의 자존심을 과학계의 진보보다 중요하게 생각하는 사람

2장 | 내분비

이 아니었다. 췌장이 위산에 반응하는 과정이 신경계가 아니라 혈액을 통한 화학적 신호에 달려 있음을 직접 목격한 파블로프는 탄식했다. "그들이 옳았다. 진실을 발견할 특권은 이번에는 우리 차지가 아니었다." 2년 뒤 파블로프는 노벨상을 받았고,[66] "소화기관의 생리를 살펴본 베일리스의 연구 덕분에 해당 분야의 중요한 지식이 완전히 뒤바뀌고 확장되었다"고 평가했다.

스탈링은 1905년 왕립의사회 강연에서, 세크레틴의 발견과 더불어 신경계와 화학물질을 통해 몸의 기능을 제어하는 방식들 사이에서 자신이 어떤 차이점을 배웠는지를 설명했다. 또한 그는 그리스어를 빌려와 세크레틴과 같은 전달 물질에 이름을 붙였다.

> 우리가 '자극하다, 흥분시키다'라는 뜻의 그리스어 오르마오ormao에서 따와 호르몬이라고 부르기로 한 화학적 전달 물질은 호르몬 생성 기관에서 혈액을 통해 호르몬의 영향을 받는 기관으로 전달되며, 생명체에서 반복적으로 나타나는 생리적 요구에 따라 다시 생성되어 몸속 구석구석을 누빈다.[67]

세크레틴의 발견으로 생명체의 기본 생리 기능을 들여다보는 새로운 창이 열렸다.[68] 특정 분비샘이 생성한 화학물질은 혈액을 타고 이동해 먼 곳에 있는 조직에 영향을 미치며, 이를 통해 몸의 기능을 조절하고 조정한다. 하지만 이것은 시작에 불과했으며 새로운 발견이 속속 등장했다. 1929년을 기점으로 짧은 기간 동안 우리가 흔히 "에스트로겐"이라고 하는 에스트라디올을 비롯해 에스트리올과 에스트론까지 여성호르몬

테스토스테론

세 종류가 발견되었다. 그리고 그로부터 얼마 지나지 않아 테스토스테론 이 발견되었다.

19세기 말과 20세기 초에는 고환에서 추출한 물질이 무기력함과 발 기부전을 겪는 노년층에게 희망을 안겨주었다. 하지만 그때는 합성 물질 을 대량으로 생산하기는커녕 아직 추출물의 주요 성분도 밝혀내지 못한 상태였다. 브라운세카르 묘약과 경쟁 제품이 점차 신뢰를 잃어가는 사 이에 과학 자들은 남성성과 관련된 분비물을 찾아내려 열심히 노력했다. 그러면서 기초과학 지식과 연구진의 기술력, 그리고 재정 지원이 모두 갖 춰졌다. 이제는 그저 시간이 필요할 뿐이었다.

돼지와 원숭이의 생식샘을 으깨던 시절은 지나가버렸다. 도축장에 서 동물의 조직을 거둬들이는 새로운 기술이 생산성이 더 높다는 것이 입증되었다. 암스테르담 대학교의 생리학자 에른스트 라쿼Ernst Laqueur는 도축한 황소 고환을 쉽게 얻고자 도축장 인근에, 지금까지도 제약사 머 크Merck의 자회사로 영업 중인 오가논Organon을 공동 설립했다. 1935년, 그는 아기 코끼리 몸무게에 버금가는 황소 고환 100킬로그램을 거둬들 였다. 그는 거둬들인 고환에서 쌀알 무게보다 적은 화학물질 10밀리그램 을 추출하고는 이를 거세한 수탉에 주사했다. 거세한 수탉에게서 다시 볏이 자라게 하려면 추출물을 얼마나 주입해야 하는지 알아내기 위해서 였다. (이 방법은 남성성을 이끌어내기 위해 특정 물질의 주입량을 결정하는 표준 시험법으로 자리 잡았다.) 화학물질을 주입한 수탉에게서 볏이 다시 자라면 서 고환 이식과 똑같은 효과가 나타났다. 라쿼는 이 물질에 "테스토스테 론"이라는 이름을 붙였다. 1935년에는 아돌프 부테난트Adolf Butenandt, 카 롤리 줄러 데이비드Károly Gyula David, 레오폴드 루지츠카Leopold Ružička의 지

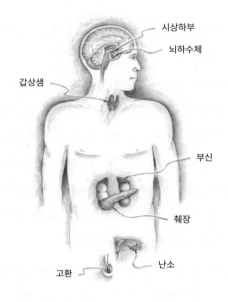

시상하부
뇌하수체
갑상샘
부신
췌장
고환
난소

| 주요 내분비샘 |

휘 아래 각기 다른 제약사의 지원을 받는 세 연구팀이 거의 동시에 테스토스테론의 합성을 다룬 논문을 발표했다. 부테난트는 연구 업적을 인정받아 1939년에 노벨상을 수상했다.[69]

오늘날 이 세상에 알려진 호르몬은 약 75가지다. 내분비샘은 정의하기에 따라 다르지만 기본적으로 시상하부, 뇌하수체, 갑상샘, 부갑상샘, 부신, 송과체, 난소, 고환, 췌장을 포함한다. 하지만 베일리스와 스탈링이 보여줬듯이 내분비샘만 호르몬을 분비하는 것이 아니다. 예를 들어 소장 세포와 지방 세포도 호르몬을 분비한다. 또 간, 심장, 신장, 피부, 그리고 뇌도 호르몬을 분비하고 호르몬에 반응한다. 게다가 장내 박테리아도 호르몬을 분비한다. 이중 일부 박테리아는 호르몬 분비 수준이 상당히 높

테스토스테론

으며 많은 박테리아가 아직 우리가 알지 못하는 기능을 맡고 있다. 내분비계와 관련해 새로운 발견이 나타날 때마다 우리는 생명과 건강, 번식력을 유지시켜주는 자연선택의 독창성에 놀라게 되며, 이를 바탕으로 병을 고치거나 삶의 질을 높이는 방법을 찾아내기도 한다. 테스토스테론과 관련된 온갖 뜬소문 속에서 진실을 알아내려면 호르몬 전반에 대한 기본 이해가 필요하므로, 지금부터는 테스토스테론을 포함해 생명에 중요한 역할을 하는 화학적 전달 물질들을 살펴보도록 하자.

호르몬의 신비

학교에서 호르몬을 공부했거나 건강상의 이유로 호르몬 전문가나 다름없는 사람이 아니라면 인슐린이나 에스트로겐, 갑상샘호르몬과 같은 호르몬에 대해 아는 것이 그리 많지 않을 것이다. 어쩌면 멜라토닌이 수면에 도움이 된다는 얘기 정도는 들어봤겠지만, 멜라토닌 역시 호르몬이라는 사실은 알지 못할 것이다. 호르몬은 온갖 신비로운 능력과 연결될 때가 많다. 하지만 호르몬이 어디에서 분비되고, 무엇으로 만들어지고, 담당하는 역할은 무엇이며, 뇌에 영향을 미치는지 안 미치는지를 설명할 수 있는 사람은 그리 많지 않다.

모든 동식물은 다세포 유기체이며 호르몬을 분비한다. 동물이 분비하는 호르몬은 크게 단백질 호르몬과 스테로이드호르몬으로 나뉜다. 단백질 호르몬은 인슐린과 멜라토닌을 포함하며, 단백질의 구성 요소인 아미노산으로 이뤄진다. 스테로이드호르몬은 테스토스테론을 비롯해 디하이드로테스토스테론(DHT), 안드로스테네디온 같은 남성호르몬과 에스트로겐을 포함하며, 콜레스테롤로 이뤄진다. (콜레스테롤은 특히 세포막의 주요 성분이기에 중요하다.) 호르몬은 여러 조직과 분비샘에서 생성된다. 예를 들어 멜라토닌은 송과체에서, 테스토스테론과 에스트로겐은 고환과 난소 및 다른 조직에서, 인슐린은 췌장에서 생성된다. 모든 호르몬은 혈액을 타고 순환하기에 우리 몸속에 있는 다양한 부위에 정보를 실어 나른다고 볼 수 있다. 이렇듯 호르몬은 혈액을 타고 우리 몸속 구석구석을 돌아다닌다.

유기체든 가족이든 소형 공장이든 대학이든 복잡계complex system 안에서는, 전체가 원활하게 기능하도록 정보가 한 곳에서 다른 곳으로 전달되어야 한다. 우리 몸이라는 복잡계 안에서 이와 같은 정보 전달은 "화학물질"에 의해 이뤄진다. 동물의 경우 정보 전달용 화학물질은 크게 두

신경계 속 신호 전달 물질

뉴런 세포체   축삭돌기   뉴런

전기적 자극

신경 전달 물질

가지돌기

수용체

| 신경계를 통한 정보 전달 |

테스토스테론

가지가 있다. 하나는 신경계(뇌와 척수)의 정보 교환을 돕는 신경전달물질이고, 다른 하나는 호르몬이다.

신경전달물질은 철도망을 달리는 기차처럼 한 뉴런에서 다른 뉴런으로 넘어가는 전기적 자극을 통해 정보를 전달하는 반면, 호르몬은 '귀를 기울이는' 모든 세포에게 화학적 메시지를 전달한다. 예컨대 내가 보스턴에서 즐겨 듣는 라디오 방송은 주파수가 FM 90.9헤르츠인데, 이 방송을 들으려면 라디오 튜너를 방송탑에서 내보내는 주파수에 제대로 맞춰야 한다. 호르몬도 라디오가 방송탑의 신호를 받아들이는 방식으로 전달된다. 호르몬은 호르몬을 생성하는 분비샘과 세포로부터 혈액순환계로 전달되지만, 호르몬이 내보내는 신호는 해당 호르몬에 대한 **수용체**가 있는 세포만 감지한다. 내분비샘과 세포 네트워크가 **내분비계**를 구성한다. 분비된 호르몬에 반응을 보이는 세포는 '표적 세포'다. 단백질 호르몬

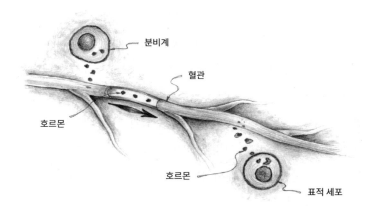

| 호르몬을 통한 정보 전달 |

수용체는 표적 세포의 외부 막에 들어 있으며, 스테로이드호르몬 수용체는 표적 세포의 내부에 위치한다. (일부 예외 사례는 뒤에서 다루도록 하겠다.) 테스토스테론 수용체가 없는 세포는 주파수를 잘못 맞춘 라디오와 같다. 이런 라디오는 전달된 주파수를 받아들이지 못한다. 마치 테스토스테론을 만나기는 하지만 반응은 하지 못하는 세포처럼 말이다.

우리가 이 책을 보고 있을 때, 신경전달물질은 글자라는 시각적 자극을 해독하고 그에 반응할 수 있도록 도와 책을 계속 읽고자 하는 욕구를 책장을 넘기는 행위로 바꿔준다. 그러다가 허기를 느낀다면, 호르몬은 관련 신호를 창자에서 뇌로 전달한다. 그러면 감정 변화가 일어나면서 간식을 먹고 싶다는 생각 때문에 책에 집중하기가 어려워진다. 음식을 먹고자 하는 동기는 내분비계와 신경계가 상호작용하면서 생겨난다 (내분비계와 신경계 사이의 통합 조절 체계는 "신경내분비계"라고 한다). 이것이 호르몬이 우리 뇌와 행동에 영향을 미치는 방식이다. 호르몬은 우리 몸과 뇌 사이의 정보 전달을 도와 욕구와 행동을 신체적 필요에 맞게 조정한다. 호르몬과 신경전달물질은 진화의 압력에 따라 지금과 같은 역할을 맡게 되었으므로, 궁극적으로는 생존과 번식을 위해 일한다.

이 같은 조정 과정은 생존, 성장, 회복, 번식에 필요한 에너지를 적정 수준으로 유지하기 위해 꼭 필요하다. 우리 몸의 입장에서 볼 때 에너지는 화폐와 같다. 회사는 이메일을 통해 수입과 지출 내역을 파악하고 회사의 재정 계획을 알린다. 그렇다면 우리 몸과 뇌는 어떤 방식으로 에너지의 사용 및 저축과 관련해서 정보를 교환하고 결정을 내릴까? 성장을 시작하고 중단해야 하는 시기는 언제일까? 지금은 건강에 투자해야 할 때일까, 아니면 놀이나 연애, 짝짓기 경쟁, 모유 생산에 눈을 돌려도 될 때일까?

    달리기를 하러 나가는 길에 준비 차원에서 에너지바를 몇 입 베어 물 때가 있다. 1마일쯤 달리고 나면, 근육세포들은 곧바로 사용 가능한 에너지를 찾는다. 우리 몸은 세포에 필요한 에너지를 여러 가지 방법을 통해 얻을 수 있지만, 가장 쉽고 효율적인 방법은 지방과 같은 에너지원으로부터 에너지를 만들어내는 것이 아니라 혈액 내 포도당에서 직접 가져오는 것이다. 때마침 에너지바에 있던 포도당이 혈류에 도달한다. 그러면 포도당은 췌장 내에서 포도당을 감지하는 특수 세포와 상호작용하여, 혈액 속에 포도당이 녹아 있고 몸속에서 열심히 일하는 세포들이 이를 사용할 수 있다는 신호를 내보낸다. 이 신호에 반응해 췌장이 인슐린을 분비하면, 인슐린은 혈액 속으로 들어가 몸속을 구석구석 순환한다. 인슐린은 세포들에게 소리친다. 어이! 문 좀 열어봐! 포도당이 문 앞에 와 있어! 대다수 세포는 에너지원으로 포도당이 필요하기 때문에 인슐린은 거의 모든 세포를 목표물로 삼지만, 그중에서도 특히 활동 근육들이 인슐린에 적극 반응한다. 근육세포를 비롯해 에너지가 필요한 다른 세포들은 포도당이 들어오도록 문을 연다. 인슐린이 근육세포의 인슐린 수용체에 닿으면 세포막에 있는 문이 열리고 이 문을 통해 포도당이 흘러든다. 밖에 나가서 열심히 달리는 동안에는 세포가 쓸 에너지가 곧장 필요하다. 그래서 굶주린 세포 속으로 들어간 포도당은 연료로 사용 가능한 분자인 ATP 생성에 즉시 쓰인다. 이런 식으로 인슐린은 포도당을 사용할 수 있다는 정보를 온몸에 전달한다(뇌가 뇌세포에 포도당을 전달하는 방식은 이와 다르다). 활동 근육이 이 신호에 반응하면 달리기를 마칠 수 있는 에너지를 확보하게 되는 것이다.

하지만 집에 돌아와 소파 위로 몸을 던지는 순간, 간식 서랍으로 가서 뭔가 먹을 만한 게 없나 하고 살펴보고 싶은 생각이 솟구친다. 거기에는 그만한 이유가 있다. 앞서 먹은 탄수화물에 반응해 인슐린 수치가 치솟았을 때 인슐린이 제 역할을 잘해낸 것이다. 인슐린은 세포가 혈액 내 포도당을 상당량 흡수하게끔 만든다. 그러면 혈당 수치가 다소 낮아지며, 이것은 인슐린 수치 역시 낮아짐을 뜻한다. 뇌가 인슐린 수치 저하를 감지하면, 뇌의 식욕 중추는 인슐린이 전하는 "저혈당!"이라는 메시지를 받고 행동에 돌입한다. 신경전달물질을 통해 뇌의 다른 부위에 신호를 보내 저혈당 상황에 행동으로 대응하는 것이다. 그러면 우리는 성가시고 불편한 느낌을 털어내고자 몸을 일으켜 소파에서 벗어난다. 어쩌면 과일 바구니에서 사과를 하나 집어 들지도 모른다. 나 같은 사람이라면 프레첼이나 감자칩을 한 움큼 집어 들겠지만 말이다.

　음식물은 소화기관에서 잘게 부서져 소장에서 혈액으로 흡수되는데, 그러면 혈당이 올라가면서 인슐린 수치도 덩달아 올라간다. 그러면 인슐린은 포도당을 세포로 이동시키고, 이렇게 높아진 인슐린 수치는 해당 정보를 뇌에 전달하면서 에너지가 많아졌다고 얘기해준다. 이제 허기가 가셨다. 인슐린은 뇌와 힘을 합쳐 몸이 요구하는 바에 따라 우리의 행동을 조정하며, 이에 따라 우리 몸이 요구하는 것은 이제 상당 부분 채워졌다.

　테스토스테론과 기타 성호르몬은 인슐린과 마찬가지로 몸속에서 활동하고 뇌에 정보를 전달한다. 테스토스테론은 인슐린처럼 생리 현상과 행동을 관장하지만 혈당을 조절하지는 않고 주로 생식능력을 발전시키고 뒷받침하는 데 초점을 맞춘다.

　　　　　　　　　　　　　　　　　　　　테스토스테론

생식 과정에도 에너지는 필요하므로 생식기능은 사용 가능한 에너지 수준에 좌우되며 인슐린이나 테스토스테론과 같은 호르몬은 항상 기타 호르몬이나 화학물질과 함께 작용한다. 에너지 수준은 남성보다는 여성의 생식능력에 훨씬 큰 영향을 미친다. 여성은 생식 과정에서 자기 몸으로 아이를 기르고 먹이면서 엄청난 에너지를 소모하기 때문이다. 남성의 생식 활동은 매력적인 짝을 발견하고 쟁취하는 행위에 훨씬 더 크게 영향을 받는다. 만약 테스토스테론 수치가 일반적인 범위 내에서 높은 편이라면, 테스토스테론은 남성의 몸속에서 근육 성장과 정자 생성을 증진시키며 더불어 현재 남성의 몸이 생식과 관련해서 어떤 상태인지를 뇌에 전달한다. 인슐린 수치의 상승이 '여기 에너지가 많으니 사용하세요!'라는 뜻이라면, 테스토스테론 수치의 상승은 '상당량의 정자가 출격 준비를 마쳤다!'는 뜻이다. 다양한 연령에 걸쳐 거세를 실시한 결과가 보여주듯이, 테스토스테론은 남성이 생식 활동을 수행하도록 도와준다.

현대 의학 기술이 없던 시절에는, 우리가 흔히 말하는 남성적 외모와 행동이 고환의 존재 여부에 달려 있었다. 앞서 살펴봤듯 인간은 오랜 세월에 걸쳐 고환이 없는 수컷 동물이 정자 생성 능력과 수컷다운 외모 즉 화려한 깃털, 크고 뾰족한 뿔, 기다란 후두, 우람한 상체 근육을 발달시키지 못하거나 잃어버리는 모습을 목격해왔다. 더불어 고환은 발기, 공격성, 암컷을 차지하려는 경쟁심과 같이 수컷에게서 나타나는 행동에도 영향을 미친다.

19세기 후반에 들어서부터 고환 분비물에 주목한 연구와 산업이 커다란 인기를 끌었다. 과학자들은 조직이나 기관 전체를 이식하는 것처럼 힘겹고 효과가 적고 상대적으로 잔인한 방법에 기대지 않고도 호르몬이 동물의 생리와 신체 구조, 행동에 미치는 영향을 살펴볼 수 있었다. 20세기 초에 이르러서는 에스트로겐과 프로게스테론, 테스토스테론을 합성해 치료약이나 연구 재료로 판매했다.[70]

내분비학은 생명을 구하는 발견을 해내고 인슐린과 같은 새로운 약을 합성해냈으며 일찍부터 의사, 제약회사, 연구자가 협력 관계를 맺으며 번창했다. 이들의 공생은 지금까지 이어지고 있으며, 덕분에 우리는 호르몬이 뇌와 몸을 형성해가는 방식을 더욱 폭넓게 이해할 수 있게 되었다.

테스토스테론이 발견되기 이전에는 호르몬이 동물의 행동에 영향을 미친다는 증거를 모두 거세를 통해 얻었다. 거세는 테스토스테론이 생성되는 기관을 출생 후에 제거하는 행위다. 그런데 대다수 수컷 동물은 제대로 발달해가려면 출생 전이나 출생 직후에 테스토스테론에 노출되어야 한다.[71] 그렇다면 수컷 태아가 출생 전후에 테스토스테론에 노출되지 않으면 어떤 일이 벌어질까? 다음 장에서 이 질문을 다뤄보도록 하겠다.

테스토스테론

3장

남자아이와
테스토스테론

제니

제니는 약속 시간에 맞춰 나를 만나러 왔다. 많은 학생이 평상복으로 청바지와 티셔츠를 입는 것과 달리 제니는 평소처럼 무릎 위까지 내려오는 빨간 드레스에 까만색 에나멜 단화 차림이었다. 귀 뒤로 넘긴 연갈색 염색 머리는 어깨까지 단정히 흘러내렸고, 동그란 진주 귀걸이가 빛나고 있었다.

강의가 모두 끝나고 기말 시험이 다가오고 있었다. 종강과 기말 시험 사이에는 우리가 "스터디 기간"이라고 하는 시기가 있는데, 그 시기에 내 방을 찾아오는 대다수 학생과 달리 제니는 기말 시험에 등장할 문제나 공부법을 물어보러 온 것이 아니었다. 제니는 방긋 웃더니 진로 상담을 하고 싶다고 말했다. 나는 호기심이 일었다. 제니는 이제껏 내 방에 한 번도 들른 적이 없었다. 하지만 나는 제니의 얼굴을 알고 있었다. 푸르고 활기찬 눈매에 뽀얗고 매끈한 피부가 돋보이는 제니는 내가 가르치는 수많은 학생들 사이에서 눈길을 끄는 부류 중 하나였다. 나는 제니가 수업에 집중하는 모습을 보면서 내가 수업을 잘 이끌어가고 있다는 느낌을

3장 | 남자아이와 테스토스테론

받았다. 제니는 항상 바른 자세로 앉아 수업이나 필기 내용에 정신을 쏟았고, 내가 흥미로우리라고 생각했던 대목 앞에서 고개를 끄덕였다.

제니는 수업이 끝난 뒤 공책을 들고 교탁으로 몰려드는 학생들 틈에 끼어 있기도 했다. 학생들의 질문은 크게 두 부류로 나뉜다. 첫 번째는 "어떤 유형의 세포가 뮐러관 억제 인자를 다시 생산하나요?"와 같이 새로운 용어나 개념을 제대로 이해하고자 하는 질문이고, 두 번째는 "행동상의 성차를 기록한 연구자들은 아기의 성별을 알고 있었나요?"와 같이 강의 내용을 더 깊이 파고들고자 하는 질문이다. 제니는 두 번째 유형의 질문을 물어왔다.

나는 제니를 반갑게 맞아들였고 우리는 조그만 원형 탁자를 두고 마주 앉았다. 대화는 제니의 관심사와 가족, 학교생활로 이어졌다. 모두 어느 정도는 내가 예상한 대로였다. 제니는 학교 수업을 즐기고 있었고, 합창단에서 소프라노를 맡고 있었으며, 여학생 클럽에서 활발하게 활동하고 있었다. 내가 가르치는 대다수 학생처럼 제니도 졸업 후에 의대에 진학하고자 했다. 총명하고 성실하고 착한 심성으로 미루어볼 때 제니는 분명 성공할 것이다. 제니는 유대 관계가 끈끈한 남부 집안 출신이었다. 행복해 보였고, 학교생활에 적응을 잘하고 있는 것처럼 보였다.

그때 제니가 호르몬에 관심을 갖게 된 이유를 들려주었다. 지난 수년 동안, 많은 학생이 내가 가르치는 과목을 듣게 된 계기를 이야기해줬다. 본인이나 친척이 당뇨나 갑상샘기능저하증과 같은 내분비계 장애를 겪었다거나, 자신이 트랜스젠더여서 교차 성호르몬을 투여하고 있다거나, 보디빌딩에 관심이 많다는 등의 이야기였다. 이런 학생들은 예전에 수업을 들은 적도 없는데 내분비계와 관련된 지식에 상당히 해박했다.

제니는 한창 친구와 어울리는 시기인 10대 시절 자신이 친구들과 다르다는 것을 깨달았다며, 침착하고 솔직한 태도로 자기 이야기를 털어놓았다. 나는 그 이야기를 듣고 깜짝 놀랐고 북받쳐 오르는 감정을 주체할 수 없었다.

또래 친구들이 열두 살에 접어들며 생리를 시작할 무렵, 제니는 자기도 곧 여성으로 거듭나는 의식을 통과하리라고 생각했다. 친구들과 마찬가지로 가슴과 골반이 커지고, 특정 부위에 지방이 붙는 등 사춘기와 관련된 특성이 고스란히 나타났다. 하지만 열네 살이 되고 열다섯, 열여섯이 되었는데도 생리가 시작되지 않았다. 건강 상태가 좋았는데도 생리가 시작되지 않는다는 것은 몸에 문제가 있다는 신호일지 몰랐다. 제니의 어머니는 제니를 산부인과에 데려갔다. 제니의 상태는 모녀의 예상보다 복잡했다. 단순히 생리가 늦는 것이 아니었다. 제니는 추가로 피검사, 초음파검사, 신체검사를 받았다. 의료진이 검사 결과를 상의하기 위해 제니와 부모님을 불렀다.

그날 제니는 자신의 건강 상태가 양호하다는 걸 알게 되었고, 그건 모두에게 좋은 소식이었다. 하지만 그와 동시에 자신의 몸이 남들과 다르다는 사실도 알게 되었다. 제니는 "성 발달 장애"라고도 하는 성 발달 차를 안고 있었다. 제니에게서 나타나는 증상은 완전안드로겐무감응증후군이라는 희귀한 성 발달 차였다.[72] 이 증상은 10만 명당 두 명꼴로 나타난다.

완전안드로겐무감응증후군이라는 명칭은 문제의 본질을 고스란히 보여준다. 제니의 세포 속에는 암컷 포유류에게서 나타나는 XX염색체 대신 수컷 포유류에게서 나타나는 XY염색체가 들어 있다. Y염색체가 있어서 난소가 아니라 고환이 발달하지만, 제니의 고환은 배 속에 머물러 있기에 몸 밖으로 내려오지 않는다. 고환은 테스토스테론을 다량 생성하지만, 제니의 몸은 테스토스테론이나 기타 남성호르몬에 반응하지 않는다. 그래서 제니의 고환은 정자를 생성하지 못한다. 테스토스테론의 작용이 없었기에 제니는 자궁 속에서 여성의 특징을 발달시킬 수 있었다. 그래서 제니에게는 일반적인 형태의 질이 있기는 하지만 이것이 자궁과 연결되어 있지는 않았다. 그 결과 제니는 자신이 앞으로 아이를 가질 수 없다는 현실에 맞닥뜨리고 말았다.

청천벽력 같은 소식에 제니와 가족은 몹시 당황했다. 하지만 나중에 알게 되었듯이 제니는 운이 좋았다. 자신의 몸 상태를 알게 된 뒤로 제니는 자신과 비슷한 경험을 한 여성들과 인연을 맺었고, 그들과 이야기를 나누며 더러는 가까운 친구가 되기도 했다. 그중 많은 이들이 그릇된 의학 정보 때문에 불필요한 수술을 받거나 자기 몸에 수치심을 느낀 적이 있다고 토로했다. 다행히 제니 곁에는 든든한 가족과 의료진이 있었다. 담당 의료진은 섬세하고 진보적인 접근법 속에서 완전안드로겐무감응증후군을 함께 안고 살아가야 할 요건으로 보았고, 각각의 결정에 뒤따르는 득과 실을 알고 있었다.

완전안드로겐무감응증후군은 "간성intersex"이라는 말로 표현될 때가 많은데, 간성이란 외부 생식기관이 우리가 예상하는 생식샘이나 성염색체에 들어맞지 않는 상태를 말한다. 간성은 완전안드로겐무감응증후군보다 범위가 넓은 성 발달 차에 속한다(이와 관련된 내용은 잠시 후에 다룰 것이다). 그러다 보니 적절한 용어의 필요성을 절감하는 사람들이 있다. 제니는 완전안드로겐무감응증후군보다 "변이"라는 용어를 선호하므로, 나

테스토스테론

도 변이라는 용어를 사용하도록 하겠다.

　테스토스테론을 생성하는 고환과 XY염색체는 있지만, 테스토스테론이 작용을 하지 않는 사람은 1차 성징과 2차 성징이 여성형으로 나타난다. 1차 성징은 출생 시 타고나는 내외부 생식기를 말하며, 2차 성징은 사춘기 여성의 유방이나 사춘기 남성의 수염과 같은 특성을 말한다. 완전안드로겐무감응증후군이 있는 사람은 외모와 행동 면에서는 일반 여성과 비슷하다. 겉모습과 행동이 일반 여성이나 여자아이와 다르지가 않는 것이다. 보통 완전안드로겐무감응증후군이 있는 소녀들은 초경이 나타나지 않는 경험을 하고서야 자기 몸이 또래와 다르다는 느낌을 받는다.

　나는 내내 완전안드로겐무감응증후군을 테스토스테론의 놀라운 능력을 보여주는 사례로 가르쳐왔지만, 실제로 그 증후군을 가진 사람을 알게 된 것은 그때가 처음이었다. 내 앞에 있는 사람의 몸속에 남성성의 상징인 고환과 테스토스테론이 들어 있었다. 하지만 제니는 내가 보기에 지극히 여성스러웠다. 제니가 남들과 다르다는 사실을 알게 되기는 했지만 내 눈에 보이는 것과 제니가 들려준 이야기 사이의 괴리는 받아들이기가 어려웠다. 우리 외모와 남성적인 면, 여성적인 면, 중성적인 면은 성염색체와 생식샘, 성호르몬 수치 사이의 다양한 조합에 영향을 받는다. 남성성이나 여성성이 언제나 우리 기대대로 일괄적으로 나타나는 것은 아니다.

　제니의 이야기를 듣고 감정이 북받쳤다. 당차고 차분해 보였지만, 제니가 겪었을 난관을 생각하자 측은한 마음이 일었다. 하지만 동시에 이런 생각도 들었다. '혹시 제니는 수업 시간에 이런 내용을 다룰 때 주의할 점이 있다고 말해주러 온 걸까? 내가 수업 중에 말실수를 해서 제니에게 상처를 준 적이 있나?' 그런 일이 있었다면, 제니는 자기 개인사를 털어놓지 않았을 것이다. 대신 제니는 내게 다음 학기에 자신과 함께 스터디를 해볼 생각이 있냐고 물었다. 완전안드로겐무감응증후군을 깊이 파고들어보자면서 말이다. 나는 흔쾌히 그러자고 했다.

유전자의 요리법

사람들은 세포 속에 XY염색체가 있으면 당연히 가슴, 엉덩이, 높은 목소리, 매끄럽고 부드러운 피부는 물론이고 질이 발달할 수 없다고 생각한다.[73] 제니는 그렇지 않다는 걸 보여줬다. 성염색체 자체는 여성의 특성을 촉진하거나 제한하지 않는다. 그건 성호르몬이 담당하는 역할이며, 더러 성호르몬은 성염색체와 보조를 맞추지 않는다.

남자아이는 음경이 발달하고 까슬까슬한 수염이 많이 나지만 여자아이는 그와 달리 가슴이 발달하는데, 그 이유는 관련 유전자가 한쪽 성에만 존재하기 때문이 아니다. 여성은 유방과 엉덩이가 발달하는 유전자를 독점하지 않으며, 남성 역시 낮은 목소리나 수염과 관련된 유전자를 독점하지 않는다. 유전적으로 남성과 여성은 상대방에게 나타날 수 있는 특성을 거의 모두 발현할 수 있는 상태로 태어난다. 관건은 몸속에서 어떤 유전자가 어느 정도로 활성화되느냐다. 짙은 수염을 없애려고 수천 달러를 들인 여성이나 여성형 유방으로 고민하는 남성이라면 이 말을 이해할 것이다. 바로 이런 이유 덕분에 트랜스젠더에게서 다른 성의 신체적 특성이 성공적으로 나타날 수 있다. 사람은 성별에 따라 일부 유전자가 다르다. 보통 남성에게는 Y염색체가 있지만 여성에게는 없다. 하지만 Y염색체에 있는 유전자 숫자는 70개 정도이며, 이는 다른 22쌍의 염색체에 존재하는 2만 개에서 2만 5000개의 유전자에 비하면 적은 숫자다.[74] 그렇다고 해서 Y염색체의 능력을 간과해서는 안 된다. Y염색체는 강력한 효과를 발휘할 수 있기 때문이다. Y염색체에 있는 유전자 하나는 아주 커다란 차이를 만들어낸다.[75]

남자와 여자는 유전자가 거의 비슷한데도 불구하고 신체 구조에 커다란 차이가 나타난다. 그 이유를 이해해보기 위해 쿠키를 굽는 과정을 떠올려보자. 지금 주방에는 버터, 갈색 설탕, 흰 설탕, 베이킹소다, 베이킹파우더, 밀가루, 초코칩, 오트밀, 견과류와 같은 재료가 잘 갖춰져 있다. 우리는 어떤 쿠키라도 만들 수 있는 상태지만, 친구가 콕 집어서 초코칩 쿠키를 구워달라고 부탁했다. 그러면 우리는 요리책을 펼쳐 초코칩 쿠키 요리법에 따라 필요한 재료를 모으고는, 재료를 섞거나 굽거나 해서 친구와 함께 따뜻하고 바삭한 초코칩 쿠키를 즐긴다.

제니의 수정란이 자궁 속에서 난할을 거쳐 조직으로 성장하고 분화할 때, 제니의 다재다능한 줄기세포는 온갖 종류의 세포가 될 수 있었다. 앞서 우리가 특정 쿠키를 만들기 위해 요리법을 고를 수 있었던 것처럼, 성장 중인 배아 속 세포는 단백질을 만들기 위해 특정 유전자를 '읽기'로 선택하고는 근육세포, 적혈구, 신경세포 등의 다양한 세포를 형성한다.

우리 세포 속에 든 염색체 46개에는 인간의 유전 정보, 즉 DNA(디옥시리보핵산)가 모두 담겨 있다. DNA 분자는 기다란 스프링 두 개가 서로 엮여 있는 형태다. 각 세포 안에는 180센티미터가량의 DNA가 들어 있으며,[76] 전체 세포 안에 들어 있는 DNA를 모두 펼치면 지구에서 태양까지

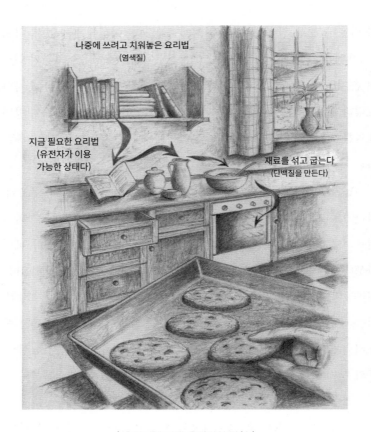

나중에 쓰려고 치워놓은 요리법
(염색질)

지금 필요한 요리법
(유전자가 이용
가능한 상태다)

재료를 섞고 굽는다
(단백질을 만든다)

| 요리법에 빗댄 유전자의 발현 |

를 200번 왕복할 수 있는 길이다.[77] DNA에 들어 있는 유전자는 아주 작은 글자를 줄줄이 이어 쓴 '화학적 문서(염기)'이며, 여기에는 단백질 생성법이 담겨 있다.

그러니까 각 유전자는 일종의 단백질 요리법이다. 이 요리법은 어떤 재료를 구체적으로 어떻게 조합해야 하는지를 알려준다. 단 단백질은 버

테스토스테론

터, 설탕, 밀가루를 섞어 한 덩어리로 반죽하는 것과 달리, 아미노산이라는 화학물질을 하나로 이어서 만든다. 사람의 경우 아미노산의 종류는 21가지다. 그중에는 우리가 한 번쯤 들어봤을 만한 것도 있다. 예를 들어 아미노산 페닐알라닌은 인공감미료인 아스파탐 제조에 사용하며, 칠면조 고기에 든 아미노산 트립토판은 추수감사절 음식을 먹고 나서 식곤증을 몰고 오는 주범으로 여겨진다. 하지만 식곤증에 얽힌 이야기는 어디까지나 속설에 불과하다!

인슐린 호르몬 유전자를 살펴보자. 인슐린 호르몬은 아미노산 51개를 하나로 엮어야 한다. 아미노산은 종류가 21가지밖에 없기 때문에 일부 아미노산은 두 번 이상 사용해야 한다. 쿠키 하나에 초콜릿칩 열 개와 호두 네 개가 들어가는 것처럼 말이다. 쿠키 요리법은 누군가가 읽어줘야 하는 것이고, 재료는 섞어서 구워야 한다. 이 과정을 유전자에 빗대자면, 유전자는 전사(유전 정보를 복사하는 과정—옮긴이주)되고 나서 단백질

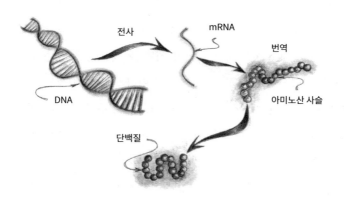

| 유전자의 전사와 번역 |

　　　　　　　　　　　　　　　　　　3장 | 남자아이와 테스토스테론

로 번역된다. 이 과정을 유전자 발현이라고 한다.

자주 쓰는 요리법

나는 쿠키 굽기를 좋아하고, 좋아하는 쿠키 요리법이 몇 가지 있어서 그것들을 즉시 찾아볼 수 있도록 손써두었다. 세포도 똑같다. 세포는 자신이 위치하는 조직에 따라 특별히 잘 만드는 단백질이 따로 있기 때문에 몇 가지 특정 정보에 의존한다. 다른 단백질과 관련된 대다수 정보는 구석에 밀어놓고 잘 보지 않는다. (실제로 세포 속에 있는 대다수 DNA는 염색질이라는 물질로 으깨지는데, 염색질은 단백질을 감고 있는 DNA여서 전사 과정에 열려있지 않다.) 이와 비슷하게 내게는 초콜릿 베이컨 요리법이 있지만 이 요리법은 먼지가 두둑이 쌓일 정도로 선반에 묵혀만 두고 있다. 가만히 생각해보면 초콜릿 베이컨 요리법은 그렇게 놓아두는 편이 좋을 것 같다.

　세포가 어떤 유전자 요리법을 가까이에 두는지는 세포가 맡은 역할에 따라 달라진다. 예컨대 췌장 세포는 혈당 수치를 파악해야 하고, 골세포는 몸을 지탱하는 토대가 되어야 하며, 뇌세포는 전기 신호를 전달해야 한다. 이렇게 저마다 다른 기능을 수행하기 위해서 세포는 용도에 적합한 단백질을 만들어야 한다. 이런 식의 세포 분화는 특히 배아 성장기에 중요한데, 이 시기 새로운 세포가 모두 분화되어 운명이 결정된다. 세포는 무엇이 될까? 어느 유전자가, 그러니까 DNA의 어느 부위가 준비 태세에 들어가야 하고 어느 부위가 밀봉된 상태로 있어야 할까?

　성인기가 되면 거의 모든 세포가 분화를 마친다(극히 일부 줄기세포는 미분화 상태로 남는다). 각 세포에는 모든 DNA, 그러니까 유전체 전체가 들어 있지만 단백질을 만들 때는 이중 일부 유전자만 사용된다. 여성의 얼굴 피부 속에는 굵고 까만 털을 만드는 요리법이 선반 뒤에 구겨진 상태로 방치되어 있으며, 바로 이 때문에 대다수 여성의 얼굴에는 그런 털이 조금밖에 나지 않는다. 하지만 남성의 피부 세포 속에서는 그 요리법이 항상 잘 보이는 곳에 놓여 있기에 전사와 번역 과정이 거듭해서 되풀이된다.

여기서 유념할 점은 특정 유전자가 단순히 이분법적으로 켜지거나 꺼지는 것이 아니라는 사실이다. 다만 유전자마다 단백질로 전사되고 번역되는 비율이 달라질 뿐이다. 이때 단백질 생산량이 늘면 유전자 발현이 상향 조절되었다고 말하고, 단백질 생산량이 줄면 유전자 발현이 하향 조절되었다고 말한다.

고환이 될 수도 있고 난소가 될 수도 있는 원시 생식샘

제니의 배아가 엄마의 자궁 속에서 막 발달하기 시작할 때, 제니의 줄기세포는 간이나 신경, 뼈, 피부 등이 되기 위한 정보를 전달받는다. 그러고는 전달받은 정보에 따라 어떤 유전자는 상향 조절하고 어떤 유전자는 제쳐놓는데, 그러면 세포가 우리 몸에 필요한 기관으로 분화하게 해주는 단백질이 생성된다. 남녀 구별이 없는 조직 속에서 어떤 유형의 세포가 될지를 결정하는 과정은 남자나 여자나 크게 다르지 않다. 누구에게나 간과 뼈는 필요하기 때문이다. 하지만 고환과 난소는 그렇지 않다. 그렇다면 성장 중인 태아는 고환에 이르는 길을 가야 할지 아니면 난소에 이르는 길을 가야 할지와 같은 중요한 문제를 어떻게 판단할 줄 아는 것일까?

태아가 초기 발달 단계를 거치는 동안, 아직 분화되지 않은 세포는 나중에 췌장이 될 부위의 윗부분에 모인다. 이 원시 생식샘은 6주 이전까지는 남녀 간에 차이가 없다가 6주가 되면 세포가 분화를 시작하고 모여서 남성 또는 여성의 생식샘을 형성한다. 세포가 택하는 길은 DNA 속 유전자가 SRY sex-determineing region of the Y chromosome, 즉 Y염색체 성결정 영역 단백질의 높은 수치에 반응을 하느냐 하지 않느냐에 따라 결정된다.

여기서 결정권자는 난자를 수정시키는 정자다. 보통 정자는 X염색체나 Y염색체를 실어 나르고, 난자는 X염색체만 실어 나른다. 배아 세포가 XY염색체를 물려받느냐 아니면 XX염색체를 물려받느냐는 정자가 Y염색체를 갖고 있는지 아니면 X염색체를 갖고 있는지에 달려 있다. 정자는 원시 생식샘의 운명을 결정하는데 그 이유는 SRY 유전자가 Y염색체에 들어 있기 때문이다.

배아가 6주 무렵이 되면 SRY 유전자는 SRY 단백질로 전사된다. 그러면 SRY 단백질은 다른 염색체에 있는 다른 유전자의 전사율을 증가시킨다(때로는 감소시키기도 한다). 여기서 중요한 유전자는 17번 염색체에 있는 SOX9이며,[78] SOX9는 SRY가 활동성을 상향 조절해 SOX9 단백질을 더 많이 만들도록 하는 첫 번째 유전자 중 하나다. 그러면 SOX9 단백질은 원시 생식샘을 구성하는 세포 속에 있는 다른 유전자의 발현을 변화시킨다. 이런 식으로 SRY 유전자는 원시 생식샘을 이루는 세포 속에서 특정 단백질이 생성되도록 이끈다. 이들 단백질은 세포가 고환 세포의

테스토스테론

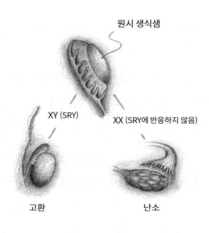

원시 생식샘

XY (SRY)   XX (SRY에 반응하지 않음)

고환   난소

| 원시 생식샘의 분화 |

특성을 띠게 만드는 동시에 난소 세포가 되지 못하도록 막는다. 결국 Y염색체와 SRY, 그리고 유전자의 영향으로 원시 생식샘을 이루는 세포 무리는 난소가 아닌 고환이 된다.

　난소가 제대로 발달하려면 X염색체 두 개와 여러 유전자의 발현이 필요하다. 하지만 이 과정에는 고환 발달에 필요한 Y염색체 속 유전자와 같은 '주요 스위치'가 없다. 난소는 발달과 관련한 중요한 시기(배아가 발달한 지 6주 무렵)에 SRY 단백질이 원시 생식샘 세포 속에서 높은 수치로 발현하지 않을 때 발달한다. Y염색체가 없고, SRY 단백질 수치가 치솟지 않으면 고환이 생성되지 않는 것이다. 염색체가 XY인 사람이라고 해도 SOX9나 기타 고환 생성에 중요한 역할을 담당하는 유전자가 제 기능을 하지 못하면 난소가 형성될 수 있다. 이 경우 태아는 일반적인 여성으로 발달하겠지만, 성인이 되었을 때 난소가 제 역할을 못할 수도 있다. 성별과 성염색체는 일치하지 않을 때도 있다. 중요한 것은 고환이나 난소의 발달을 이끄는 유전자의 발현이다.

고백하자면, 나는 30대 초반에 대학원에 입학해 여러 학부생과 함께 행동내분비학 수업을 듣고 나서야 이 원리를 알게 되었다(대대수 대학원생은 규정상 몇몇 학부 수업을 들어야 한다). 동물 수컷과 암컷 사이의 차이점에 매료되었으면서도 정작 우리 인간을 가르는 아주 기본적인 특성이 어떻게 발달되는지에 대해서는 그때까지 관심을 많이 기울이지 않았던 것이다. 줄곧 성별이라는 것은 누구나 한쪽으로 결정된다고 봤다. 막연하게 남자아이나 여자아이를 이루는 세포가 고환이나 난소, 아니면 음경이나 음부와 같은 신체 기관이 되리라고 생각했다. 배아기 6주 차에 난소나 고환을 형성하고 이후에 음부나 음경을 형성하는 두 무리의 세포가 있음을 배웠을 때, 나는 하나의 몸에서 비교적 작은 조정을 거쳐 남성과 여성을 만들어내는 자연선택의 효율성에 감탄했다. 더불어 남성과 여성이 서로 깊이 연결되어 있다는 느낌도 받았다. 남성이나 여성이나 거의 똑같은 재료로 만들어지는 것이다.

두 가지 성별

이 책에서 나는 '남성'이니 '여성'이니 하는 말을 자주 사용하고 있지만 아직 그 의미가 무엇인지는 설명하지 않았다. 아마도 여러분은 대학원에 가기 전의 나처럼 질문에 대한 답을 알고 있다고 생각할 것이다. 나는 XX염색체와 XY염색체가 여성성과 남성성을 규정한다고 생각했다. XX염색체와 XY염색체는 암컷 포유류와 수컷 포유류를 가르는 지점이기는 하지만 여성성과 남성성을 규정하지는 않는다.[79] XX염색체와 XY염색체는 포유류의 성별을 나타내는 특성이지 성별을 규정하는 특성은 아니다.

사람의 성별은 대개 정자와 난자가 수정될 때, 정자에 Y성염색체가 들어 있는지 X성염색체가 들어 있는지에 따라 결정된다. 하지만 성염색체가 늘 XX나 XY인 것은 아니다. 예컨대 조류의 수컷 염색체 ZZ는 똑같은 염색체가 한 쌍을 이룬 형태고, 암컷 염색체 ZW는 두 개별 염색체가 짝을 이룬다. 더욱이 동물 중에는 암컷과 수컷을 가르는 요소가 성염색체가 아닌 경우도 많다. 거북과 악어의 경우, 새끼의 성별을 가르는 요소는 알의 온도다. 게다가 동물 중에는 성별이 바뀌는 부류도 있다. 산호초에서 살아가는 광대물고기는 수컷으로 태어났다가 나중에 암컷으로 변한다. 일부 달팽이처럼 두 가지 성별을 동시에 타고나는 동물도 있다. 그렇다면 성염색체 이외에 수컷(또는 암컷)의 공통점은 무엇이 있을까? 우선 생식세포의 상대적인 크기를 꼽을 수 있다. 수컷은 정자처럼 크기가 작고 움직이는 생식세포를 만드는 반면, 암컷은 난자처럼 크기가 크고 움직이지 않는 생식세포를 만든다.[80] 그렇지만 이 말을 문자 그대로 받아들이지는 말기 바란다. 내 아들은 아직 정자를 만들지 못하지만 그래도 남자다. 내 난소는 더는 정기적으로 난자를 만들지 않지만 나는 매달 난자를 배출할 때와 마찬가지로 여성이다. 중요한 것은 생식세포의 밑바탕을 이루는 설계도다.[81]

남자아이를 만드는 핵심은 테스토스테론이다

완전안드로겐무감응증후군이 있는 내 제자 제니는 Y염색체와 SRY 유전자를 갖고 있기 때문에 난소 대신 고환이 발달했다. 제니의 태아는 크기가 포도 알만 해지는 9주 차까지는 여느 남성 태아와 비슷했다. 비교를 위해 남성 태아를 하나 데려오자. 나는 이 태아를 제임스라고 부르겠다. 제니와 제임스의 고환은 자신이 가장 잘할 수 있는 일, 즉 다량의 테스토스테론을 생성했다.

발달 초기에 원시 생식샘만 난소나 고환으로 발달할 수 있는 것이 아니라 몸속에 있는 초기 생식기관도 성별이 바뀔 수 있다. 사람은 누구나 태아기 초기에 원시 생식관이 두 쌍 발달하는데, 8주가 지나면 그중 하나는 퇴화하고 다른 하나는 계속해서 발달한다. 처음에는 누구나 정관을 비롯해 남성의 내부 생식관이 될 수 있는 울프관뿐만 아니라 나팔관, 자궁, 자궁 경관을 포함한 여성 생식관이 될 수 있는 밀러관을 갖고 태어난다.

밀러관(여성 기관)은 고환으로부터 밀러관을 억제하는 호르몬 신호를 받으면 퇴화한다. 울프관(남성 기관)은 고환에서 다른 신호, 즉 테스토스테론 신호를 받지 않으면 퇴화한다. 여성 생식관은 남성 생식관과 달리 특정한 호르몬 자극이 없어도 발달한다.

내부 생식기관도 흥미로웠지만, 우리 눈에 보이는 외부 생식기가 동일한 초기 기관에서 생성된다는 내용은 더더욱 흥미로웠다. 음경은 기본적으로 커다란 음핵이며, 음낭과 음경 아래로 이어지는 선은 기본적으로 음순이 합쳐진 것이다.

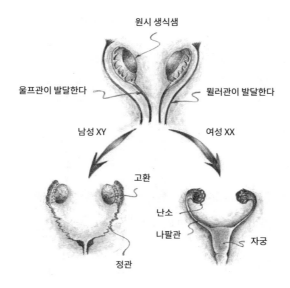

원시 생식샘

울프관이 발달한다

뮐러관이 발달한다

남성 XY

여성 XX

고환

난소

나팔관

자궁

정관

| 내부 생식기관의 분화 |

초기 외부 생식기는 여성의 생식기와 비슷한 모습으로 출발한다. 여기서 남성 생식기가 되려면 여러 변화를 거쳐야 한다. 나는 이 과정을 그림으로 보고 나서 모든 것이 단박에 이해됐다. 아래의 그림 "외부 생식기관의 분화"를 보고 여러분도 내가 느낀 만족감을 경험하면 좋겠다.

테스토스테론과 같은 호르몬은 마치 열쇠와 자물쇠처럼 수용체에 꼭 들어맞고, 온갖 변화에 이르는 "문을 열어준다." 이때 자물쇠가 고장이 난다면 열쇠는 소용이 없다. 제니가 바로 그런 사례다.

9주 차에 접어들면 제니의 발달 과정은 제임스와 같은 일반 남성과 달라지기 시작한다. 제임스의 경우에는 생식기에 있는 작은 돌기와 주름이 음경과 음낭이 된다. 더불어 남성의 내부 생식기관이 되는 울프관이

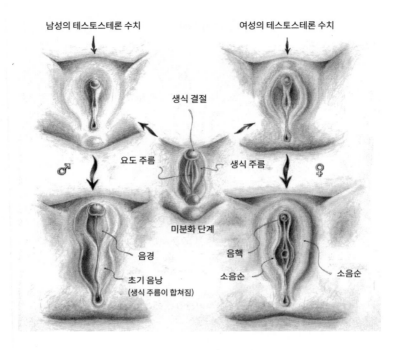

남성의 테스토스테론 수치 　　　　 여성의 테스토스테론 수치

생식 결절

요도 주름 　　　 생식 주름

미분화 단계

음경 　　　　　　 음핵

초기 음낭 　　 소음순 　　　　 소음순
(생식 주름이 합쳐짐)

| 외부 생식기관의 분화 |

발달하고 여성의 내부 생식기관이 되는 뮐러관은 퇴화한다. 일반적인 남성 기관의 발달 경로를 차근차근 밟아나가는 것이다. 제니의 경우에는 생식기에 있는 작은 혹과 주름이 모양을 거의 유지한 채로 커지면서 음핵과 음순이 된다. (일반적으로 여성의 태아가 발달하는 과정에는 성호르몬이 필요하지 않다. 그러나 다음 장에서 설명하겠지만 여성 태아에게서 테스토스테론 수치가 높으면 여성으로 발달하는 과정이 방해받을 수 있다.) 제니는 제임스처럼 고환에서 나오는 뮐러관 억제 호르몬 신호를 받기 때문에 뮐러관이 퇴화했고, 그 영향으로 나팔관이나 자궁이 형성되지 않았다. 하지만 울프관

　　　　　　　　　　　　　　　　　　　　 테스토스테론

도 퇴화했기 때문에 정관이나 전립선도 형성되지 않았다. 일반적으로 질은 자궁과 연결되어 있어야 하지만 이런 질은 길이 끊겨 있다. 그래서 "눈먼 질"이라고 한다.

제임스와 제니의 발달 경로가 서로 상당히 다른 이유는 무엇일까? X 염색체의 수많은 유전자 중에서 작디작은 차이 하나가, 다시 말해 제니의 유전자 30억 개 중 오직 하나가 그 차이를 낳는다.

열쇠는 자물쇠가 필요하다

요리법에는 오자가 몇 개 있다고 해도 그렇게까지 커다란 차이를 낳지 않는다. 우리가 난생처음으로 초콜릿칩 쿠키를 굽는다고 가정해보자. 요리법에 계란이 두 개라고 적혀 있어야 하지만 세 개라고 적혀 있다. 그렇다고 해도 쿠키는 먹을 만하겠지만 이 쿠키로 상을 받지는 못할 것이다. 이런 상황은 유전자에 약간의 변이가 일어나는 것에 견줄 수 있다. 이때 유전자는 어느 정도 작동을 하기는 하겠지만 제 기능을 십분 발휘하지는 못한다.

테스토스테론 수용체(테스토스테론이라는 열쇠로 문을 여는 단백질 자물쇠)는 안도로겐 수용체라고 한다. 이름을 보면 알 수 있듯이, 안드로겐 수용체 자물쇠는 안드로겐 열쇠라면 어느 것을 사용해도 문이 열린다. 테스토스테론이 바로 그 대표적인 열쇠다. 제니의 안드로겐 수용체와 관련된 유전자에는 자그마한 오자가 있었지만, 그로 인한 영향은 '계란 세 개'라고 적힌 것보다 훨씬 크다. 그건 마치 '밀가루flour 두 컵'이 '형석fluor 두

컵'이라고 잘못 적힌 것과 같다. 형석은 불소가 들어 있는 광물이기에 요리에 사용해서는 절대로 안 된다. 만약 잘못된 요리법을 맹목적으로 따른다면 쿠키는 우리가 예상한 대로 구워지지 않을 것이다.

안드로겐 수용체에 일어나는 변이 중에는 계란을 두 개가 아니라 한 개를 넣은 것과 같이 어느 정도는 제 기능을 하는 것도 있다. 이런 종류의 변이는 불완전안드로겐무감응증후군을 일으키며, 그러면 안드로겐과 결합하는 수용체의 기능성은 아주 낮은 상태가 될 수도 있고 완벽에 가까운 상태가 될 수도 있다.[82] 만일 변이가 아주 약한 수준이라면 안드로겐으로 인한 남성화 효과가 대다수 나타나기 때문에 일반적인 남성으로 발달한다. 이와 반대로 변이가 안드로겐 수용체를 거의 불능에 가까운 상태로 만든다면, 이 사람은 제니와 비슷한 상태로 발달한다. 제니의 경우는 변이가 '완전형'이었다. 제니의 몸에서는 안드로겐 수용체가 전혀 작동하지 않기 때문에 테스토스테론 수치가 상승하는 신호, 즉 '이봐! 남성 기관을 발달시켜!'라는 신호를 알아차리지 못한다.

태아기와 사춘기, 성인기에 걸쳐 남성의 남성화를 이끄는 것은 높은 테스토스테론 수치다. 테스토스테론은 유전자의 전사 과정을 상향, 하향 조절할 수 있는 큰 힘을 갖고 있다. 테스토스테론 수치의 변화는 유전자 요리법을 따를지 말지, 따른다면 얼마나 자주 따를지와 관련된 지침을 알려주며, 이를 통해 생애 각 단계에서 각 조직 내의 다양한 단백질 생성 과정을 조절한다.

테스토스테론 수치가 높다는 것은 '남성과 관련된' 유전자가 상향 조절되리라는 점을 알려준다. 성인 여성에게서도 똑같은 체계가 작동하며, 이때 관련 유전자를 상향 조절하는 성호르몬은 주로 에스트로겐과 프로게스테론이다. 성 스테로이드호르몬에 반응하면서 생식기능이나 2차 성징(목소리, 체모, 가슴, 근육 등)과 관련이 있는 유전자는 몇 개밖에 없다.[83]

스테로이드는 탄소 원자 고리 네 개로 이뤄진 유기 화합물의 일종이다. 2장에서 언급했듯, 테스토스테론 및 기타 성호르몬은 '스테로이드호르몬'이다. 지방과 물은 섞이지 않는다. 물에 올리브유 몇 방울을 떨어뜨리면 올리브유는 서로 모여서 자기들만의 층을 이룬다. 하지만 물에 알코올을 약간 넣어주면 알코올은 물에 섞여든다. 일반적으로 호르몬은 올리브유나 알코올과 비슷한 성질을 띤다. 스테로이드호르몬은 올리브유와 비슷한 쪽이다. 이 호르몬은 '지방을 좋아하는 친유성'을 띠기에 지방으로 이뤄진 세포막을 통해 세포 속으로 들어간다. 세포 속으로 들어온 스테로이드호르몬은 그곳에 있는 수용체와 상호작용한다. 반면, 인슐린과 같은 단백질 호르몬은 알코올과 비슷하게 물을 좋아하는 친수성을 띠며 이 때문에 세포 속으로 들어갈 수 없어 세포 밖으로 튀어나온 수용체와 상호작용한다.

세포 속으로 들어간 테스토스테론은 안드로겐 수용체를 찾아 결합한다. 그러면 '호르몬-수용체 복합체'가 생성된다. 이때부터 일련의 과정이 진행된다. 먼저 호르몬-수용체 복합체가 세포핵 속으로 들어가 세포 DNA의 '프로모터 영역'과 만난다. 프로모터 영역의 일부는 안드로겐에 반응하는데, 이렇게 활성화되면 자신이 조절하는 유전자의 전사 과정을 상향 조절한다. (스테로이드호르몬의 작용 과정은 아래 그림을 참조하라.)

여성의 발달 과정은 여러 면에서 남성보다 단순하다. 여성의 신체 기관은 호르몬의 신호 없이 발달하기 때문이다. (제니에게 고환이 있는 이유는 고환의 발달이 테스토스테론이 아니라 Y염색체에 있는 SRY 유전자의 영향을 받기 때문이다.) 음경이 달린 아기를 만들려면 테스토스테론과 안드로겐 수용체의 작용이 필요하다. 하지만 음부가 달린 아기를 만들 때는 에스트로겐이 필요하지 않다. 여기에 필요한 유전자는 테스토스테론의 작용이 없어도 전사된다. 그래서 제니의 외부 생식기는 일반적인 여성의 형태로 발달했다.

　유전자 하나에 조그만 오자가 생기면 제임스와 같은 아이로 태어날 아기가 제니와 같은 아이로 바뀔 수 있다. 제니가 생리를 하지 않는 이유는 제니에게 난소와 자궁이 없기 때문이다. 그런데 성별과 관련된 이 수

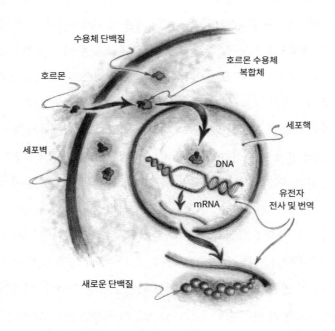

| 스테로이드호르몬의 작용 |

　　　　　　　　　　　　　　　　　　　　　　　테스토스테론

수께끼에는 마지막 퍼즐 조각이 하나 더 남아 있다. 제니는 왜 여자아이의 상태로 머물러 있지 않았을까? 난소가 없는 상태로 어떻게 여성성이 발현되는 사춘기를 거쳤을까? 여성으로 발달하려면 에스트로겐이 다량 분비되어야 하지 않을까?

제니와 사춘기

사춘기에 여성성이 발현되려면 에스트로겐이 필요하며, 이와 더불어 안드로겐의 작용이 아주 낮거나 아예 없어야 한다. 왜냐하면 여성의 경우에는 테스토스테론 수치가 조금만 높아도 여성호르몬인 에스트로겐이 제대로 기능하지 못하기 때문이다. 놀랍게도 제니는 높은 테스토스테론 수치 덕분에 여성성이 온전히 발현되기에 필요한, 얼마 안 되는 에스트로겐을 충분히 갖게 됐다.

지방의 일종인 콜레스테롤은 모든 스테로이드호르몬의 조상이다. 난소와 고환 그리고 기타 스테로이드 생성 분비샘과 세포에는 콜레스테롤을 스테로이드호르몬으로 바꿔주는 효소가 있다. 산속 맑은 호수에서 물줄기가 뻗어나간다고 가정해보자. 그중에는 본류가 있을 것이고 본류에서 갈라져 나오는 지류가 있을 것이다. 물은 아래로 흘러가면서 토양(또는 효소)에 따라 맑은 물에서 약간 짜거나 탁한 물로 바뀐다.

이것을 스테로이드가 생성되는 과정에 견줘본다면, 물을 공급하는 호수는 콜레스테롤로 가득 차 있는 곳이고 각 물줄기는 효소가 기존 스테로이드('전구물질')를 다른 스테로이드로 전환시키는 곳이다. (아래 그림을 참조하길 바란다.) 우리 몸에 있는 각 조직에는 저마다 다른 효소가 있으며, 이들 효소는 특정 전구물질을 다른 스테로이드로 바꾼다.

여기서 중요한 사실은 에스트로겐이 테스토스테론과 같은 남성호르몬으로부터 만들어진다는 점이다. 다시 말해 테스토스테론은 에스트로겐의 전구물질이다. 아로마타제라는 효소는 테스토스테론이나 테스토스테론보다 활동성이 떨어지는 남성호르몬을 여성호르몬으로 바꾼다. 아로마타제는 다양한 조직에서 발견되고 난소와 지방에 비교적 많이 모여 있지만 뼈, 피부, 뇌, 고환에도 존재한다. 여느 효소와 마찬가지로

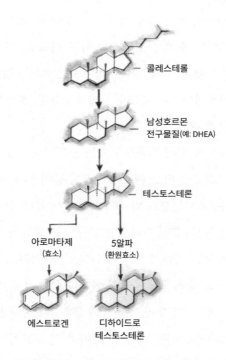

| 남성호르몬과 에스트로겐의 생성 과정을 간략하게 표현한 그림 |

테스토스테론

아로마타제의 수치는 사람에 따라, 조직에 따라, 그리고 삶의 각 단계마다 차이가 난다. 주변에 아로마타제가 많으면 많을수록 테스토스테론이 에스트로겐으로 더 많이 바뀐다. (보디빌더는 이 점에 유의해서 아로마타제의 영향을 받지 않는 특수한 남성호르몬을 복용한다.[84] 막무가내로 테스토스테론 수치를 높이기만 한다면, 상당량의 테스토스테론이 에스트로겐으로 변하기 때문에 원하는 몸매를 얻을 수가 없다.)

제니의 고환에는 에스트로겐을 생성하는 공장이 있었다. 일반적으로 완전안드로겐무감응증후군이 있는 사람은 병원에서 고환을 제거하라는 이야기를 많이 듣는다. 고환이 있으면 암 발병률이 높아지기 때문이다. 하지만 이 증후군이 있는 여성은 고환을 제거하고 나면 여성스러운 외모와 뼈의 강도를 유지하기 위해 여성호르몬제를 복용해야 한다. 제니는 고심 끝에 자기 몸에서 에스트로겐이 자연스럽게 생성되게 하는 편이 좋겠다고 결론 내리고는, 몸속에 있는 고환을 그대로 놔두기로 했다.[85] 고환은 일반적인 사춘기를 맞게 해주었고, 제니는 또래 친구들과 같은 시기에 똑같은 외모 변화를 겪었다. 사실, 제니는 자신에게 다른 여자아이들과 다른 점이 있었다는 이야기를 하면서 아주 즐거워했다. 제니에게는 체모, 체취, 여드름이 없었다. 제니의 테스토스테론은 남성성을 높이는 쪽으로는 작용하지 못했지만, 여성성을 높이는 쪽으로는 아주 원활하게 작용했다.[86]

제니는 자신에게 남다른 면이 있다는 것을 받아들인다. 마음고생과 치료 문제 앞에서 사랑하는 가족과 의료진이 든든한 길잡이자 버팀목이 되어준다는 사실에 감사해하고 있다. 제니는 자신에게 변이가 없었다면 지금과 같은 사람이 되지 못했을 것이라는 걸 알고 있으며, 자신이 건강한 몸을 타고났다는 사실에 행복해한다.

제니 덕분에 나는 완전안드로겐무감응증후군을 더욱 자세히 알게 되었고, 그 점을 무척 고맙게 생각한다. 현재 제니는 자기가 맡은 일을 잘 해내고 있으며, 남편과 함께 가정을 꾸릴 계획이라고 한다.

달팽이와 민달팽이

남자아이들은 무엇으로 만들까?

남자아이들은 무엇으로 만들까?

달팽이와 민달팽이

그리고 강아지 꼬리

남자아이들은 그런 걸로 만들지

여자아이들은 무엇으로 만들까?

여자아이들은 무엇으로 만들까?

설탕과 향신료

그리고 온갖 좋은 것들

여자아이들은 그런 걸로 만들지

제니의 어린 시절은 남들과 달랐다. 성인이 된 제니의 모습으로 미루어보건대 어린 시절 제니는 무리 지어 놀기보다는 단짝 친구와 놀았을 것이고, 레슬링이나 공놀이보다는 소꿉놀이를 좋아했을 것이다. 보통은 여자아이들도 태아기에 테스토스테론에 노출되지만 남자아이들과 비교하면 그 양이 많지는 않다. 이렇듯 여자아이들은 테스토스테론이 많이 작용하지 않기 때문에 민달팽이와 달팽이가 아니라 설탕과 향신료로 만들어졌다고 노래되는 것일까?

올해 열한 살인 내 아들 그리핀은 마당에서 벌레를 파내 연못에 있는 물고기에게 주기를 좋아한다. 친한 친구들과 어울릴 때 가장 좋아하는 놀이는 땅바닥에서 펼치는 레슬링이다. 하지만 그리핀은 단체 운동을 꺼렸고, 마당에서 주운 막대기로 총을 쏘는 시늉을 한 적이 없었으며, 아기들을 좋아하고, 옷을 잘 차려입고, 판지로 집을 지었다. 선입견인지도 모르지만 내가 보기에 그리핀은 또래에 비해 '남자아이다운 면'이 적다. 그래서 그리핀이 자기가 만들어낸 천재적인 악마 플러겐버그 박사가 "슈퍼소시지"라는 천벌로 우주를 파괴하리라는 이야기에 사로잡혀 있을 때 늘 흥미롭다. 일곱 살 무렵부터 그리핀은 이 주제와 관련된 공상을 진지하게 발전시켜나갔다. 폭력적인 전투, 우주 병기, 머리가 여럿이고 눈이 더듬이에 달린 괴물, 외계인, 폭발물로 가득한 장면을 그리면서 많은 시간을 보냈다. 그리핀이 자기가 그린 그림을 자랑스럽게 보여주면서 만족감을 드러낼 때면, 그 사랑스러운 모습과 참혹한 전투 놀이를 만끽하는 모습 사이에서 당혹스럽기도 했다. 두 모습은 도무지 어울리지가 않았다. 하지만 그건 어디까지나 내가 내 관찰 대상과 너무 가까운 사이여서 그런 걸지도 모른다. 그리핀은 남자아이다. 그리핀은 내게 자기 머릿속은 이런 유의 공상으로 가득하다고 말한다.

혹시 나는 성차에 대한 성차별적 관점을 고수하기 위해서 아이에게 실제로는 존재하지도 않는 소년의 특성을 고정관념처럼 덧씌우는 것은 아닐까? 어쩌면 나는 그리핀이 남자아이라는 걸 알기 때문에 아이의 그림을 편향된 시선으로 해석하는 걸지도 모른다. 이건 터무니없는 우려가 아니다. 페미니스트 생물학자 앤 파우스토스털링Anne Fausto-Sterling은 1985년에 《젠더라는 신화Myths of Gender》를 출간했다. 그는 이 책에서 "아기 X의 재방문"이라는 연구를 소개하면서 사람들이 성별이라는 렌즈로 아이들의 행동을 해석하는 경향이 있다는 점을 보여줬다.[87]

> 실험 진행자는 실험에 참여한 한 그룹에게 그들이 데리고 놀 생후 3개월 아기가 남자라고 말했고, 다른 그룹에게는 여자라고 말해주고는 아기의 행동을 관찰해달라고 부탁했다. 그랬더니 모든 참가자가 아기에게서 성적 고정관념과 관련된 행동이 나타난다고 생각했다. 예컨대 자신이 여자아이(사실은 남자아이였다)를 돌봤다고 생각한 한 참가자는 "아이가 다정하며, 여자아이라서 더 많이 웃는다"고 평가했으며, 또 다른 참가자는 여자아이(사실은 남자아이였다)가 일반적인 남자아이보다 "더 즐겁고 살가웠다"고 평가했다.

남자아이와 여자아이 사이에 어느 정도의 차이가 있는지를 판단할 때는 일반적인 상식이나 주관적인 관찰에 의지해서는 안 된다. 다행스럽게도 이 주제는 과학적으로 연구된 사례가 많다.

다음 장에서는 그중에서도 대표적인 연구 사례를 살펴볼 생각이다. 하지만 핵심은 그리핀의 공상 놀이가 남자아이들이 몰입하는 대상을 대표한다는 점이다. 남자아이들은 영웅이 위험을 무릅쓰고 악당에 맞서 우주를 구한다거나 물건이나 집, 행성, 태양계의 파괴를 막는 것과 같이 자신이 승리자로 등장할 수 있는 다양한 전투에 몰입한다(요즘은 이런 주제가 공상이 아니라 비디오게임으로 구현된다). 그렇다면 여자아이들은 주로 어떤 종류의 공상 놀이를 할까? 관계나 사랑이라든가 아니면 결혼이나 양육, 쇼핑, 집안일과 같이 가정사와 관련이 있다. 남자아이와 달리 대다수 여자아이의 놀이는 행성 폭파가 아니라 위험이 사라지고 난 뒤에 다 같이 모여서 안전을 되찾는 과정에 초점을 맞춘다.[88]

아이들의 놀이는 장난감에 영향을 받으며, 장난감은 공상 놀이의 일부다. 장난감 선호도와 관련된 성차는 제법 클 수 있으며 우리의 고정관념대로 나타난다. 남자아이들은 트럭이나 비행기와 같은 교통수단이라든가 총과 같이 전투와 관련된 장난감을 갖고 놀고 싶어 한다. 장난감과 성차와 관련된 연구를 살펴보면 총을 갖고 놀지 못하게 된 남자아이들이 임기응변을 발휘하는 사례가 많다. 내가 접한 재미있는 사례는 다음과 같다. 유치원생 남자아이가 바비 인형을 집어 들고는 그 인형의 머리로 '총을 쏘기' 시작했다. 남자아이들은 전투와 무기를 금지당하는 상황에 거부감을 느끼는 듯하다.[89]

여자아이들은 전투보다 파티를 좋아한다. 그래서 찻잔을 이용해 차 모임을 즐기고 가구와 인형, 동물 인형을 갖고 논다. 여자아이들 역시 자기가 좋아하는 장난감이 없으면 창의성을 발휘할 줄 안다. 제니는 남동생의 트럭 뒷자리를 침대 삼아 아기 인형을 태우고는 잘 자라고 뽀뽀를 해줬다.

남자아이와 여자아이의 놀이에서 가장 두드러지는 차이점은 다른 아이와의 신체적 접촉량이다. 남자아이는 일반적으로 웃고 떠들면서 밀고 밀치고 때린다든가 친구를 넘어뜨리고 바닥을 뒹굴면서 서로가 서로를 제압하는 놀이를 즐긴다.[90] 남자아이들은 이처럼 협동과 경쟁이 필요한 소란스러운 놀이를 즐기며 이런 경향은 미국, 유럽, 아시아와 같은 산업화 국가에서부터 남아메리카 야노마미족, 남아프리카 부시먼, 나미비아와 앙골라의 힘바족에 이르기까지 다양한 문화권에 걸쳐 나타난다.

천성이냐 양육이냐?

남자아이와 여자아이가 놀이 방식과 관심사에서 차이를 보인다는 생각은 논쟁의 여지가 없는 편이며, 이는 대다수 사람이 두 눈으로 확인할 수 있다. (물론 이것은 평균적인 차이다. 여자아이들도 소란스러운 놀이를 좋아하는 경우가 많으며, 반대로 남자아이들 중에 소란스러운 놀이를 싫어하는 경우도 많다. 성별 기대치에서 벗어나는 놀이와, 이와 관련된 성적 지향성과의 관계는 8장에서 더 자세히 다루도록 하겠다.) 하지만 이런 차이를 낳는 원인과 관련해서는 논쟁의 여지가 많다.

태아기의 테스토스테론 수치 차이는 남자아이와 여자아이의 행동 차이를 상당 부분 설명해주지만, 이러한 설명법 말고 다른 설명법도 존재한다. 아기가 태어났을 때 가장 중요한 질문은 '아들이에요? 딸이에요?'다. 이 질문에 대한 답은 첫날부터 아이를 대하는 방식에 영향을 미친다. 우리는 성별에 따라 다른 모습을 기대하는 사회에서 태어난다. 그렇기에 아이들의 행동은 사회적 영향을 크게 받으며, 이렇게 자란 아이는 나중에 자기 아이에게도 똑같은 일이 반복되도록 기여한다. 파우스토스털링은 아이의 성별이 아이를 대하는 방식에 영향을 미치는 모습을 보여주고자 아기 X 실험을 실시한다.[91]

아기 X가 (실제 성별과 상관없이) 남자아이라고 믿는 관찰자들은 아기에게 인형보다는 축구공을 훨씬 더 많이 건넸다. 남성 관찰자는 자신이 여자아이라고 생각한 아기에게는 축구공을 일절 건네지 않았다.

이 대안 가설에 따르면, 남자아이라고 해서 바느질보다 축구를, 인형보다 트럭을 선호하는 뇌를 타고나지는 않는다. 이런 성향은 부모나 보호자가 권장하면서 개발된다.

잠시 제니와 제임스 이야기로 다시 돌아가보자. 제임스는 뭔가 폭발시키는 놀이를 좋아했고, 제니는 뭔가에 옷을 차려 입히는 놀이를 좋아했다. 두 사람의 놀이 세계가 대다수 남자아이와 여자아이처럼 서로 동떨어진 이유는 무엇일까? 한 가지 설명법은 타고나는 뇌의 차이가 아니라 몸의 차이가 원인이며, 이것이 아이들의 사회화에 영향을 미친다는 것이다. 제니와 제임스가 다른 이유는 우리가 아이를 비롯한 모든 사람을 우리가 인식하는 성별에 따라 다르게 대하기 때문이다. 우리는 남자아이는 굳세고 냉정하고 수학이나 블록놀이를 잘하며, 여자아이는 상냥하고 섬세하고 남을 잘 돌보며 외모에 관심이 많으리라고 예상한다. 의도하지는 않았겠지만 우리에게는 사람을 성별에 따라 다르게 대하는 습관이 있다. 그래서 남자아이와 여자아이에게 각각 다른 활동을 권하며, 아이들이 우리의 성별 기대치를 만족시켰을 때는 각기 다른 방식으로 칭찬한다.

사회화 가설은 제니가 인형 놀이를 좋아하고 제임스가 레슬링 놀이를 좋아하는 이유를 설명할 때, 테스토스테론이 제임스의 외모(생식기)를 결정짓는 것이 중요한 역할을 한다고 설명한다. 이 가설에 따르면 테스토스테론은 뇌에 직접적으로 작용해서 행동에 영향을 미치는 것이 아니라, 우리 몸을 통해서 행동에 영향을 미친다. 제니와 제임스가 성별 관념이 뒤바뀐 곳, 즉 여자아이들이 트럭과 레슬링 놀이를 하고 남자아이들이 인형 놀이를 하며 집안 청소를 도우리라고 기대되는 곳에서 태어난다면, 제임스는 청소의 달인이 될 것이고 제니는 트럭 수집광이 될 것이다.

페미니스트 학자들은 테스토스테론이 뇌와 몸을 남성화한다는 주장에 동의하지 않는다. 리베카 조던영은 2010년 도서상을 수상한 책 《브레인 스톰Brain Storm》에서 이렇게 주장했다.[92]

그러한 개념은 서로 반대되는 남녀의 특성과 그 특성을 연결 짓는 법을 이야기하는 오래된 속설을 조금 더 정교하게 다듬은 것이다. 그것은 속설과 마찬가지로 간략한 대답이며 호기심을 죽인다. 더구나 관련 자료는 남성의 뇌와 여성의 뇌를 일반화한 내용에 들어맞지 않는다. (…) 왜 계속해서 관련 자료를 성별과 관련된 이야기에 끼워 맞추려드는 것일까?

이런 내용의 글은 수없이 많다. 지나 리폰은 자신의 책 《젠더드 브레인》의 핵심 메시지를 간결하게 설명한다. "성별로 나뉜 세계는 성별로 나뉜 뇌를 낳을 것이다."[93] 과학 잡지 〈네이처〉는 이 책을 극찬하는 서평에서 "뇌 성차별주의neurosexism"[94]를 달리 생각해봐야 한다고 말한다.

그렇다면 어느 쪽이 옳을까? 남자아이들이 남성적인 행동에 치우치는 이유는 테스토스테론이 남자아이의 뇌에 영향을 미치기 때문일까? 아니면 테스토스테론에 회의적인 사람들의 말마따나 우리 뇌는 성 중립적인 빈 서판에 가까워서 사회의 성별 기준에 따라 분홍색이나 파란색으로 색칠이 되는 것일까?

호르몬과 사회화를 내세우는 두 주장 모두 설득력이 있다 보니 판단을 어떻게 내려야 할지 고민이 될 것이다. 다행히도 여러 연구 사례가 중요한 실마리를 제시해준다.

4장

테스토스테론이
뇌에 미치는 영향

타만

타만은 인도네시아 자카르타에서 자랐다. 그곳은 아이들의 성별 행동에 엄격한 무슬림 사회지만 그 속에서도 타만은 어린 시절을 '말괄량이' 소녀로 보냈다. 전통 복장인 히잡과 기다란 드레스를 덮어쓰고도 밖으로 나가 연을 날리거나 나무를 타며 놀았다.[95]

열두 살 무렵이 되자 타만의 몸에서 조그만 음경 같은 것이 자라기 시작했다. 또래 친구들은 가슴이 발달하고 있었지만 타만의 가슴은 납작한 상태 그대로였다. 이제 타만은 여자가 아니라 남자처럼 보였다. 열네 살이 되었을 때는 목소리가 낮아지면서 울대 쪽이 툭 불거지기 시작했고, 상체가 우람해지고 근육이 붙었다. 열다섯 살이 되면서부터는 여자아이들에게 성적으로 끌리기 시작했고, 배 속에 있던 고환이 가족 모두가 음순이라고 생각했던 부위로 내려왔다. 열여덟 살이 되어 마침내 내분비학과에서 검진을 받았다. 그 결과 타만은 XY염색체 보유자에 테스토스테론 수치가 정상인 건강한 청년으로 드러났다. 사춘기가 올바른 방향으로 진행되었던 것이다.

어린 시절에 사회적으로 학습한 성 역할은 그 자리에 그대로 머물러 있는 것이 아니었다. 타만은 자기 몸에 변화가 나타나면서부터 스스로를 여자아이가 아니라 남자아이로 생각하게 되었다. 이처럼 사춘기를 남다르게 보낸 사람의 사연은 테스토스테론에 대해서 많은 것을 알려준다.

타만은 태아기에 일반적인 남자아이와 똑같이 발달하기 시작했다. 원시 생식샘은 SRY 유전자(Y염색체 성결정 영역)에서 비롯된 단백질의 영향을 받아 고환으로 분화되었다. 고환은 중요한 시기에 들어서면 테스토스테론을 남자아이에게 필요한 수준으로 만들어낸다. 그러나 타만은 제니처럼 고환이 제 기능을 하고, 테스토스테론 수치가 높고, Y염색체를 보유하기는 했지만 자궁 속에서 남성의 생식기를 발달시키지는 못했다. 제니에게서 또래 아이들과 다른 점이 나타난 원인은 안드로겐 수용체를 담당하는 유전자에 있었다. 제니의 이 유전자에는 안드로겐 수용체가 제대로 작동하지 못하게 막는 변이가 있는 탓에 테스토스테론이 수용체와 결합하지 못하고 제 기능을 발휘할 수 없었지만, 타만의 안드로겐 수용체는 제 기능을 완벽하게 수행했다. 그런데도 타만에게서는 남성의 것이 아니라 여성의 것처럼 보이는 외부 생식기가 발달했다.[96]

지난 장에서 나는 남성의 생식기가 테스토스테론의 영향을 받아 발달하며, 제니가 여성의 생식기를 타고난 이유는 제니의 몸이 테스토스테론에 반응할 수 없었기 때문이라고 설명했다. 여기에는 약간의 보충 설명이 필요하다. 태아는 미분화 상태의 초기 생식 조직 속의 안드로겐 수용체가 테스토스테론과 더불어 추가 자극을 받아야 음경과 음낭을 형성한다. 추가 자극은 더 강력한 남성호르몬인 디하이드로테스토스테론에서 비롯되며, 이 디하이드로테스토스테론은 테스토스테론에 5알파-환원효소가 작용하여 생성된다.[97] 에스트로겐 역시 테스토스테론에 아마로타제 효소가 작용하여 생성된다는 점을 기억하자.

디하이드로테스토스테론 '열쇠'는 테스토스테론과 마찬가지로 안드로겐 수용체 자물쇠에 들어맞지만 열쇠가 더 부드럽게 돌아가고 자물쇠에 더 오래 머문다. 이 같은 추가 작용은 특정 유전자가 단백질로 더 많이 전사되고 번역되도록 이끈다. 자궁 속에서 디하이드로테스토스테론에 노출되지 않으면 외부 생식기가 상당 부분 여성의 생식기처럼 발달하지만, 내부 생식기(전립선은 제외, 전립선도 디하이드로테스토스테론이 있어야 발달한다)는 일반적인 남성의 생식기로 발달한다.

이제는 타만에게 무슨 일이 벌어졌는지 짐작이 갈 것이다. 타만의 몸은 5알파-환원효소결핍증 때문에 테스토스테론을 디하이드로테스토스테론으로 바꾸지 못했다(5알파-환원효소결핍증에 대해서는 아래에 그림으로 설명해놓았다). 타만은 제니가 안드로겐 수용체 단백질을 암호화하는 유전자에 변이가 있었던 것과 마찬가지로, 5알파 환원효소 단백질을 암호화하는 유전자에 변이가 있었다. 테스토스테론 수치가 높아도 5알파-환원효소가 없으면, 타만의 몸은 태아기에 남성의 생식기를 발달시킬 만큼의 디하이드로테스토스테론을 생성하지 못한다. 하지만 사춘기 들어 생식기가 남성화되기 위해 디하이드로테스토스테론 수치가 꼭 높아야 하는 것은 아니다. 테스토스테론 수치가 높은 것만으로도 같은 효과가 나타날 수 있으며, 타만이 10대에 들어 음경이 발달하고 고환이 아래로 내려온 이유는 바로 이 때문이다.[98]

나는 지난 장을 마무리하면서 테스토스테론이 태아의 뇌에 영향을 미쳐 남자아이들이 남성적인 행동을 하게 되는 것은 아닐까 하고 의문을 제기했다. 이 질문은 대답하기가 쉽지 않다. 테스토스테론 수치가 높은 태아는 일반적으로 남성의 생식기를 타고나기 때문에 남자아이로 대접받으며 남성으로 사회화될 가능성이 높기 때문이다. 테스토스테론이 남성적인 행동을 이끌어내는 과정이 뇌를 통해 직접적으로 일어나는지 아니면 몸을 통해 간접적으로 나타나는지, 또는 둘 다인지는 어떻게 알 수 있을까?

만일 우리가 어떻게든 태아의 뇌에 테스토스테론을 다량 주입할 수 있고 그런 아기들이 여자아이처럼 보이게 태어나준다면, 이 문제를 푸

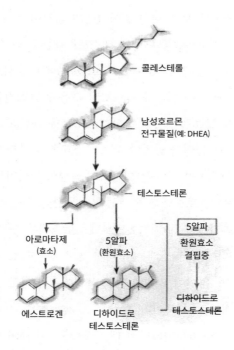

| 5알파-환원효소결핍증이 일어나는 경로 |

테스토스테론

는 데 도움이 될 것이다. 이 아기들은 남들처럼 여성으로 사회화되는 과
정을 거칠 것이다. 그리고 테스토스테론이 뇌에 직접적으로 영향을 미치
지 않는다면, 대체로 여성처럼 행동하도록 자랄 것이다. 반면 이 아기들
이 선머슴처럼 뛰어노는 모습을 보인다면, 그것은 태아기의 높은 테스토
스테론 수치가 나중에 남성적인 행동을 유발하게 된다는 증거가 될 수
있다. 앞서 살펴봤듯이, 우리는 윤리위원회를 거쳐 이런 실험을 진행하려
할 필요가 없다. 타만처럼 선천적으로 이런 경험을 한 사람들이 있기 때
문이다.

물론 한 사람을 연구한 자료를 바탕으로 성급하게 일반화해서는 안
된다. 어쩌면 타만의 선머슴 같은 행동은 그저 타만이 타고난 기질 탓인
지도 모른다. 아니면 부모님의 기억이 편향되어, 어린 딸이 청년으로 변
하는 황당한 사건 앞에서 자기들도 모르게 타만이 어린 시절에 보였던
남성적 행동을 과장했을지도 모른다. 하지만 타만과 똑같은 경험을 한
많은 사람을 대상으로 면밀하게 연구를 진행해본 결과, 남자아이와 여자
아이의 뇌는 성 중립적인 빈 서판이 아닌 것이 명백하게 드러났다.

게베도세즈

1970년대 초, 뉴욕의 코넬 의대 소속 내분비학자 줄리앤 임페라토맥긴리
Julianne Imperato-McGinley는 도미니카공화국의 '여자아이들'이 사춘기 들어
남자가 되었다는 이야기를 들었다. 맥긴리와 연구팀은 이들을 만나기 위
해 도로라고는 비포장길밖에 없는 외딴 마을로 걸어서 들어갔다.

맥긴리는 두 마을에서 해당 증상을 경험한 32명을 조사했다. 맥긴리의 연구에 따르면, 32명 중 19명이 "확실히 여자아이로 길러졌다." 도미니카공화국 역시 타만이 자라난 무슬림 사회와 마찬가지로 성별 역할에 비교적 엄격했다. 아이들이 일고여덟 살이 될 무렵이면 남자아이와 여자아이에게 기대하는 바가 극명하게 갈렸고, 그들은 성별이 같은 친구하고만 어울렸다. 맥긴리의 보고에 따르면, 남자아이들은 "뛰어놀" 자유가 더 많았고 아버지를 도와 파종과 수확 같은 농사일을 거들어야 했다.[99] 여자아이들은 어머니를 도와 요리와 청소를 하고, 물을 길어 오고, 농사일을 하는 아버지와 남자아이들에게 음식을 날라줘야 했다. 제법 자란 남자아이들과 젊은 남자들이 닭싸움장과 동네 술집에 드나드는 것과 달리, 비슷한 연령대의 여성들은 주로 친척 여성들과 집에서 동생들을 돌봤다.[100]

동네 사람들은 여자아이였다가 남자로 성장하는 이들을 게베도세즈Guevedoces라고 불렀는데, 이 말은 '12세에 생긴 음경' 또는 '12세에 생긴 고환'이라는 뜻이다. (마시헴브라스Machihembras라고도 부르며, 이 말은 '여자였다가 남자가 되었다'라는 뜻이다.) 게베도세즈는 타만과 비슷한 사례다. 이들은 7세부터 12세까지 여자아이로 살다가 어느 순간 자신이 어딘가 남들과 다르다는 점을 깨닫기 시작한다. 또래 친구들은 가슴이 발달하기 시작하지만 게베도세즈는 그렇지 않았다. 대신 고환이 나타나고 '음핵'이 조그만 음경으로 자라기 시작했다. 그들 중 17명이 사춘기나 사춘기 이후 여자에서 남자로 살아갔으며, 여자에게 성적으로 관심을 갖기 시작했다. 맥긴리는 후속 논문에서 사춘기 시절의 변화가 성정체성 확립에 중요하다는 점을 지적하며, 앞으로 사람들에게서 따가운 시선을 받게 될 것인데도 불구하고 이 같은 성별 변화가 나타났다고 설명했다.

자신에게 남자 같은 면이 있다는 자각은 사춘기 들어 몸에 근육이 붙고 체형이 남성형으로 발달하는 것과 더불어 아침에 성기가 발기하고 저녁에 몽정을 하면서 점점 더 강해졌다. 결국 그들은 자신의 성 역할을 여성에서 남성으로 바꿨으며 이러한 변화는 의사 개입과는 무관하게, 그리고 사람들이 놀리고 괴롭히리라는 두려움이 있었음에도 나타났다. 그중 몇몇은 자기 몸을 스스로 지켜낼 수 있으리라는 확신이 들 때까지 기다리기도 했다.[101]

맥긴리의 선구적 연구 덕분에 터키, 멕시코, 브라질, 파푸아뉴기니에서도 5알파-환원효소결핍증이 있는 사람들이 발견됐다. 이들에게는 몇 가지 공통점이 있었다. 비교적 고립된 환경에서 살았고, 성 역할이 대체로 일반적 기준에서 벗어나 있었으며, 친족상간으로 인해 희귀 유전자 질환이 퍼질 확률이 높았다. 게다가 그들의 고립 생활은 그러한 질환이 발견되고 치료되지 않는 채로 있을 가능성을 높였다. 일부 외딴 지역에서는 5알파-환원효소결핍증이 놀라울 정도로 많았다. 하지만 사춘기 이후 여성에서 남성으로 성별을 바꾸는 일은 결코 저절로 일어나지 않으며, 많은 사람을 대상으로 대규모 조사를 실시해보면 사춘기 이후 성별을 바꾼 사람은 대략 60퍼센트였다. 그러나 이 수치는 문화권에 따라 달라서 17퍼센트에 불과한 경우도 있었다.[102] (물론 남성으로 살아가지 않기로 한 사람이라고 해도 자신에게 남성적인 면이 있음을 자각할 것이다.)

맥긴리는 게베도세즈의 유년기 행동을 명확하게 기록해두지는 않았지만, 연구 대상자 중 사춘기 들어 남성성이 고스란히 드러나기 훨씬 전부터 남성정체성이 발달하는 사람이 있다고 언급하고 있다.[103] 다른 자료들을 찾아봐도 타만의 선머슴 기질은 이상한 것이 아니었다. 한 영화 제작진도 2015년에 도미니카공화국의 게베도세즈를 찾아갔다가 비슷한 상황을 목격했다. 그들은 예전에 펠리시타라고 알려져 있다가 조니가 된 인물을 인터뷰했다. 조니는 학교에 갈 때 빨간 드레스를 입기를 거부했고, 부모님이 사준 여아용 장난감을 거들떠보지도 않았다. 대신 남자아이들과 공놀이를 했다. 제작진은 일곱 살 난 칼라의 이야기도 촬영했는데, 칼라는 카를로스로 변해가고 있는 중이었다. 칼라의 어머니는 이 같은 변화가 놀랍지 않다고 설명했다.

> 칼라는 다섯 살이 되면서부터는 남자 친구만 보면 싸우고 싶어 했어요. 근육과 흉부도 발달하기 시작했고요. 보다시피 칼라는 이제 남자아이가 되어가고 있어요. 나는 그래도 칼라를 사랑해요. 칼라가 남자아이든 여자아이든 그런 건 아무 상관도 없어요.[104]

"무책임한 과학과 그릇된 논리"

1974년, 맥긴리는 자신이 발견한 내용을 명망 높은 잡지 〈사이언스〉에 기고했다. 5알파-환원효소결핍증과 관련된 유전자 및 효소를 처음으로 밝혀낸 맥긴리의 논문은 약 1500번에 걸쳐 인용되었다.[105] 5년 후인 1979년, 맥긴리는 후속 논문을 써서 이번에는 〈뉴잉글랜드 의학 저널〉에 실었다. 남성적 성정체성을 발달시키는 5알파-환원효소결핍증과 기타 간성 조건이 미치는 영향을 살펴본 것이었다. 그는 자신의 연구 자료가 "뇌가 태아기, 출생 초기, 사춘기에 테스토스테론에 노출되는 것이 양육 방식보다 남성적인 성정체성을 결정하는 과정에 더 큰 영향을 미친다"는 점을 보여준다고 믿었다. 맥긴리의 주장에 따르면 "동물에게서 안드로겐에 의해 뇌의 형태와 기능에 성차가 나타나는 현상은 행동상의 차이와 더불어 연구가 잘되어 있다."[106] 설치류가 바로 그런 사례에 해당된다. 그리고 사람 역시 그런 부류에 속한다.

맥긴리의 주장에 모두가 동의한 것은 아니었다. 저명한 페미니스트 과학자인 루스 블레이어Ruth Bleier는 〈뉴잉글랜드 의학 저널〉에 몹시 날이 선 항의 편지를 보냈다. 블레이어는 맥긴리의 주장에 "과학적 객관성"이 결여되어 있다면서, "설치류 연구" 모형이 인간과 영장류에게는 적합하지 않다는 증거에도 불구하고 그들의 행동 해석 과정에 무리하게 적용되고 있다고 비판했다.

블레이어는 심각한 우려를 드러내면서 편지를 마무리 지었다.

내가 두려운 점은 이 연구가 추측이나 잘못된 논리, 제한적인 해석[107]이 담긴 다른 연구들처럼 일부 과학자나 사회학자, 심리학자 등에게 뇌가 남성호르몬의 유무에 따라 불가역적으로 형성된다는 증거로 받아들여지는 것이다. 마치 남성호르몬이 우리의 성정체성뿐 아니라 우리의 운명까지도 결정짓는다는 주장처럼 말이다.

블레이어는 1984년에 출간한 저서 《과학과 성: 생물학은 여성을 제대로 바라보고 있는가Science and Gender: A Critique of Biology and Its Theories on Women》를 다시 언급하면서, 자신의 우려가 이미 현실로 나타났다고 주장했다. 맥긴리의 주장처럼 일부 성차를 제각기 다른 호르몬에 노출된 결과로 보는 무책임한 과학이 "여성의 지위를 종속적인 상태"[108]로 몰아가는 데 이용되고 있다는 것이다.

설치류의 짝짓기

앞서 블레이어가 무리하게 적용했다고 비판한 "설치류 연구"를 자세히 살펴보자. 가장 먼저 살펴볼 동물은 쥐다. 여느 암컷 포유류처럼 암컷 쥐도 발정기가 찾아와 임신을 할 수 있을 때만 짝짓기에 관심을 보인다. 그리고 수컷이 암컷에게 성적으로 가장 관심을 많이 보이는 시기도 바로 이때다. 발정기 동안에는 암컷이 짝짓기를 요청하는 쪽이 되며, 암컷은 수컷의 관심을 끄는 법을 알고 있다. 암컷은 짝짓기를 원하면서도 수컷과 밀고 당기기를 한다. 이 과정에서 암컷과 수컷은 상대방에 대한 정보를 얻는다. 암컷이 제대로 된 행동을 보인다면, 그것은 암컷이 건강하고 성숙하고 생식력이 있다는 신호가 된다. 여기에 수컷이 반응을 보인다면, 수컷 역시 자기 나름대로 똑같은 신호를 보내는 것이다. 암컷은 거짓으로 피하는 척하며 교태에 가까운 행동을 하면서 수컷에게 달려들었다가 다시 잽싸게 거리를 벌린다. 수컷이 따라오지 않으면 암컷은 다시 돌아와 수컷이 따라올 때까지 같은 행동을 몇 번 반복하며, 수컷은 암컷의 상태를 더 면밀하게 살피기 위해 암컷의 뒤쪽에서 냄새를 맡는다. 보통 수컷은 암컷이 다가왔다가 물러나는 행동을 보일 때 커다란 매력을 느낀다. 하지만 수컷이 암컷을 뒤쫓지 않는다면 그 암컷에게 관심이 없는 것이며, 그러면 그 암컷과 새끼는 수컷의 유전자를 얻지 못한다. 제아무리 암컷이 짝짓기를 원한다 해도 수컷이 어느 정도 합을 맞춰줘야 한다.[109]

일반적으로 암컷의 질 입구는 땅 쪽을 향한다. 암컷이 원치 않을 때 수컷이 짝짓기를 하려들면, 암컷은 수컷에게 발차기를 하거나 깨물면서 거부 의사를 내비친다. 어느 상황에서든 암컷이 자신의 생식기에 접근을 하지 못하게 막으면, 수컷은 짝짓기를 할 수가 없다. 짝짓기는 암컷과 수컷이 서로 적절한 자세를 취해야만 가능하다. 수컷은 뒤쪽에 서서 몸을 구부리고 암컷의 '옆구리'를 붙잡아야 한다. 그래야 암컷이 얌전하게 앞다리를 낮추고 등을 안쪽으로 말아 둔부를 내미는 로도시스lordosis 자세를 취한다. 로도시스 자세는 설치류, 토끼, 고양이, 코끼리를 비롯한 암컷 포유류에게서 공통적으로 나타난다.[110]

수컷은 짝짓기를 막 배워가는 어린 시기에 암컷의 머리나 몸뿐 아니라 다른 수컷의 몸에 올라타려고 한다. 쥐는 이 자세를 정확하게 취할 줄 알아야 한다. 이 자세로 짝짓기를 하지 못하면 새끼 쥐는 태어날 수 없다.

쥐를 비롯한 설치류는 성별을 예측하기가 좋기 때문에 연구 대상으로 적합하다. 설치류는 암컷과 수컷의 짝짓기 행동이 확연하게 다르며, 연구자들은 설치류의 몸 상태와 생활환경을 쉽게 조절할 수 있다. 요즘은 설치류의 유전자를 더하거나 빼거나, 아니면 뇌의 다양한 부위에서 활동이 일어나거나 일어나지 못하게 함으로써, 이것이 설치류의 행동에 어떤 영향을 미치는지 관찰할 수 있다. 설치류를 비롯한 여러 동물 덕분에 우리는 인간에게 적용하기 어려운 가설을 비교적 통제된 환경에서 실험할 수 있었고, 이를 통해 우리의 성적 자아를 더 자세히 이해해볼 기회를 얻었다.

호르몬에 따른 쥐의 행동

1950년대 들어 내분비학이 발전하면서 과학자들은 거세로 잃은 능력을 쉽게 되돌려놓을 수 있게 되었다. 거세된 수컷 동물은 테스토스테론 주사를 맞으면 성욕과 짝짓기 능력이 눈에 띄게 되살아났다. 예컨대 거세된 수컷 쥐는 일반 수컷 쥐라면 거부하지 않을 발정기 암컷 쥐에게 무관심하다. 하지만 이 수컷 쥐는 테스토스테론 수치가 다시 높아지면 발정기 암컷 쥐에게 반응해 짝짓기를 할 수 있다. 이와 유사하게 암컷 쥐는 난소를 떼어내면 에스트로겐과 프로게스테론, 성욕, 그리고 로도시스 자세를 잃는다.[111] 수컷과 암컷 모두 생식샘에서 나오는 호르몬이 번식에 필요한 행동을 부추긴다.[112]

연구자들은 오래도록 설치류에게 양성애 기질이 있다고 여겨왔다. 예를 들어 이따금씩 암컷 쥐가 올라타고 수컷 쥐가 로도시스 자세를 보여주는 때가 있기 때문이다. 그러다 보니 암컷 쥐에게서 수컷의 성행동이 지속적으로 나타나게 하려면 수컷의 성호르몬을 주입하기만 하면 된다고 생각하게 되었다. 하지만 이 방법은 효과가 없었다. 암컷 쥐가 다른 암컷을 올라타는 행동은 테스토스테론을 주입하는 것만으로는 나타나지 않았다.[113] 그렇다면 무엇이 더 필요했을까?

임신한 쥐에게 테스토스테론을 주입하면, 새끼 암컷 쥐가 음경을 달고 태어난다는 사실은 이미 1930년대에 실시한 실험을 통해 입증되었다. 이로써 테스토스테론이 자궁 속에 있는 태아의 생식기를 수컷화한다는 사실이 밝혀졌다. 하지만 테스토스테론이 자궁 속에서 미치는 효과는 수컷의 생식기가 발달하는 것으로 끝나도록 되어 있다.

1950년대에는 대다수 연구자가 로도시스 자세나 올라타는 행위와 같은 생식 행동이 신경 발달 과정상에 미리 프로그램되어 있으며, 이 과정은 호르몬이 아닌 유전자와 초기 경험에 의해 이루어진다고 동의했다. 호르몬의 역할은 성체기의 생식 행동을 이끌어내는 것에 국한되어 있다고 본 것이다. 호르몬이 성체기 이전 단계에서 지대한 역할을 한다는 생각은 진지하게 받아들여지지 않았다. 이런 상황은 1959년 들어 저명한 내분비학자 윌리엄 영William Young이 이끄는 캔자스 의대 연구진의 연구와 함께 변화를 맞이했다.

70년 전에도 이처럼 민감한 주제를 바라보는 연구계의 분위기가 오늘날만큼이나 차가웠던 듯하다. 윌리엄 영의 이야기를 들어보자.

이제껏 호르몬과 생식 행동 간의 관계는 활발하게 연구되지 못했고, 이런 현상은 생물학적, 의학적, 사회적 중요성이라는 이름 아래 정당화되었다. 그 이유는 아마도 생식과 관련된 행위에 오명이 씌워져 있기 때문일 것이다. 우리 연구진 같은 경우 연구물이나 연구 제안서 제목에 성sex이라는 단어를 사용하지 말아달라고 요청받았다. 학술 모임과 세미나에서 이런 자료를 제시하는 것이 적절하다고 생각하느냐는 질문을 받은 적도 있었다. 하지만 우리가 자문을 구했던 여러 분야의 동료들이 준 자극과 더불어, 연구한 퍼즐 조각이 하나의 그림이 되는 순간 맛봤던 만족감 덕분에 이런 장애물을 뛰어넘을 수 있었다.[114]

이 책을 쓰는 동안 걱정이 밀려들 때마다 나는 이 이야기의 마지막

4장 | 테스토스테론이 뇌에 미치는 영향

문구를 되새기면서 힘을 얻었다.

조직화와 활성화

윌리엄 영은 1959년에 논문을 발표하며, 성체의 뇌가 호르몬이 아니라 유전자나 경험에 의해 조직화된다는 통념에 의문을 제기했다.

윌리엄 영은 태아기나 출생 초기의 중요한 시기 동안 테스토스테론이 성체 수컷의 생식 행동을 증진하는 방향으로 신경 발달에 영향을 미치는지를 주제로 실험을 진행하고는 이 내용을 논문에 실었다. 만약 테스토스테론에 뇌를 조직화하는 기능이 있다면, 테스토스테론을 주입받은 암컷 태아는 성체가 되고 나서 다시 테스토스테론을 주입받았을 때 수컷의 생식 행동을 보여야 한다. 초기 발달기에 테스토스테론에 의해 조직화된 뇌 영역이 성체기에 두 번째로 주입받은 테스토스테론에 의해 활성화될 것이기 때문이다.[115]

영과 연구진은 모체의 테스토스테론 수치를 높이는 방법으로 암컷 기니피그 태아에게 테스토스테론을 주입했고, 수컷화된 이 암컷 태아의 성호르몬을 완전하게 통제하기 위해 출생 후에 난소를 제거했다.

자궁 속에서 테스토스테론에 노출된 암컷 기니피그가 음경처럼 생긴 기관을 갖추고 태어난 것을 보면 이 암컷의 생식기는 수컷화된 것이 틀림없었다. 그렇다면 이 암컷의 뇌는 어땠을까? 수컷화된 이 암컷은 성체기에 테스토스테론을 주입하면 수컷처럼 행동하면서 발정이 난 암컷을 타고 오르려 할까? 또는 발정을 일으키는 에스트로겐이나 프로게스테론을 주입하면, 성적으로 매력적인 수컷 앞에서 로도시스 자세로 몸을 구부릴까?

영은 태아기에 수컷화가 이루어진 암컷에게 성체기에 테스토스테론을 주입하면, 이 암컷이 발정 난 암컷을 줄기차게 타오르려 하면서 수컷처럼 행동한다는 것을 발견했다. 하지만 같은 암컷에게 테스토스테론 대신 발정을 일으키는 에스트로겐과 프로게스테론을 주입했을 때는 대체로 성적으로 매력적인 수컷에게 무관심하고 로도시스 자세를 취하지 못했다. 태아기에 남성화가 이뤄진 암컷의 뇌는 성체기에 발정 호르몬의 영향을 받은 일반적인 암컷의 뇌와 다르게 반응한다. (이 암컷에게서 난소가 제거되었다는 사실은 이 일과 아무런 관련이 없다. 난소가 제거되었지만 수컷화가 이뤄지지는 않은 암컷 기니피그는 여성호르몬을 주입하면 로도시스 자세를 취한다.) 태아기에 다량의 테스토스테론에 노출되면서 일반적인 암컷의 생식 행동을 잃어버린 것이다.[116]

행동을 결정짓는 것은 신경계, 즉 뇌와 척수이기 때문에 영은 자궁에서 다량의 테스토스테론을 접한 것이 암컷 기니피그의 뇌를 바꿔놓았다고 결론 내렸다. 만약 암컷의 뇌가 출생 전에 수컷화하지 않은 경우라면, 성체기에 테스토스테론의 영향을 받아 수컷의 행동을 '활성화'시키는 특수 신경계는 나타나지 않는다.[117]

영이 제시한 조직화/활성화 가설은 처음부터 논쟁의 대상이 되었다. 1979년, 루스 블레이어가 "설치류 연구"를 언급하며 맥긴리를 비판할 때도 블레이어의 마음속에는 그런 생각이 분명히 깃들어 있었다. 블레이어는 영이 실시한 연구 내용에 이의를 제기하지는 않았지만 그 대신 "설치류 연구가 인간과 영장류에 적합하지 않다"는 증거가 있다고 주장했다.[118] 블레이어는 아무런 근거를 내놓지 않았지만 어쨌거나 그녀의 주장은 옳지 않았다. 1972년, 영이 제시한 연구 결과는 붉은털원숭이 연구에서도 똑같이 되풀이되어 나타났다.[119] 이후 인간 및 기타 동물에 대한 조직화/활성화 가설을 뒷받침하는 근거는 테스토스테론에 대한 회의적인 시각과 더불어 꾸준히 쌓여가고 있다.

쥐의 놀이 활동

테스토스테론은 사춘기 이전부터 쥐의 행동에 영향을 미친다. 앞으로 살펴보겠지만 사람에게서 나타나는 것과 비슷한 현상이 나타난다. 다들 알다시피 테스토스테론은 생식 호르몬인데, 이 생식 프로그램은 왜 이렇게 일찍부터 작동하기 시작하는 걸까?

일반적으로 쥐와 포유류는 얼핏 보면 쓸모없어 보이는 놀이 활동에 엄청난 시간을 들인다. 달리고 구르는 행위는 먹이 찾기와 같이 실용적인 활동에 쓰거나 휴식을 취하면서 아껴둘 수 있는 소중한 에너지를 낭비하는 습성처럼 보인다. 게다가 작고 미숙하고 즐겁게 뛰어노는 동물은 주변 상황을 제대로 파악하지 못하기 때문에 먹잇감을 찾는 포식자에게는 완벽한 사냥감이다. 그런데도 쥐와 포유류는 왜 그런 행동을 할까?

'그거야 재미있으니까 그러겠지!'라고 생각하는 사람이 있을 것이다. 그 말이 맞다. 이런 설명은 생물학자들이 '근접' 설명이라고 하는 것으로, 특정 기질이나 행동이 나타나는 심리학적 생화학적 사회적 원인을 구체적으로 밝히는 방식이다. 하지만 이것 말고도 놀이 습성을 진화

테스토스테론

로 풀어내는 '궁극' 설명도 있다. 이에 따르면 쥐가 새끼 때 놀이 활동을 하는 이유는 생식과 생존에 필요한 어른의 행동을 익히고 연습하기 위해서다. 이처럼 놀이 활동은 짝짓기 성공률을 높여주기 때문에, 진화의 역사 속에서 놀이 습성은 여러 포유류의 새끼들에게서 두드러지게 나타난다.[120]

척추동물의 경우 짝짓기 경쟁의 성공 여부는 우위 경쟁에 달려 있다. 성체가 발휘해야 하는 먹이 찾기나 포식자 피하기와 같은 우위 경쟁에서 사용하는 기술은, 사춘기 호르몬이 분비된다고 해서 한순간에 짠 하고 생기는 것이 아니다. 어린 시절의 놀이 활동을 통해 발달시켜나가는 것이다. 수컷 성체 쥐들 사이에서는 우세한 개체가 우세한 만큼의 대가를 얻는다. 서열은 더러 격렬한 싸움을 통해 결정되기 때문에, 패자는 순종적인 자세를 취한다. 서열이 높고 싸움에서 이길 수 있는 수컷은 짝짓기를 더 많이 한다.[121] 수컷 쥐는 암컷 쥐보다 공격적이다(암컷 쥐도 새끼를 지켜야 하는 등의 상황에서는 제법 공격적인 모습을 보인다). 이 같은 성차는 진화의 산물이다. 공격성은 진화의 역사 속에서 암컷의 생식 활동보다는 수컷의 생식 활동에 훨씬 더 큰 이득을 안겨주었다.

암컷과 수컷이 유년기에 각각 양육 및 우위 경쟁과 관련된 기술을 습득함으로써 생식 성공률을 극대화하는 종에서는 놀이 활동에 성차가 나타난다고 봐야 한다. 인간은 수컷인 남성이 새끼에게 필요한 것을 가져다준다는 점에서 이례적인 포유류다. 새끼에게 아무것도 가져다주지 못하는 남성조차 생식 활동을 잘할 수 있는데, 그건 어디까지나 그 남성의 경쟁력이 아주 뛰어날 때나 가능한 일이다. 여성 역시 위계 서열을 형성하고 다른 여성과 경쟁을 펼쳐서 이득을 얻지만, 직접적으로 얼굴을 맞대고 공격성을 드러내는 방식은 많이 사용하지 않는다.[122] 따라서 우리는 남성에게는 양육 능력이 없고 여성에게는 우위에 서려는 욕구가 없으리라고 예상해서는 안 된다. 하지만 쥐와 인간 사이에는 커다란 간극이 있음에도 불구하고, 쥐의 놀이 활동에서 나타나는 성차는 남자아이와 여자아이에게서 나타나는 주요 성차를 거울처럼 비춰준다.

인간 남성을 비롯한 대다수 포유류 수컷처럼, 수컷 쥐는 암컷 쥐보다 어린 쥐와 더 많이 논다. 쥐의 놀이 활동을 연구한 한 논문에 따르면, 수컷 쥐에게는 저마다 깨물기, 레슬링, 권투를 하면서 "소란스럽게" 노는 방법이 있다. 이런 모습은 "쥐"와 "앞발"만 빼면 꼭 내 아들이 노는 모습 같다.

> 권투 시합은 쥐 두 마리가 뒷발로 서서 앞발로 서로를 미는 식으로 진행된다. 레슬링 시합은 쥐 두 마리가 함께 엎치락뒤치락하는 식으로 진행된다. 권투나 레슬링 시합을 치르다 보면 한쪽이 다른 한쪽을 꼼짝 못 하게 만들거나 바닥에 깔아뭉개는 상황이 발생한다. 이렇게 상대방을 꼼짝 못 하게 만드는 행위는 청소년 사이에서 우열을 가릴 때 사용하는 방법이다.[123]

실험을 통해 수컷 동물에게 치고받는 놀이를 금지시키면, 이들은 점점 패배자가 되어간다. 싸움 실력이 좋지 않아 쉽게 제압되고 마는 수컷은 서열이 낮고 짝짓기 경쟁에서 두각을 나타내지 못한다.[124]

뒤에서 살펴보겠지만, 사회적 환경은 테스토스테론에 영향을 미친다. 하지만 반대로 테스토스테론도 관계와 사회적 환경에 영향을 미치며,

테스토스테론

이 점은 쥐에게도 똑같이 적용된다. 예를 들어 어미 쥐는 체온 조절과 청결을 위해 새끼를 핥으면서 돌봐주는데, 새끼의 몸속에 있는 테스토스테론의 양은 어미가 새끼를 그렇게 돌봐주는 수준에 영향을 미친다![125] 따라서 어찌 보면 당연하게도 어미는 테스토스테론 수치가 가장 높은 새끼를 가장 많이 핥으며 돌봐주며, 테스토스테론 수치가 가장 낮은 수컷이나 암컷은 보살핌을 가장 적게 받는다. 어미가 새끼들을 제각기 다르게 돌보는 상황은 그들이 성체가 되었을 때 생식 행동에 다시 영향을 미친다. 예컨대 핥으면서 돌봐준 시간이 가장 적은 새끼는 성체가 되었을 때 사정에 이르는 시간이 더 길 뿐만 아니라 다음번 사정을 위한 회복 시간도 더 길었다.[126] 여기서 중요한 교훈은 호르몬이 행동에 간접적으로 영향을 미칠 때가 있다는 점이다. 호르몬이 사회적 환경에 영향을 미치면, 사회적 환경이 다시 행동을 변화시킬 수 있는 것이다.

대다수 포유류의 신경계는 생식계가 발달할 때와 마찬가지로 테스토스테론이 조직화에 지속적으로 미치는 효과에 제한된 시간(종에 따라 출생 전이나 출생 후 또는 출생 전후 모두) 동안만 반응한다. 이처럼 중요한 시기에 테스토스테론 수치가 높지 않으면, 신경계가 수컷화하지 못하면서 사춘기와 성체기에 보여야 할 생식 행동의 표현 빈도가 줄어든다. (혹시나 오해의 소지가 있을까 봐 덧붙이자면, 이런 현상은 사람에게서든 동물에게서든 진화적인 문제이지 도덕적인 문제는 아니다!) 연구자들 입장에서는 다행스럽게도, 쥐의 신경계가 수컷화를 거치는 시기는 출생 후 첫 주다. 사람의 경우에는 이 시기가 임신기이며, 최신 연구 결과에 따르면 출생 후 몇 달도 중요한 시기다.[127]

사람은 다르지 않을까?

인간은 지극히 사회적인 동물이고 인간 사회는 성별에 따라 기대하는 행동 양식이 다르다. 이 때문에 인간은 앞서 설명한 동물 모형에 해당되지 않으며, 아동기 놀이 활동에서 나타나는 성차는 테스토스테론의 초기 영향과 별반 상관이 없다는 반론이 제기될 수 있다. 실제로 설치류 실험은 인간의 성행동에 대한 기본 지식을 넓혀주는 수준에 머물 수밖에 없다. 인간의 행동은 훨씬 다양하고 복잡하다. 아이들은 나무막대를 총이나 광선 검, 인형으로 여길 수도 있고, 아니면 그저 평범하고 오래된 나무 작대기처럼 갖고 놀 수도 있다. 또 친구가 아무리 같이 놀고 싶어 해도 놀지 않기로 결정할 수도 있다. 게다가 어른의 경우에는 동물과 다르게 성생활과 관련해서 선택권을 누릴 수 있다. 우리는 1년 중 아무 때나 다양한 상대와 다양한 체위로 성관계를 할 수 있다. 반면 상대가 제아무리 매력적이고 성적 요구에 선뜻 응해주는 편이라고 해도 성관계를 갖지 않을 수도 있다.

쥐 유전자와 달리 인간 유전자는 다양한 규범과 관행이 얽히고설킨 복잡한 문화 환경의 맥락 속에서 발현되며, 이런 맥락은 우리가 관심을 갖고 살펴보는 놀이 행동에 큰 영향을 미친다. 우리는 겉으로든 속으로든 성별 규범에 순응해야 하는 문화 속에서 살아가고 있다. 그렇기 때문에 사람의 행동 원리에 대해서 명확한 결론을 내리기 위해서는 사람과 관련된 가설을 더 자세히 검증해볼 필요가 있다.

반면, 쥐를 비롯한 여타 동물이 인간의 특성과 관련해서 가르쳐줄 수 있는 점도 많기 때문에 쥐 관련 실험을 무턱대고 무시하는 태도는 바람직하지 않다. 몬트리올의 컨커디어 대학교에서 신경과학 및 심리학을 가르치는 제임스 파우스James Pfaus 교수는 사람과 동물의 생식 활동에 관여하는 신경화학물질과 호르몬을 연구하는 대표적인 과학자다. 오랜 기간 사람과 동물의 성생활에서 나타나는 관계를 연구해온 파우스는, 포유류의 성적 반응에 영향을 미치는 기본 시스템이 포유류가 공통으로 거친 진화 과정 때문에 인간에게도 상당 부분 남아 있다고 지적한다.

> 동물과 인간의 성적 반응에서 공통으로 나타나는 신경화학적·신경해부학적 특성은 생식 행동의 진화가 상당히 높은 수준으로 보존된다는 점과 더불어, 인간의 성적 반응에 대한 동물 모델이 임상 전 도구로 원활하게 활용될 수 있음을 보여준다.[128]

여기서 "임상 전 도구"란 약물이나 수술법과 같은 특정 치료법을 인간이 아닌 동물에게 먼저 적용해보고 그 효과를 평가하는 초기 연구를 말한다. 우리는 돼지 고환 추출물을 팔던 시절로부터 먼 길을 걸어왔다! 쥐와 같은 동물을 대상으로 실험을 실시하지 못했다면, 현대 의학은 존재하지 못했을 것이다.

물론 쥐를 비롯한 동물 실험을 인간에게 지나치게 확대 적용하지 않도록 주의해야 한다. 그렇지만 동물 연구와 사람의 5알파-환원효소결핍증에 대한 연구를 결합했을 때 나오는 전체 그림은 조직화/활성화 가설을 뒷받침한다. 여기서 얻은 근거에 따르면, 특히 놀이 행동에서 나타나는 성차는 출생 이전에 테스토스테론에 노출된 정도에 영향을 받는다. 하지만 5알파-환원효소결핍증이 있는 사람들은 대체로 고립된 환경에 놓여 있기에 이들의 유년기 놀이 행동과 관련된 자료는 많지 않다. 자연스러운 실험을 통해 유년기 시절의 놀이 활동을 유심히 평가해볼 수 있다면 참 좋을 것이다. 실험을 실시할 때는 편향되어 있을지 모르는 부모나 아이의 보고서에 기대지 말아야 하고, 아이들의 놀이 선호도를 상세히 조사해볼 기회가 많아야 한다.

뇌하수체와 필요 이상의 테스토스테론

선천성부신증식증은 신생아 1만 5,000명에 한 명꼴로 발생하는 희귀 유전 질환으로[129] 남녀 모두의 건강과 여자아이의 행동에 지대한 영향을 미친다.[130] 선천성부신증식증이 있는 태아는 테스토스테론 수치가 비정상적으로 높지만, 현대 의학의 도움을 받을 수 있는 곳에서는 출생 직후 이런 호르몬 불균형을 바로잡을 수 있다. (선천성부신증식증은 의학적 치료가 필요하기 때문에 이 책에서는 "질환"이라고 부르도록 하겠다.) 선천성부신증식증이 있는 여자아이는 다른 여자아이들과 달리 태아기에 테스토스테론 수치가 높다(남자아이들 만큼은 아니다). 이런 여자아이는 행동 방식 면에서 다른 여자아이들과 차이를 보이기 때문에, 우리는 이 점을 활용해 뇌 발달 초기에 남성호르몬이 미치는 영향을 연구할 수 있다.[131]

선천성부신증식증은 스테로이드호르몬인 코르티솔 생성에 필요한 효소에 유전 변이가 있을 때 발생한다. 코르티솔은 우리 몸에 에너지를 공급하고 긴급 상황에서 투쟁-도피 반응으로 생명을 지켜주는 중요한 역할을 한다. 코르티솔은 부신의 바깥층인 겉질에서 생성되며, 부신은 콩팥 위에 붙어 있다. 선천성부신증식증을 유발하는 유전자는 여럿이지만, 주로 문제가 되는 것은 스테로이드 생성에 필요한 21-수산화효소 유전자다(선천성부신증식증과 관련된 스테로이드 생성 과정은 아래에 그림으로 설명해놓았다). 21-수산화효소는 스테로이드 전구물질을 코르티솔로 바꿔준다.

혈액 속 코르티솔 양이 부족하면 뇌 속의 뇌하수체가 이를 감지하고는 마치 추운 날씨에 보일러 온도 조절 장치가 작동하듯이 반응한다. 뇌하수체가 부신에게 코르티솔을 더 열심히 생산하라고 신호를 보내면, 부신은 이 신호에 반응해 코르티솔 생성에 필요한 스테로이드 전구물질을 열심히 생산하는 것이다. 이때 필수 효소가 없으면 코르티솔은 생성되지 못한다. 그러면 부신은 스테로이드 전구물질을 모조리 남성호르몬이 생성되는 경로로 보낸다. 그렇게 해서 남성호르몬이 더욱더 많이 생성되어 혈액 속으로 분비된다.

출생 시에 선천성부신증식증을 진단받았다면 코르티솔로 즉시 치료할 수 있다. 코르티솔은 피하수체에서 부신으로 전달되는 신호를 늦춤으로써 부신을 원상태로 진정시킨다. 선천성부신증식증에서 나타나는 높은 수치의 남성호르몬은 남자아이의 외모에는 별 영향을 미치지 않지만 여자아이의 경우에는 그렇지 않다. 여성 태아는 남성 태아와 달리 남성호르몬의 증가에 민감하며, 남성호르몬이 증가하면 그에 따라 생식기의 남성화가 나타난다. 선천성부신증식증이 있는 여자아이에게 노출되는 필요 이상의 테스토스테론 양은 증상의 경중에 따라 다르다. 노출 정도가 비교적 낮은 여자아이는 음핵이 커진 상태로 태어날 수 있으며, 이보다 노출도가 높은 여자아이는 음핵이 음경처럼 보일 수도 있다. 하지

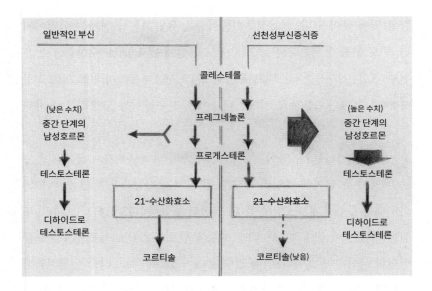

일반적인 부신 / 선천성부신증식증

콜레스테롤

(낮은 수치)
중간 단계의
남성호르몬

프레그네놀론

(높은 수치)
중간 단계의
남성호르몬

테스토스테론

프로게스테론

테스토스테론

디하이드로
테스토스테론

21-수산화효소

21-수산화효소

디하이드로
테스토스테론

코르티솔

코르티솔(낮음)

| 선천성부신증식증 환자의 부신에서 나타나는 스테로이드 생성 과정 |

만 어느 쪽이든 겉보기에는 일반적인 여성과 다름이 없어 여성으로 양육
된다.[132]

여자아이와 남자아이의 놀이 시간

조직화/활성화 가설의 조직화가 사람에게도 적용된다면, 초기 발달기에
남성호르몬 수치가 높은 여자아이 역시 쥐와 원숭이가 그랬듯 남성적 행
동을 많이 보여야 한다.

그렇다면 선천성부신증식증이 있는 여자아이들은 일반적인 남자아

테스토스테론

이들처럼 행동할까? 이 질문에 답하기 전에 먼저 남자아이와 여자아이가 평균적으로 행동 방식에 차이를 보이는지 확인해봐야 한다. 이때 개개인의 일화나 경험담에 기대기보다는 먼저 유명한 연구 사례를 하나 살펴보자.[133] 이 연구 사례는 성별에 따라 아이들이 또래 집단 내에서 어떤 식으로 상호작용하는지를 잘 보여준다.

연구자들은 네 살에서 다섯 살의 유치원생 80명을 동일한 성별끼리 네 명씩 짝을 짓고, 아이들에게 영상 장치를 통해 만화를 볼 수 있다고 얘기해줬다. 그런데 문제가 하나 있었다. 각 그룹에서는 한 번에 단 한 명만 만화를 볼 수 있고, 다른 두 명은 영상 장치를 작동하기 위해 힘을 모아야 했다. 한 명이 크랭크를 돌리는 사이 다른 한 명은 조명 스위치를 누르고 있어야 했다. 마지막 네 번째 아이는 하릴없이 가만히 있어야 했다. 연구자들은 각 그룹에게 지시 사항을 전달하고 아이들끼리 놓아두었다.

실험 과정을 더 즐거워한 쪽은 남자아이들이었다. 서로 먼저 보겠다고 치고받고 다투는 사이에도 웃고 떠들었다. 여자아이들도 영화 시청 시간을 두고 경쟁을 펼치기는 했지만, 사용하는 전술은 남자아이들과 달리 직접적인 면이 덜했다. 여자아이들은 남자아이들보다 "쌀쌀맞게" 명령할 때가 더 많기는 했지만, 시청석이나 크랭크 자리를 다른 아이들에게 양보하는 경향이 더 높았다. 반면 남자아이들은 원하는 자리를 얻기 위해 신체를 접촉을 하는 일이 많았다. 모든 결과를 종합해보면, 남자아이들이 몸을 사용할 때 여자아이들은 말을 사용했다. 남자아이가 친구를 밀고 당기고 때린 횟수는 여자아이보다 여섯 배 더 많았다.

그렇다고 해서 남녀 아이들이 서로 같은 전략을 사용하는 일이 없다는 뜻은 아니다. 그럴 때도 물론 있다. 여자아이가 남자아이만큼 몸을 쓰는 경우도 있었고, 남자아이가 온화하게 말로 설득하는 경우도 있었다. 하지만 연구가 거듭될수록, 남자아이들은 원하는 것을 얻고자 할 때 몸으로 경쟁하는 모습을 훨씬 많이 보였다.[134]

아이들은 두세 살 이전에는 성별에 관심을 기울이지 않고 돌아다닌다. 하지만 자기가 남자인지 여자인지를 구별하는 시기가 되면 자신과 성별이 같은 사람 쪽으로 이끌린다. 대다수 아이의 놀이 친구는 성별이 같으며, 이렇게 성별이 분리되는 현상은 아이가 여덟 살에서 열한 살이 되는 무렵 절정에 이른다.[135] 어린아이들의 경우, 자기가 보기에 재미있는 놀이를 하는 성별에 이끌리며 이 때문에 성별이 분리되는 현상이 느슨하게 나타난다. 하지만 점점 자라면서부터는 무엇을 하든 자신과 동일한 성별과 어울리는 것이 더욱 중요해진다.

여러 아이들이 모래밭에서 서로 밀치고, 떼 지어 웃고, 덤프트럭을 갖고 놀고 있으면, 남자든 여자든 같이 놀고 싶은 아이는 그 무리에 끼어도 된다. 만일 어떤 남자아이가 소꿉놀이를 하면서 아기를 돌보고 옷을 입히고 싶어 한다면, 여자아이들은 그 남자아이를 놀이에 끼워준다. 남자아이들과 여자아이들은 각각 크게 무리 지어 거칠고 활달하게 노는 취향과, 소규모로 대화를 나누면서 소꿉놀이를 즐기는 취향에 따라 성별이 같은 그룹으로 나뉘는 모습을 보인다. 시간이 지나면서 인간관계가 중요해지기 시작하면 주로 남자아이들이 성별을 따진다. 여자아이들은 여자아이의 놀이를 하고 싶어 하는 남자아이에게 문을 열어놓지만, 남자아이들은 성별 울타리를 조이고는 여자아이들을 잘 들여보내주지 않는다. 성별이 섞이는 상황에서는 남자아이들이 여자아이들보다 잃는 것이 더 많다.[136]

테스토스테론

아이들의 놀이에서 나타나는 성차를 보면 어른들 사이에서 명확하게 나타나는 성차의 징조가 엿보인다.[137] 우리는 우리의 어린 시절로부터 공격성, 양육, 위계질서, 그리고 사람과 사물 사이에서의 선호도와 같은 성차의 씨앗을 확인할 수 있다.[138]

선천성부신증식증이 있는 여자아이

선천성부신증식증이 있는 여성 태아의 뇌에 테스토스테론이 추가로 더해지면 정말로 성별에 따른 고유한 행동 양상에 변화가 생길까?

태아기의 높은 테스토스테론 수치가 선천성부신증식증에 미치는 영향을 조사한 연구자들은 놀이 활동에 주목한다. 이것은 놀라운 일이 아니다. 놀이는 아이들이 여가 시간에 즐기는 활동이며, 남자아이와 여자아이의 행동상 차이를 놀이 방식만큼 확연하게 보여주는 것도 없다.

일례로 2005년에 실시한 한 연구에서 연구자들은 나이가 세 살에서 열 살에 이르는 아이를 선천성부신증식증 유무에 따라 두 그룹으로 나누고는 다양한 장난감을 고르라고 해봤다. 아이들은 기존 연구 사례에서 남자 또는 여자가 강하게 선호한 장난감이나, 남녀 모두 똑같이 좋아한 장난감 중 원하는 것을 고를 수 있었다. "여자 장난감"은 화장품 세트, 접시, 옷을 다양하게 입힐 수 있는 인형 등이었고, "남자 장난감"은 나무 블록, 조립식 블록, 총, 공구 세트, 다양한 교통수단 등이었으며, "중립적인" 장난감은 퍼즐, 크레용, 색칠 종이 등이었다.[139] 한 가지 짚고 넘어가자면 아이들에게 제시한 장난감은 우리가 흔히 특정 성별이 좋아하거나 적합하다고 여기는 것들이 아니라, 이전에 실시한 연구에서 실제로 남자 또는 여자가 꾸준하게 선호한 것들이었다.

　선천성부신증식증이 없는 아이들은 우리가 흔히 예상하는 대로 장난감을 골랐다. 남자아이들은 주로 남자 장난감을 갖고 놀았고, 여자아이들은 여자 장난감을 갖고 놀았다. (남는 시간에는 "성 중립적인" 장난감을 갖고 놀았다.) 그런데 여자아이들을 선천성부신증식증이 있는 쪽과 없는 쪽으로 나눠서 비교해보면 흥미로운 결과가 나왔다. 선천성부신증식증이 있는 여자아이들은 주로 남자 장난감을 갖고 놀았다. 이들은 주어진 시간의 21퍼센트 동안에는 여자 장난감을 갖고 놀았고, 44퍼센트 동안에는 남자 장난감을 갖고 놀았다. 반면 선천성부신증식증이 없는 여자아이들은 이와 다른 모습을 보였다. 이들은 주어진 시간의 60퍼센트 동안 여자 장난감을 갖고 놀았고, 남자 장난감은 13퍼센트 동안만 갖고 놀았다. 선천성부신증식증이 없는 남자아이들은 주어진 시간의 70퍼센트 동안 남자 장난감을 갖고 놀았고, 여자 장난감은 6퍼센트 동안만 갖고 놀았다. 놀이 성향에서 선천성부신증식증이 있는 여자아이들은 해당 증상이 없는 여자아이들에 비해 남성화가 훨씬 많이 진행된 모습을 보였다. 연구 결과는 아래에 그림으로 설명해놓았다.

　이러한 결과는 선천성부신증식증과 행동을 두 가지 측면에서 조사한 연구들에서 일반적으로 발견된다. 첫째, 선천성부신증식증이 있는 여자아이들의 놀이 성향은 남성화된다. 둘째, 선천성부신증식증이 있는 여자아이들은 남자아이들과 똑같이 놀지는 않지만 증상이 없는 여자아이들에 비해서는 남자아이들에 가까운 방식으로 논다. 선천성부신증식증이 있는 여자아이들의 놀이 방식은 일반적인 남녀 아이들의 중간쯤이다.

흥미롭게도 선천성부신증식증이 있는 남자아이들의 행동 유형은 해당 증상이 없는 아이들과 비슷하게 나타난다. 테스토스테론 수치 상승이 미치는 영향이 남녀 태아에게서 다르게 나타나는 이유는 "천장 효과" 때문인 듯하다. 즉 남성은 테스토스테론에 노출되는 정도가 일정 수준을 넘으면 그에 따른 효과가 나타나지 않는다. 이것은 테스토스테론이 성인기에 영향을 미치는 방식과 일치한다. 성인기 여성은 테스토스테론 수치가 조금만 변해도 행동과 신체 기능에 크게 영향을 받지만 남성은 그렇지 않다. 이와 관련된 사례는 다음 장에서 테스토스테론이 남녀의 운동

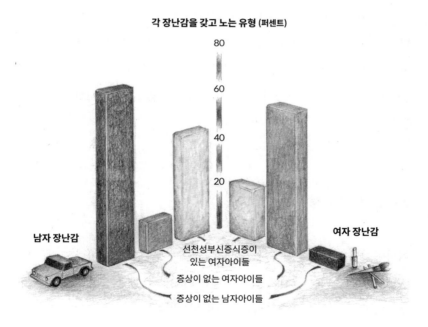

| 선천성부신증식증에서 나타나는 장난감 선호도 |

4장 | 테스토스테론이 뇌에 미치는 영향

능력에 미치는 영향을 다루면서 살펴보도록 하겠다.

1960년대 이후로 선천성부신증식증이 성별 행동 유형에 미치는 영향을 다룬 연구물은 100건 이상 발표되었으며, 이들 연구는 앞서 살펴본 장난감 선호도 연구와 유사한 방식을 따랐다. 연구 결과는 선천성부신증식증이 있는 여자아이의 놀이 행동이 남성화되었음을 명확하게 보여줬다.[140] 즉, 태아기에 남성호르몬 수치가 비교적 높은 여자아이는 남성호르몬 수치가 정상인 여자아이와 비교해보면 남자아이와 비슷하게 논다. 선천성부신증식증이 있는 여자아이들은 나이가 같고 증상이 없는 여자아이들에 비해 거친 놀이를 좋아했고 트럭이나 비행기, 블록과 같은 장난감을 골랐으며 남자아이들과 놀기를 더 좋아했다.

이처럼 행동과 선호도에서 나타나는 성향은 성인기로까지 이어졌다. 선천성부신증식증이 있는 여자아이들은 선생님처럼 사람과 상호작용할 일이 많은 직업보다는 목수처럼 주로 물건을 이용해서 일하는 직업을 선호하는 경향을 보였다.[141] 그리고 증상이 없는 자매들보다 돈을 더 많이 벌었다!

선천성부신증식증과 사회화 가설

여자아이의 선천성부신증식증을 다룬 연구는 출생 전후 다량의 테스토스테론에 노출되는 것이 우리의 신체뿐 아니라 관심사와 선호도, 행동에도 영향을 미친다는 점을 여실히 보여주는 듯하다. 여러분도 짐작하겠지만 이 같은 결론은 커다란 저항을 불러일으킨다. 성차의 원인을 유전자나 테스토스테론이 아니라 사회적 역할에서 찾는 사람들은 책이나 학술 논문 등으로 반론을 제기한다.

'사회화' 가설에 따르면, 선천성부신증식증이 있는 여자아이의 놀이 방식이 남성화되는 이유는 남성호르몬이 뇌에 직접적으로 영향을 미치기 때문이 아니라 주로 간접적으로 영향을 미치기 때문이다. 다시 말해 선천성부신증식증이 그들의 신체와 타인을 대하는 방식에 영향을 준다는 것이다.

선천성부신증식증이 있는 여자아이는 자신의 성별과 생식기, 심신의 건강 상태에 관심이 많으며, 이 때문에 불편감이나 트라우마가 발생할 수 있다. 요즘은 치료법이 바뀌고 있기는 하지만, 예로부터 음핵이 커다랗게 남성화된 여아는 음핵의 크기를 줄이는 '여성화' 수술을 받았다.[142] 혹시 수술을 받지 않으면 누군가가 자신의 생식기를 쿡쿡 찌르면서 성적인 감정이나 행동을 물을 가능성이 높았다. 사회화 가설은 보호자가 선천성부신증식증이 있는 딸에게 남성적 행동을 권장한다고도 주장한다. 이 견해에 따르면, 선천성부신증식증이 있는 여자아이가 또래 여아와 다르게 행동하는 이유는 사회적 영향 때문이다.[143]

실제로 일부 보호자는 남자아이들로 하여금 '계집애 같은' 행동을 하지 못하게 막는다. 남자아이들이 인형이나 화장품 놀이 대신 트럭, 조립 블록, 과학 놀이 세트를 갖고 놀게끔 유도한다. 하지만 여자아이들에 대한 간섭은 조금 더 온화한 방식으로 이뤄져, 여자아이들은 남자아이들보다 놀이 친구나 놀이 방식에 있어 더 자유롭다.[144] 남자아이들이 다른 남자아이가 남녀의 관심사를 넘나드는 모습을 훨씬 더 못마땅하게 여기는 이유는, 여자아이와 관련지어지는 것이 집단 내 지위 상실로 이어지는 탓일지 모른다.

　사회적 영향은 분명 아이들의 놀이 방식을 형성하며, 이때 부모의 역할이 중요한 듯하다. 만약 내가 그리핀에게 인형이나 접시 같은 '여자' 장난감을 사주고 그것을 갖고 놀 때마다 칭찬한다면, 그리핀의 놀이 성향은 인형에게 옷을 입히고 테이블에서 차를 건네는 쪽으로 발달할 것이다. 연구자들은 보호자의 양육 방식이 선천성부신증식증이 있는 여자아이의 놀이 성향을 남성화하는 데 영향을 미치는지 알아보고자 했다. 그래서 아이들을 홀로 또는 부모와 함께 놀이방에 데려다 놓고는, 제각기 다른 조건에서 아이들이 고른 장난감을 기록했다. 선천성부신증식증이 있는 여자아이는 부모가 곁에 있건 없건 여자 장난감보다는 남자 장난감을 더 많이 갖고 놀았다. 더욱이 부모들의 이야기를 들어보면, 그들은 선천성부신증식증이 있는 여자아이에게 여성스러운 모습을 보이도록 권했다고 한다.[145] 결과는 명확하다. 딱하게도 부모는 그렇게까지 큰 영향을 미치지 않는다.

　사회적 영향이 여자아이와 남자아이의 행동을 명확하게 갈라놓는다는 이야기는 직관적으로 보면 옳은 것처럼 보인다. 하지만 이들 연구에 따르면 아이들은 기본적으로 부모의 압력을 크게 의식하지 않고 자기가 하고 싶어 하는 놀이를 한다. 그리고 대다수 아이는 아주 어린 나이에도 성별이 같은 아이들과 똑같은 놀이를 하고 싶어 하는 듯하다.[146] 이 역시 직관적으로 보면 옳은 것처럼 보인다!

　사회적 영향력을 선천성부신증식증이 있는 여자아이의 남다른 행동의 원인으로 보는 견해는 또 다른 반론에 부딪힌다. 산모의 혈중 테스토스테론 수치는 태아가 어느 정도의 테스토스테론에 노출되는지를 대략적으로나마 알려주는 지표다.[147] 산모의 테스토스테론 수치를 활용한 연구 결과는 해석을 할 때 주의가 필요하기는 하지만 선천성부신증식증 연구 결과와 대체로 일치한다. 이들 연구에 따르면 몸이 건강하고 생식기가 정상이며 선천성부신증식증이 없는 여자아이들 중 임신 기간 동안 테스토스테론 수치가 정상 범위 내에서 높은 축에 속한 아이는, 놀이 성향이 남성화되는 경향을 보였다.[148] 만약 이 연구 결과가 옳다면 생식기의 겉모습은 놀이 성향과 아무런 관련이 없다.

어쨌거나 남성화된 여성 생식기라든가 의료진에게서 불쾌한 대접을 받은 경험 등을 가진 여자아이들이 일관되게 남성화된 놀이 성향을 나타내는 이유는 불분명하다. 사회화 가설에 호의적이고 테스토스테론에 비판적인 학자들이 선천성부신증식증이 있는 여자아이들의 사회적 신체적 발달의 복합성에 주목하고 이들 요소가 행동 차이에 어떤 식으로 영향을 미치는지를 살펴본다는 점에서는 옳다. 하지만 아무리 그렇다 해도 사회화 가설은 근거가 빈약하다.

이른 시기의 테스토스테론이 중요하다

쥐, 기니피그, 붉은털원숭이와 같은 포유류로 실험을 해보면 자궁 속에서 다량의 테스토스테론에 노출된 암컷은 수컷에 가까운 행동을 보이고, 테스토스테론에 노출되지 않은 수컷은 암컷에 가까운 행동을 보인다. 사춘기 이전에 가장 영향을 많이 받는 행동은 놀이 방식이다. 테스토스테론에 노출된 암컷은 수컷과 비슷하게 논다. 이것은 진화론으로 보면 지극히 당연하다. 수컷과 암컷은 짝짓기와 관련된 관심사가 다르며, 이 관심사는 유년기의 서로 다른 놀이 방식에 의해 뒷받침된다. 그리고 5알파-환원효소결핍증이나 선천성부신증식증처럼 테스토스테론 수치나 활성도 면에서 남들과 차이가 있는 사람들의 행동을 연구해보면, 사람도 예외가 아니다.

여기서는 과학계에서 이야기하는 절약성 원리가 유용하다. 모든 조건이 똑같을 때는 복잡한 이론이 아니라 단순한 이론을 택해야 한다. 그리스 천문학자 프톨레마이오스는 "주전원周轉圓"이라는 요상하고 복잡한 이론으로 지구 주위를 도는 행성의 움직임을 설명하고자 했다. 하지만 지구와 다른 행성이 태양 주위를 돈다는 이론이 훨씬 단순하다. 어떤 이론이 이겼는지 우리 모두가 잘 알고 있다.

그렇다면 우리는 동물의 경우에는 테스토스테론과 사춘기 행동의 수컷화 사이에 관련성이 있지만 사람은 그렇지 않다고 봐야 할까, 아니면 사람도 동물과 비슷하게 생물학과 진화의 힘에 영향을 받는다고 봐야 할까? 만약 여자아이와 남자아이의 놀이 성향이 다른 이유가 사회적 압력뿐이라면, 우리는 사회적 압력을 통해 남자아이들이 아니라 여자아이들이 소란스럽게 놀도록 만들 수 있을 것이다. 사회화라는 관점에서 보자면, 사회적 압력은 내분비학과 진화론으로 예측할 수 있는 놀이 성향의 차이를 모든 문화권에서 정확하게 재생산해냈으며, 이것은 말로 설명할 수 없을 정도로 놀랍기 짝이 없는 우연의 일치다.

그러므로 이렇게 결론 내릴 수밖에 없을 듯하다. 아무리 봐도 남자아이의 뇌를 남자답게 만드는 것은 테스토스테론이다.[149]

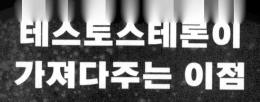

테스토스테론이
가져다주는 이점

"내 이름은 모크가디 캐스터 세메냐예요. 나는 여성이고 빨라요."

남아프리카공화국의 외딴 마을 출신인 캐스터 세메냐Caster Semenya는 2009년 베를린 세계육상선수권대회 800미터 부문에서 금메달을 딴 직후 세계적인 유명 인사가 되었다. 세메냐는 2등보다 2초 먼저 결승선을 통과했다. 세메냐의 달리기 속도는 근육질 몸매와 더불어 의문의 대상이 되었다.

경기 후 기자회견이 열렸다. 보통 기자회견은 메달리스트를 조명하는 시간이지만 세메냐는 기자회견장에 모습을 드러내지 않았다. 그녀의 자리에는 국제육상경기연맹 사무총장인 피에르 바이스Pierre Weiss가 앉아 있었다. 바이스는 세메냐가 '성 감별 검사'를 받아야 한다는 소문이 있다는 사실을 인정했다.

바이스는 선수와 기자단을 안심시키면서 말했다. "하지만 한 가지는 분명합니다. 조사가 끝난 뒤 해당 선수가 여성이 아닌 것으로 드러나면, 오늘 경기 결과는 무효가 될 것입니다."[150]

바이스의 발언 이후 경주에서 진 선수들이 좌절감을 토로했다. 6위를 차지한 이탈리아 선수 엘리사 쿠스마Elisa Cusma는 "그런 선수는 우리와 함께 달려서는 안 돼요. 제가 볼 때 그 선수는 여자가 아니에요. 남자라고요."라며 불만을 표출했다. 러시아 선수 마리야 사비노바Mariya Savinova는 기자에게 "척 보면 모르냐"[151]면서 세메냐가 검사를 통과하지 못할 거라고 말했다. (아이러니하게도 나중에 사비노바가 도핑테스트에서 적발되어 2012년 런던 올림픽에서 딴 금메달을 박탈당했다. 그 금메달은 은메달리스트에게 넘어갔는데, 바로 세메냐였다.[152])

세메냐가 거둔 성공은 그녀의 성별을 둘러싼 선정적인 보도와 의혹이 난무하면서 급격히 빛을 잃었다. 심지어 〈타임〉은 홈페이지에 "이 여성 우승자는 남자인가?"[153]라는 제목의 기사를 싣기도 했다. 이런 유의 기사에는 주로 세메냐가 결승선을 통과한 직후의 사진이 같이 실렸다. 사진 속 세메냐는 팔을 펼친 채 주먹을 꽉 쥐고 있어서 근육질 몸매가 두드러져 보였다.

세메냐의 병력이 떠들썩한 논쟁거리가 된 지 한 달 뒤, 남아프리카공화국의 고급 잡지 〈유You〉 표지에 세메냐의 사진이 실렸다. 세메냐는 완전히 다른 사람처럼 보였다. 기다란 손톱은 보랏빛이었고, 단발머리에는 살짝 웨이브가 들어갔으며, 얼굴에는 곱게 화장이 되어 있었다. 검정 드레스에, 목에는 굵고 기다란 금 목걸이가, 손목에는 금팔찌가 가득했다. 잡지 기사 내용에서도 세메냐의 여성미가 다채롭게 드러나 있었다. 하이힐에 반짝이 옷을 입은 그녀는 행복해 보였다.[154]

세메냐는 자신과 관련된 이야기가 어느 정도 통제되기를 바랐다. 하지만 감수성 훈련을 받아본 적이 없는 듯한 바이스가 끼어들더니 해외 토픽감에 굶주린 기자들에게 그녀의 검사 결과를 전했다. "세메냐는 틀림없이 여성이지만 100퍼센트 여성은 아닌 듯합니다. 따라서 세메냐가 간성에서 오는 이득을 누렸는지 살펴봐야 합니다."[155]

여기서 말하는 이득이란 테스토스테론 수치가 높은 것을 말한다. 국제육상경기연맹은 곧 입장을 내놓았다. 연맹이 세메냐의 테스토스테론 수치를 여성과 경쟁할 수 있는 수준으로 낮추는 문제에 대해서 결론을 내릴 테니 세메냐는 그때까지 기다려야 한다는 내용이었다. 이후 세메냐는 테스토스테론 수치에 변화를 주지 않고도 복귀할 수 있었고, 2018년까지 우수한 성적을 이어갔다. 2018년부터 국제육상경기연맹은 성 발달 차가 있는 선수 관련 새로운 기준을 도입했고[156], 세메냐와 그녀의 지지자들은 이 기준이 세메냐를 겨냥한 것이라고 주장했다.[157] 새로운 기준에 따르면 세메냐는 약물 복용을 통해 테스토스테론 수치를 낮춰야 하며,[158] 그렇지 않으면 여성부 중거리 경기에 참여할 수가 없었다. 연맹은 새로 정한 기준을 옹호하면서, 스포츠를 비롯한 몇몇 분야에서는 "생물학이 성정체성보다 앞서야 한다"[159]고 말했다. 이 책을 쓰는 현재, 세메냐는 테스토스테론 수치를 낮추기를 거부하고 있다. 자신은 여성이며, 선수로 뛰기 위해 타고난 몸을 바꿀 수는 없다고 주장하고 있다.

테스토스테론 수치가 높으면 운동선수에게 유리할까? 베로니카 아이비Veronica Ivy는 트랜스젠더 여성이자 활동가로, 세계사이클대회 여성부에서 두 차례 우승을 차지한 적이 있다. 아이비는 2018년 어느 자전거 잡지 인터뷰에서 테스토스테론 규제가 잘못된 과학에 근거한다고 말했다. "내생성 테스토스테론이 많을수록 (…) 실력이 좋아진다"는 생각은 "미신"이라고 주장한 것이다. (내생성 테스토스테론은 우리 몸에서 생성되는 테스토스테론이며, 외생성 테스토스테론은 주사 등을 통해 외부에서 주입한 테스토스

5장 | 테스토스테론이 가져다주는 이점

테론이다. 우리 몸은 혈액 속에 들어온 두 종류의 테스토스테론을 구분하지 못한다.)[160]

소피아와 샘 그리고 세레나 윌리엄스

이견의 여지가 없이 운동 능력에는 성차가 크게 나타난다. 이런 이야기를 가감 없이 들려줄 만한 적임자로는 그랜드슬램대회에서 일곱 차례 우승한 테니스 선수 존 매켄로를 꼽을 수 있다(매켄로는 직설적이고 불같은 성격으로 유명하다—옮긴이주). 2017년, 미국 공영 라디오와의 인터뷰 자리에서 사회자가 존 매켄로에게 한 가지 질문을 던졌다. 세레나 윌리엄스를 세계 최고의 선수가 아니라 세계 최고의 "여성 선수"라고 하는 이유를 물은 것이다. 매켄로가 대답했다. "그거야 세레나 윌리엄스가 남자 선수들과 겨룬다면 세계 700위 정도 될 것이기 때문이죠." 매켄로는 윌리엄스가 "정말 대단한 선수"이기는 하지만 일류 남자 선수와 겨룰 기회는 얻지 못할 것이라고 반복해서 말했다.[161]

이후 예상대로 매켄로는 성차별주의자로 비난받았고, 윌리엄스는 트위터로 날선 반응을 보였다.[162] 하지만 그런 그녀조차 매켄로의 발언 자체에는 동의하는 뜻을 내비친 적이 있다. 2013년 〈데이비드 레터맨 쇼〉에 출연한 윌리엄스는 사회자에게서 일류 남성 선수와 겨루면 결과가 어떻게 나오겠냐는 질문을 받았다. 윌리엄스는 자신이 세계 1위 선수인 앤디 머리와 맞붙으면 처참하게 패배할 것이라고 설명했다.

앤디 머리가 저한테 자기랑 시합 한번 하자고 농담을 걸어올 때가 있어요. 그러면 저는 이렇게 대답하죠. "앤디, 지금 장난해요?" 제가 볼 때 여자 테니스와 남자 테니스는 완전히 다른 종목이에요. 만약 제가 앤디 머리와 시합을 한다면 6분이나 10분 안에 6 대 0, 6 대 0으로 질 거예요. 정말이에요. 그건 완전히 다른 경기니까요. 남자는 여자보다 빠르고 서브가 강한 데다 공을 훨씬 세게 치기 때문에 경기 양상이 완전히 달라요. 저는 여자 테니스 경기가 좋아요. 그래서 여자 선수들하고만 시합을 하고 싶어요. 난처한 상황에 빠지고 싶지 않거든요.[163]

이번 장에서는 앤디 머리가 세레나 윌리엄스와 시합을 하고 싶어 하는 이유를 살펴볼 것이다. 그러자면 성별에 따른 테스토스테론 수치 차이가 대다수 종목에서 남녀 간의 현격한 실력 차이에 어떤 식으로 영향을 미치는지를 살펴봐야 한다. 이번 장에서는 여성이라는 틀 내에서 경쟁할 수 있는 사람이 누구인지에 대해서는 비중 있게 다루지 않을 것이다. 대신 그와 관련된 질문에 답을 제시해줄 이론은 깊이 다뤄보려 한다. 특히 테스토스테론이 운동 능력 향상을 불러오는 이유가 무엇인지 살펴보려 한다.

그럼 남녀 간의 운동 능력이 엇비슷한 시기인 유년기에서부터 시작해보자.

먼저 소피아와 샘이라는 이란성 쌍둥이가 있다고 가정해보자. 두 사람은 평범하다. 초등학생 시절에 소피아는 수학과 여자아이들과의 수다, 어린이 야구, 엄마와 빵 굽기를 좋아했다. 샘은 만화 그리기, 피아노 연주,

남자아이들과의 레슬링을 즐겼다. 소피아와 샘은 평범하기 짝이 없는 아이들이었지만 한 가지 면에서는 남달랐다. 나이가 들어가면서 운동을 할 때면 서로가 서로를 이기려고 안간힘을 썼다. 여섯 살 때는 30미터 달리기로 경쟁했다. 열 살 때는 1,600미터 달리기와 25미터 자유형 수영, 투창으로 경쟁했다. 질풍노도의 시기로 접어들면서는 운동에 더욱 열을 올렸고, 20대가 된 지금은 함께 마라톤과 장대높이뛰기, 역도를 하고 있다. 두 사람 중에 누가 실력이 더 좋을지는 안 봐도 뻔하다.

하지만 열 살 때까지는 어느 운동을 하든 소피아와 샘의 실력은 고만고만했다. 그러다가 열두 살이 되어 사춘기에 접어들자 샘이 앞서 나가기 시작했다. 열다섯 살이 되자 샘이 소피아보다 30미터 달리기에서 4초 이상 빨랐다. 샘은 투창에서도 훨씬 먼 거리를 더 정확하게 던졌다. 투창은 실력 차가 크게 나타났다.[164] 한 연구자의 말을 인용하면 "열다섯 살이 되면 대다수 남자아이가 웬만한 여자아이보다 잘 던진다."[165] 소피아가 유리한 종목은 장거리 수영 정도밖에 없었다.[166]

성별에 따른 운동 능력의 차이

서른 살 때 마라톤 대회에 나간 적이 있다. 완주까지 네 시간이 걸렸고, 서른 살 여자치고는 꽤 괜찮은 기록이었다. 마흔 살에도 마라톤 대회에 나가 네 시간 만에 완주했다. 10년이라는 세월을 감안하면 더 좋은 기록이었다. 쉰 살이 되었을 때도 마라톤 대회에 나갈 생각이어서 예전과 같은 속도로 즐겁게 달리며 꾸준히 연습해왔다. 지금도 그 마음에는 변함

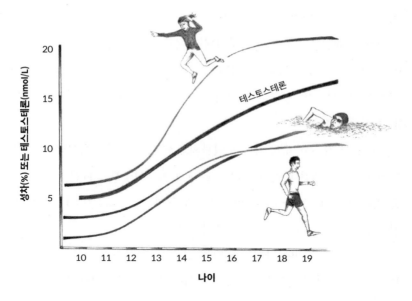

| 사춘기 남녀의 성별에 따른 테스토스테론 수치와 운동 능력 차이(점프, 수영, 달리기)[167] |

이 없다. 단 25킬로미터 구간 이전까지만 그렇다. 이곳저곳에 탈이 나기 시작했기 때문이다. 그래도 나는 밀어붙였고, 그건 대체로 좋은 생각이 아니었다. 연습을 고집하다 부상이 쌓이면서 달리기를 아예 못하게 되고 말았다. 예전에는 이런 일이 한 번도 없었다. 쉰 살이 된 지금은 왜 이리도 몸을 조심해서 써야 하는 신세가 되었을까?

쉰 살이 되면 몸 관리를 아무리 잘한다 해도 서른 살이나 마흔 살 때와는 다르기 때문이다. 여러 운동 종목에서 나이나 몸무게로 시합을 따로 여는 이유는 선수들에게 성공할 기회를 현실적으로 부여하기 위해서다. 운동 능력은 사용 가능한 팔다리의 개수, 시력, 정보 처리 능력, 근육 조절 능력 등에 따라 천차만별이다. 바로 이런 이유로 패럴림픽이 따로 존재한다. 패럴림픽은 신체나 정신에 장애가 있는 사람들이 공평한 조건에서 경쟁할 수 있는 무대다. 하지만 대다수 엘리트 스포츠에서 선수 분류의 가장 기본적인 기준은 성별이다. 최근까지도 성별은 논란의 여지가 없는 기준이었다.

여성이 기록한 세계 기록은 일관되게 남자 선수의 기록보다 10퍼센트가 낮다.[168] 예컨대 여자 마라톤은 세계 기록이 2시간 14분인데, 이것은 케냐의 남자 마라톤 선수 엘리우드 킵초게Eliud Kipchoge가 서른세 살에 기록한 2시간 2분과 비교하면 12분이 느리다.

성별 운동 능력에 차이가 있다는 말은 남자 선수가 일류 여자 선수보다 실력이 뛰어난 종목이 많다는 뜻이다. 2019년에 국제육상경기연맹이 100미터 경기를 주최했을 때 남자 선수의 3분의 1인 250명이 여자 선수의 최고 기록보다 빨랐다.[169] 성별을 나누지 않는다면 남성이 경기에서 우승하는 정도에서 그치는 것이 아니라 여성은 예선조차 통과하지 못할 것이다.

세계사이클대회 여성부 우승자인 베로니카 아이비는 이 문제를 낙관적으로 바라본다. "대다수 엘리트 스포츠에서는 남녀 간 실력 차가 줄고 있어요. 남자 선수들도 실력이 발전하며 신기록을 세워나가고 있지만, 여자 선수가 신기록을 세우는 속도가 더 빨라요. 격차가 줄어드는 거죠. 지금 격차가 벌어져 있다고 해서 그 격차가 영원하리라는 법은 없어요."[170]

아이비는 여기서 오류를 범했다. 근거가 무엇이든 격차는 줄어들고 있지 않다. 1972년에 타이틀9 법(미국에서 연방 기금을 받는 교육기관의 성차

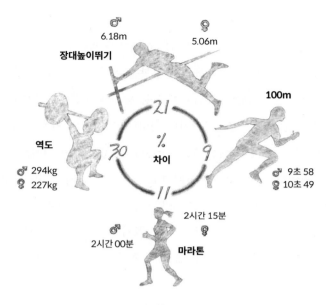

| 세계 기록에서 나타나는 성차 |

별을 금지하는 법)이 시행된 뒤로 여성의 실력이 실제로 남성에 비해 향상
되기는 했지만 그 효과는 10년 동안만 지속되었다. 1972년에서 1980년까
지 올림픽 기록 간의 격차가 달리기에서는 17퍼센트에서 13퍼센트로, 수
영에서는 13퍼센트에서 11퍼센트로 줄었다.[171] 하지만 지난 40년 동안에
는 변화가 없었다.[172]

테스토스테론에 회의적인 사람 중에는 여성이 연습을 충분히 하지
않기 때문에 실력이 뒤처진다고 보는 부류가 있다. 2018년, BBC 라디오
방송 〈우먼스 아워Woman's Hour〉는 트랜스젠더의 경기 참여를 방송 주제로
다뤘다. 트랜스젠더 여성이 여성부 경기에 참여할 자격이 있는지를 다루

는 자리였다(남자로 태어났지만 스스로를 여성으로 생각하는 사람들에 대해서는 9장에서 다룰 예정이다). 출연자 중에는 심리학자 베스 존스Beth Jones가 있었는데, 테스토스테론이 운동 능력에 영향을 미치지 않는다고 보는 입장이었다. "과학적으로 테스토스테론이 운동 능력에 직접적으로 영향을 준다는 근거는 없어요." 존스는 "시간이 지나면" 남자 선수와 여자 선수를 구별하지 않는 날이 올 것이라고 주장했다. 그렇게 되면 엘리트 경기에는 여자가 참여하지 못하는 게 아니냐고 사회자가 묻자 그녀는 대답했다. "여성들은 다른 여성에 맞서서 경쟁을 펼쳐야 한다는 생각 때문에 심리적으로 자신의 능력에 제약을 가하고 있어요. 나중에 남자와 경쟁을 한다는 생각이 들면, 자기 능력을 높여서 그 수준에 맞게 경쟁을 펼칠 거예요."[173]

일부 학자들이 대다수 내분비학자나 스포츠 의학자가 확신하는 것들을 인정하지 않으려 하는 이유는 뭘까? 어쩌면 우리가 테스토스테론을 잘못 이해하고 있다는 그들의 말이 사실이어서, 테스토스테론의 힘이 부풀려져 있을지도 모른다. 그리고 세상에는 엉터리 과학이 참 많다.

미끼 상술

테스토스테론 회의론자들의 일부 주장은 수준 높은 내분비 연구를 근거로 제시하기 때문에 설득력이 있게 들릴 수 있다. 한 가지 예로 2019년, 리베카 조던영과 카트리나 카르카지스가 〈워싱턴 포스트〉에 기고한 "테스토스테론을 둘러싼 다섯 가지 미신"이라는 기사를 살펴보자. 이에 따

르면 테스토스테론 수치가 높을수록 운동 능력이 향상된다는 말은 다섯 번째 미신에 해당된다.[174]

그 어떤 연구 결과도 테스토스테론 수치로 선수의 힘과 속도를 예측할 수 있다고 결론 내린 적이 없다. 테스토스테론은 근육의 크기나 산소 섭취량처럼 운동과 관련된 요소에 영향을 주기는 하지만 그렇다고 해서 이것이 운동 능력을 명확하게 높여주는 것으로 해석되어서는 안 된다.

이 기사에는 올림픽 역도와 육상 경기를 연구한 사례들도 실려 있다. 각 연구에 따르면 테스토스테론 수치가 높은 사람이 늘 우승을 차지하는 것은 아니었다. 여성이 참여하는 일부 종목에서는 테스토스테론이 높은 선수가 운동 능력이 더 좋았다. 하지만 나머지 여성 종목에서는 테스토스테론 수치와 운동 능력 사이에 아무런 상관관계가 없거나 오히려 테스토스테론 수치가 낮은 것이 더 유리한 결과로 이어졌다. 게다가 비슷한 결과가 남성 선수들 사이에서도 나타났다. 조던영과 카르카지스는 이런 연구 결과가 "테스토스테론이 운동 능력의 차이를 가르는 주요 요인이라는 주장에 의문을 제기한다"[175]고 말한다.

두 사람은 테스토스테론이 각 성별 내에서 운동 능력의 차이를 부르는 주요 원인이 아니라는 점에서는 옳았다. 테스토스테론 수치가 정상 범위 안에 있을 때는 각 성별 엘리트 선수들의 운동 능력과 관련성이 없었다. 즉 건강한 남녀 선수의 테스토스테론을 측정해보면, 그 수치가 가장 높은 선수가 늘 최고 자리에 오르는 것은 아니었다. 지구력이 중요한 종목에서는 테스토스테론 수치가 비교적 낮은 선수가 가장 좋은 성적을 거두기도 하기에 앞선 주장과 반대되는 결과가 나타나기도 한다.[176] 그러나 테스토스테론 수치가 남녀 간 운동 능력 차이를 설명해주지 못한다는 결론은 일종의 미끼 상술이다. 테스토스테론 수치로 각 성별 내의 성공 여부를 예측할 수 없다는 주장은 과학적으로 근거가 있는 주장이지만, 테스토스테론이 남녀 간 운동 능력 차이를 설명해주지 못한다는 주장은 그와 비슷하게 들리되 근거가 없는 주장이다.

차차 소개하겠지만, 모든 근거는 같은 결론으로 이어진다. 남성의 사춘기 및 성인기의 테스토스테론 수치는 대다수 종목에서 우수한 성과로 연결되는 주요 요소다.

테스토스테론 수치

테스토스테론 수치라는 주제는 보기보다 훨씬 복잡하다. 첫째, 테스토스테론 수치는 측정 시기에 따라 다르다. 생애 주기 동안 달라지기도 하고, 아침에 높았다가 저녁에 낮아지는 것처럼 하루 동안에도 변한다. 운동선수 같은 경우에는 훈련을 오래하다 보면 테스토스테론 수치가 일시적으로 낮아지기도 한다. 그리고 남성호르몬제를 투약하면 혈중 테스토스테론이 높아지면서 고환이 스테로이드 생산을 일시적으로 멈추기 때문에 내생성 테스토스테론이 장기적으로 감소할 수 있다.

둘째, 연구에 사용하는 테스토스테론 수치는 대개 침이나 혈액 속에 들어있는 것을 측정한 것이다. 테스토스테론은 스테로이드와 마찬가지

테스토스테론

로 물과 잘 섞이지 않는 소수성이다. 따라서 테스토스테론이 혈액 속을 돌아다니려면 친수성 단백질의 도움이 필요하다.

혈액 속 테스토스테론의 약 98퍼센트는 친수성 단백질에 붙어서 이동하며, 이 단백질은 세포막을 통과하지 못한다. 단백질에 붙은 테스토스테론은 세포 속에 있는 안드로겐 수용체와 상호작용할 수 없기 때문에 우리가 알고 있는 생물학적 기능을 수행하지 못한다.[177] 혈액 속에 있는 나머지 2퍼센트의 테스토스테론은 단백질과 결합하지 않은 유리free 테스토스테론이다. 유리 테스토스테론은 세포막을 통과해 안드로겐 수용체와 상호작용하기 때문에 유전자 전사에 영향을 미친다. 그렇기 때문에 우리 뇌와 몸에도 영향을 미칠 수 있다. 혈액 속에 들어 있는 테스토스테론 수치를 측정하면, 테스토스테론의 총량(단백질에 붙은 테스토스테론과 유리 테스토스테론의 합)이 측정되거나 유리 테스토스테론 양만 측정된다. 측정되는 테스토스테론이 무엇일지는 검사 방법에 따라 달라진다.[178]

침 속에 들어 있는 테스토스테론은 거의 유리 테스토스테론이기 때문에 혈액 속 테스토스테론 수치보다 훨씬 낮다. 그렇지만 비교 대상을 유의하기만 한다면, 이것 때문에 혼란을 겪을 일은 없다.

만약 연구 결과 성별에 따른 테스토스테론 수치에 큰 차이가 없다면 테스토스테론은 남성이 여성보다 스포츠 분야에서 유리한 원인으로 보기 어려울 것이다. 따라서 우리는 테스토스테론 수치에서 성차가 크게 나타나는지부터 살펴봐야 한다. 그리고 그러기 위해서는 테스토스테론 수치를 측정하고 기록하는 각각의 방법을 이해해야 한다.

테스토스테론 수치를 측정하는 것은 키를 재는 것과는 다르다. 자 또는 줄자로 측정하는 방법은 간편하면서도 일정한 결과를 얻을 수 있는 방법이다. 하지만 테스토스테론 수치를 측정하는 방법은 여러 가지가 있으며, 이 방법은 모두 정교한 기법을 따른다. 게다가 각 방법으로 얻은 수치는 비교 대상을 통일한다고 해도 다르게 나올 수 있다!

값이 가장 싸고 널리 쓰이는 방법은 방사면역측정법이다. 이 방법을 사용하면 침이나 혈액 속에 들어 있는 테스토스테론을 측정할 수 있다. 하지만 싼 게 비지떡이다. 방사면역측정법은 문제가 많아서 하버드 대학교를 비롯한 여러 연구 기관은 여성의 테스토스테론 수치를 측정할 때는 이 방법을 사용하지 않는다. 그 이유는 첫째, 종류가 다른 테스트 키트끼리는 결과 차이가 크게 나타난다. 둘째, 여성의 경우 면역측정법을 사용하면 구조는 유사하지만 기능이 다르고 영향력이 약한 다른 남성호르몬이 함께 검출될 수 있다. 이처럼 다른 스테로이드에 교차반응하는 성질은 여성의 테스토스테론 수치를 심각하게 부풀릴 수 있다![179] 교차반응성은 남성의 테스토스테론 수치를 측정할 때는 문제가 되지 않는다. 남성은 테스토스테론 수치가 영향력이 약한 남성호르몬보다 월등히 높기 때문에 교차반응이 아무런 차이를 만들지 못한다.

방사면역측정법의 정확성을 조사한 한 연구의 결론처럼 "방사면역측정법은 극미량의 테스토스테론 수치를 크게 부풀리는 경향이 있어서 이 방법으로는 여성의 테스토스테론 수치를 정확하게 측정하지 못한다."[180] 방사면역측정법의 정확성을 조사한 또 다른 연구는 이 점을 더욱 신랄하게 평가한다. "분석 결과가 200퍼센트에서 500퍼센트까지 차이가 난다면 그 결과에 무슨 의미가 있을까? 차라리 지레짐작으로 넘겨짚으면 여성의 테스토스테론 수치를 더 싸고 빠르게 측정할 수 있을지 모른다."[181]

테스토스테론

그렇다고 해서 방사면역측정법으로 측정한 테스토스테론 수치가 전부 무용지물이라는 뜻은 아니다. 방사면역측정법은 남성의 테스토스테론 수치를 측정할 때는 비교적 신뢰할 만하기 때문이다. 하지만 방사면역측정법으로 여성의 테스토스테론 수치를 측정해서 테스토스테론에 따른 성차를 주장할 때는 반드시 주의를 기울여야 한다.[182]

사리 반 앤더스Sari van Anders는 퀸스 대학교에서 심리학과 젠더학, 신경과학을 가르치고 있으며, "사회 신경내분비학과 성정체성, 젠더/성, 성적 다양성, 페미니스트, 동성애"를 전문 분야로 다루고 있다. 앤더스는 논문을 통해 "남성과 여성의 테스토스테론 수치는 상당 부분 겹친다"고 주장했다.[183] (이런 주장을 하는 학자는 앤더스 말고도 더 있다.[184]) 최근 앤더스는 〈디스커버〉와의 인터뷰에서 테스토스테론 수치는 성별에 따라 이분법으로 나뉘지 않는다고 거듭 주장하면서 이렇게 되물었다. "그런 식의 이분법이 왜 필요하겠어요? 과학에는 그런 식의 이분법이 없어요. 이분법은 정치적인 이유로 존재하는 거예요."[185] 앤더스의 논문은 흥미롭고 혁신적이다. 또 성소수자를 연구 대상에 포함시키는 등의 방법을 통해 성과 젠더를 바라보는 기존 관점에 의문을 제기한다. 하지만 이 지점에서 과학적 근거는 앤더슨의 편이 아니다.

그렇다면 신뢰도가 더 높은 측정법으로 얻은 과학적 근거로는 무엇을 알 수 있을까? 질량분석법은 테스토스테론 측정법의 기준이자 내분비학자들이 점차 많이 사용하고 있는 방법이다. 남녀의 테스토스테론 수치를 정확하게 검사해야 하는 도핑 방지 기구 같은 곳은 오직 질량분석법만 사용한다.

최근 호주 내분비학자 데이비드 핸델스먼Daivid Handelsman은 성인의 테스토스테론 수치를 포괄적으로 연구했다. 핸델스먼은 남성호르몬의 기능 및 측정법과 관련한 세계적인 권위자다.

핸델스먼과 동료들은 성인의 테스토스테론 수치를 질량분석법으로 측정한 논문을 조사하고는 이를 목록으로 만들었다.[186] 이와 같은 메타 분석은 과학 논문을 일괄적으로 이해하고, 과학이 특정 질문에 대해 어떤 대답을 내놓는지 알고자 할 때 중요하다. 개별 연구에 담긴 자료는 갖가지 이유로 미덥지 못할 때가 있는 반면, 메타 분석은 다양한 연구에 실린 자료를 통합하고 비교하고 평가한다. 여러 연구에서 일관되게 나타나는 결과는 특정 가설을 뒷받침하는 강력한 근거가 된다.

연구자들은 2005년에서 2017년 사이 발표된 논문들 중 적절한 요건을 갖춘 13편을 조사했다. 이 논문들은 모두 침이 아니라 혈액 속 테스토스테론을 측정했는데, 이유는 이 방법이 특히 여성의 테스토스테론 수치를 측정할 때 가장 정확하기 때문이다.[187] 해당 연구들은 테스토스테론 수치에 영향을 줄 만한 질환과 관련이 없기 때문에 12세에서 40세에 이르는 건강한 남녀를 표본으로 삼았다고 볼 수 있다. 각 연구의 표본 숫자는 적게는 25명에서 많게는 1500명 이상에 이르며, 대다수 연구가 100명 이상의 테스토스테론 수치를 측정했기에 이런 종류의 실험 표본으로는 규모가 크다.

각 연구 사이에 어느 정도 일관된 결과가 나오는 것을 보면 테스토스테론 수치가 정확하게 측정되었음을 알 수 있다. 특히 각 성별 테스토스테론 평균치의 높은 값과 낮은 값 사이의 편차가 아주 적게 나타난다. 이렇게 일관성 있는 자료는 남녀의 테스토스테론 수치가 어느 정도나 겹치는지를 알아볼 때 아주 유용한 출발점이 되어준다. 핸델스먼은 여러

테스토스테론

연구 기관의 테스토스테론 수치에서 얻은 근거를 바탕으로 이렇게 결론 내렸다. "성인 남녀의 테스토스테론 수치는 전혀 겹치지 않으며 완전히 동떨어진 상태에서 이정점bimodal 분포를 보인다."[188]

앞서 우리는 성인의 신장을 비교하면서 '이정점' 분포를 본 적이 있다. 이정점 분포에는 꼭대기가 두 개 있다. 남녀의 신장 분포도는 널찍한 산봉우리 두 개의 하단이 겹쳐져 있는 모습이다. 다시 말해 남녀의 신장은 상당 부분 겹친다. 이 세상에는 대다수 여성보다 키가 작은 남성도 있고 대다수 남성보다 키가 큰 여성도 있기 때문이다. 하지만 테스토스테론 수치는 아래 그림처럼 광활한 평야에 산봉우리 두 개가 따로따로 떨어져 있듯이 이정점 분포가 "완전히 동떨어진 형태"로 나타난다.[189] 다시 말해 둘로 나뉘어 있는 것이다.

건강한 성인 남녀의 테스토스테론 수치가 상당 부분 겹친다는 주장

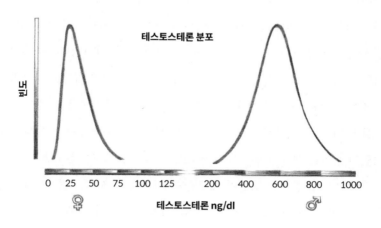

| 건강한 남녀의 혈액 속 테스토스테론 수치 |

5장 | 테스토스테론이 가져다주는 이점

은 과학적으로 근거가 없다. 근거가 확실한 쪽은 오히려 성인 남녀의 테스토스테론 수치가 상당히 동떨어져 있다는 주장이다. 테스토스테론 수치에 크게 영향을 미치는 성 발달 차나 심각한 내분비 장애 또는 기타 희귀 질환이 없는 경우에는 남성의 테스토스테론 수치가 여성보다 10~20배 이상 높다.

의학적 질환과 테스토스테론

위 그림은 테스토스테론 수치를 크게 높이거나 낮추는 질환이 있는 사람들은 제외한 결과다. 다낭성난소증후군도 그런 질환 중 하나다.[190] 다낭성난소증후군은 난소에 생기는 질환으로, 난소 낭포(물혹) 및 남성호르몬 과다 생성과 관련이 있다. 다낭성난소증후군이 있는 여성의 테스토스테론 수치는 정상 범위 내에서 가장 높은 쪽에 있어 일반 여성보다 높다고 봐야 한다. 이렇게 테스토스테론 수치가 높으면 수염이나 여드름처럼 남성에게서 나타나는 특성이 나타날 때가 많다. 다낭성난소증후군은 가임기 여성 5~20퍼센트에서 나타나며, 가임기 여성의 임신을 가로막는 대표적인 질환이다. 앞 장에서 살펴본 선천성부신증식증은 그보다 훨씬 드물게 나타난다. 선천성부신증식증이 있는 여성은 치료를 받지 않으면 성인기에 이를 때까지 부신이 테스토스테론을 계속해서 많이 생산한다.

반면 남성 중에는 고환이 제 기능을 하지 않는 사람, 고환이 제 기능을 하지 못하도록 약을 복용하는 사람, 그리고 고환이 아예 없는 사람도 있다.[191] 이들은 테스토스테론 수치가 낮거나 0에 가깝다. 또 남성의 발달 경로를 밟으며 고환에서 남성 수준의 테스토스테론이 분비되기는 하지만 일반적인 남성으로 발달하지 않는 사람도 있다. 제니가 겪은 완전안드로겐무감응증후군이 바로 이를 대표하는 사례다.

5알파-환원효소결핍증이 있는 타만을 다시 떠올려보자. 타만은 여자아이로 길러졌지만, 사춘기 들어 음경이 자라고 고환이 나타난 뒤로는 남자로 살아갔다. 제니와 달리 타만에게는 고환과 테스토스테론, 그리고 제 기능을 하는 안드로겐 수용체가 있었지만 테스토스테론을 디하이드로테스토스테론으로 바꿔주는 5알파-환원효소가 없었다. 5알파-환원효소결핍증이 있는 사람의 다수는 사춘기와 사춘기 이후에도 계속해서 여성으로 살아간다. 5알파-환원효소결핍증은 여성 엘리트 선수 중 XY염색체가 있고 테스토스테론 수치가 높으며 성 발달 차가 있는 사람에게서

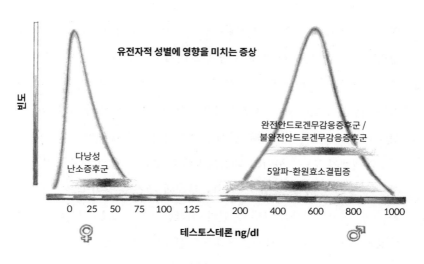

| 이상 증세를 포함시켰을 때의 혈액 내 테스토스테론 수치 |

5장 | 테스토스테론이 가져다주는 이점

흔하게 나타난다.[192]

핸델스먼의 메타 분석은 건강한 일반 성인 남녀 다수를 바탕으로 남녀의 테스토스테론 수치가 이원화되어 있음을 확인시켜줬다. 하지만 분석 과정에 성 발달 차와 같은 질환이 포함된다면 이원화된 결과는 사라질지도 모른다. 이 질문에 답하고자 미국 도핑 방지 기구 이사인 리처드 클라크Richard Clark가 이끄는 연구팀은 다낭성난소증후군, 선천성부신증식증, 5알파-환원효소결핍증, 불완전안드로겐무감응증후군(테스토스테론에 대한 안드로겐 수용체의 반응성이 떨어지는 증상)이 있는 사람들을 포함시켜 비슷한 연구에 나섰다.

위 그림은 성염색체가 XX이면서 다낭성난소증후군이 있는 사람, 그리고 성염색체가 XY이면서 완전/불완전안드로겐무감응증후군이나 5알파-환원효소결핍증이 있는 사람의 테스토스테론 수치를 나타낸 것이다.[193] 클라크와 연구진은 (난소를 가진) 다낭성난소증후군이 있는 사람들의 테스토스테론 수치가 여성에서는 가장 높은 축에 속하지만, 일반 남성의 기준으로 보면 가장 낮은 축에도 미치지 못한다는 점을 발견했다. 그들은 또한 5알파-환원효소결핍증과 불완전안드로겐무감응증후군이 있는 사람들(고환을 제거하지 않은 사람들)의 테스토스테론 수치가 일반 남성의 테스토스테론 수치 범위 안에 분포한다는 점도 발견했다.

염색체가 XX인 사람의 테스토스테론 수치가 남성 수준이거나 남성보다 훨씬 높다면, 그것은 난소나 부신에 생긴 종양이 테스토스테론을 그만큼 많이 생산한 탓일 수 있다. 심각한 질환이 없는 사람이 자연적으로 성인 남성 수준의 테스토스테론을 분비하려면, 고환이 있는 상태로 남성의 사춘기를 보내는 방법밖에 없다.

물론 테스토스테론 수치 차이만으로 테스토스테론이 운동 능력을 가르는 요소라는 점을 입증하지는 못한다. 잠시 샘과 소피아의 이야기로 되돌아가보자. 샘은 아마도 '체육인 유전자'가 있기에 소피아보다 덩치가 크고 힘이 세고 달리기가 빠른 사람으로 자랐을 것이다. 아니면 그 외의 생물학적 원인이 작용했거나 운동선수들이 즐겨 먹는다는 시리얼을 부모님이 억지로 먹였을지도 모른다. 하지만 수많은 내분비학 연구 결과에 따르면, 샘이 운동을 더 잘하게 된 이유는 주로 테스토스테론 때문이다. 그리고 이 모든 것은 사춘기에서부터 시작된다.

남자아이가 남성으로, 여자아이가 여성으로

샘은 네 번의 시기에 걸쳐 테스토스테론에 다량 노출되는 경험을 했다. 먼저 자궁 속에서 테스토스테론 수치가 크게 높아졌고, 그러면서 뇌와 생식기관이 남성화되었다. 출산 직후에도 테스토스테론 수치가 크게 높아졌다(이렇게 '작은 사춘기'가 나타나는 이유는 아직 제대로 밝혀지지 않았다). 곧 샘의 테스토스테론 수치는 아기 소피아와 똑같이 아주 낮은 수준으로 떨어지지만, 사춘기 들어 다시 크게 증가한다. 신체 발달이 왕성하게 이뤄지는 사춘기가 되면 샘의 테스토스테론 수치는 20~30배 증가하는 반면, 소피아의 테스토스테론 수치는 조금만 변한다. 마지막 시기는 사춘기 이후 생애 전반에 걸쳐 나타난다. 이때 샘의 테스토스테론 수치는 스무 살 무렵 정점에 이른 뒤 몇 년 간 그 수준을 유지하다가 서서히 줄어든다.[194] 서양인의 경우 마흔 살이 넘으면 테스토스테론 수치가 연평균 1.2

퍼센트씩 떨어진다.

사춘기는 운동선수로 성공하기 위한 신체적 특성이 발달하는 중요한 시기다. 쌍둥이의 사춘기 신체 발달은 시상하부에서 시작된다. 시상하부는 척추동물의 뇌 깊숙한 곳에 자리한 아몬드 크기의 기관으로, 신경계와 내분비계 사이를 연결해주는 역할을 한다. 시상하부는 바로 아래에 있는 콩알만 한 뇌하수체에 생식샘자극호르몬을 분비해 직접 신호를 보낸다. 그러면 뇌하수체는 황체형성호르몬과 난포자극호르몬를 혈액에 실어 보냄으로써 소피아의 난소와 샘의 고환에 신호를 보내기 시작한

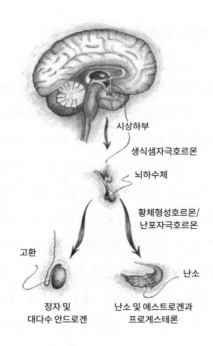

| 시상하부-뇌하수체-생식샘 축 |

테스토스테론

다. 아래에 그림으로 표현해놓은 이 시스템은 시상하부-뇌하수체-생식샘 축으로, 성호르몬과 난자 및 정자 생성을 관장하는 중요한 곳이다.

소피아는 남들처럼 열한 살 무렵에 사춘기에 들어섰다. 뇌하수체가 소피아의 난소에 신호를 전달하자 곧 소피아의 몸에서 음모가 자라고 가슴이 부풀고 여드름이 났으며 키가 껑충 자랐다. 1년쯤 뒤에는 처음으로 생리를 했다. 샘은 열두 살 반 정도에 사춘기가 찾아오면서 소피아와 마찬가지로 음모가 자라고 피부가 지성으로 변했다. 또 음경과 고환이 커지고 목소리가 갈라지고 낮아졌으며 18개월 뒤에는 처음으로 몽정을 경험했다. 얼마 후에는 키도 엄마보다 커졌다. 소피아의 급성장기는 샘보다 먼저 시작해서 먼저 끝났다.[195]

쌍둥이는 3~4년 사이에 아이에서 청소년이 되었다. 아직 제대로 된 성인은 아니지만 신체적으로 새로운 생명을 낳을 수 있는 상태가 되었다. 생식 활동이 제대로 이뤄지기 위해서는 샘과 소피아의 몸이 서로 다른 방식으로 발달해야 한다. 무엇보다 자신의 유전자를 후세에 전달해주는 생식세포를 만들어 낼 수 있어야 한다. 그래서 생식세포 공장인 고환과 난소가 가동된다. 하지만 제품을 고객에게 보내지 못하면 공장이 쓸모가 없어지는 것과 마찬가지로, 정자도 배송 시스템이 없으면 무용지물이 된다. 난자 역시 아기를 품고 영양분을 전달할 수 있는 집이 없다면 존재 가치가 없어진다. 성호르몬의 증가는 우리 몸이 정자와 난자를 제대로 활용할 수 있게끔 만들어준다. 우리는 난자와 정자를 활용하지 못하는 상태에서는 생식과 관련된 신체 기능에 에너지를 낭비하지 않도록 진화했다. 이 때문에 유년기나 노년기 여성은 성호르몬 수치가 낮다.

사춘기에 우리 몸에 나타나는 2차 성징은 성호르몬이 만들어내는 산물이다. 소피아의 엉덩이와 가슴, 허벅지에 살이 붙고 둔부가 넓게 발달하는 것이 바로 그런 사례다. 산도를 확보하려면 둔부가 넓어야 한다. 소피아의 몸에 붙은 지방에는 태아에게 줄 영양분과 모유 생산을 위한 에너지가 쌓여 있다. 샘은 정자를 생산하는 수준에서 그칠 수도 있지만, 근육이 발달하고 체구가 커지면 이성의 눈길을 끌고 자손에게 식량을 가져다주는 경쟁에서 우위를 차지할 가능성이 높아진다. 테스토스테론 수치 상승은 생식계의 발달뿐 아니라 크고 기다란 뼈와 근육량의 증가를 바탕으로 몸집이 커지는 과정에도 기여한다.[196]

샘과 소피아의 몸에서는 성호르몬이 성장호르몬, 인슐린, 인슐린 유사 성장인자1(IGF-1), 갑상샘호르몬 등 호르몬 팀을 총괄하는 역할을 한다. 이 호르몬들은 힘을 합쳐서 샘과 소피아의 몸을 생식 과정에 적합한 상태로 바꾼다. 이 작업을 이끄는 것은 성호르몬이지만, 다른 호르몬들의 도움이 없으면 제 역할을 해내지 못한다.

사춘기 얼마 후면 샘은 소피아보다 팔씨름을 제법 잘하게 된다. 테스토스테론은 성장호르몬과 인슐린 유사 성장인자1과 더불어 근육 단백질 합성을 촉진한다. 테스토스테론은 근육을 생성하기 위해, 아직 지방이 될지 근육이 될지 결정되지 않은 줄기세포에 영향을 미쳐 줄기세포가 지방으로 변하지 않도록 만든다. 또한 테스토스테론 수치가 높아지면 근육 섬유가 굵어지면서 근육이 더 크고 강하게 발달한다.

반면 소피아에게서 에스트로겐 수치가 높아지고 테스토스테론 수치가 낮아진다는 말은, 샘과 비교했을 때 에너지를 근육이 아니라 지방으로 바꾼다는 뜻이다. 사춘기 동안 샘과 소피아 모두 지방을 축적하기는 하지만 소피아의 몸에서 지방이 축적되는 속도는 샘보다 두 배 빠르다! 10대 후반에 이르러 사춘기 신체 발달이 끝나면, 샘의 지방을 제외한 신체 질량은 소피아의 1.5배쯤 된다. 소피아의 지방은 임신에는 도움이 되지만 운동을 할 때는 운동과 무관한 무게를 샘보다 더 많이 짊어지고 다녀야 한다는 걸 뜻할 뿐이다. 쉽게 말해서 소피아는 밀가루 몇 포대를 더 짊어져야 하지만, 샘은 아무것도 짊어지지 않아도 된다. 이 때문에 소피아는 턱걸이에서 샘을 앞설 수가 없다.[197]

그렇다고 해서 '생물학적' 이유 때문에 소피아가 턱걸이 시합에서 질 수밖에 없다는 뜻은 아니다. 부모의 격려와 같은 각종 습관의 차이가 영향을 미친다면 소피아도 여러 스포츠에서 샘을 이길 수 있다. 샘이 하루 종일 소파에서 뒹굴며 비디오게임을 하고 컵케이크를 먹는 반면, 소피아는 열심히 연습을 하고 몸에 좋은 음식을 먹는다면 샘보다 운동을 더 잘할 가능성이 크게 높아진다. 문화, 육아 환경, 양육 방식, 생활 습관은 의심의 여지없이 운동 능력에 영향을 미친다. 하지만 조건이 동일하다면, 운동에서 두각을 나타내는 쪽은 샘이 될 가능성이 높다. 그 이유는 샘의 근육량이 많기 때문이기도 하지만, 뼈에서 나타나는 차이도 간과해서는 안 된다.

뼈에는 에스트로겐과 테스토스테론을 받아들이는 수용체가 있다.[198] 두 호르몬은 뼈가 길게 자라는 과정에 관여하는데 남녀 구분 없이 에스트로겐이 주도적인 역할을 한다. 그렇다면 사춘기에 샘의 뼈가 소피아의 뼈보다 더 많이 자라는 이유는 무엇일까? 에스트로겐은 테스토스테론에 아로마타제 효소가 더해지면서 생성된다는 이야기를 다시 떠올려보자. 에스트로겐이 남자아이의 뼈 성장에 중요한 역할을 한다는 사실은 1990년대 들어 희귀병인 아로마타제결핍증이 있는 남자아이들을 연구하다가 밝혀졌다. 아로마타제 효소 유전자에 변이가 있는 남자아이는 에스트로겐을 생성하지 못한다. 아로마타제 효소가 없으면 테스토스테론을 에스트로겐으로 바꾸지 못하기 때문이다. 에스트로겐 결핍이 있는 남자아이가 어른이 되자, 뼈에 환관에게서 나타나는 증상과 유사한 문제가 생겼다. 즉 이들은 키가 크고 팔다리가 길쭉하지만 뼈가 약했다. 의사들은 이런 증상을 테스토스테론 주사로 치료해보고자 했지만 아무런 효과가 없었다. 그러나 에스트로겐을 투여하자 골밀도가 정상으로 돌아왔고, 뼈가 유년기처럼 길게 자라는 현상도 멈췄다.[199]

에스트로겐 수치 상승은 사춘기 동안 뼈 성장을 촉진하지만, 사춘기 막바지에 뼈 성장을 막는 것 또한 에스트로겐이다(안드로겐 역시 뼈 성장을 막지만 에스트로겐만큼 중요한 역할을 하지는 않는다). 여자아이들은 남자아이들보다 사춘기가 한두 해 빠르고 급성장기가 먼저 시작되기 때문에 남자아이들의 키를 금세 앞지르기도 한다.[200] 하지만 여자아이들의 급성장기는 열네 살이나 열다섯 살쯤에 먼저 끝이 난다. 남자아이들은 아동 성장기를 몇 년 더 보내기 때문에 여자아이들보다 상대적으로 키가 큰 상태에서 사춘기로 접어든다. 이 때문에 남자는 열여섯 살이나 열일곱 살쯤에 사춘기가 끝나고 성인이 되면 여자보다 키가 더 크다. 남자든 여자든 급성장기는 사춘기가 막바지를 향하면서 에스트로겐 수치가 정점에 이르고 기다란 뼈의 성장판이 닫히면 끝이 난다.

샘의 뼈가 소피아의 뼈보다 크고 강한 이유는 근육량이 많고 테스토스테론 수치가 높기 때문이다. 사춘기의 골격 구조는 하중에 아주 민감해서 그에 상응해서 발달한다. 사춘기 남성은 사춘기 여성보다 근육량이 많으며 이 때문에 뼈에 하중이 더 많이 실린다. 크고 강한 근육이 샘의

테스토스테론

뼈를 계속해서 잡아당기면, 뼈는 골밀도와 직경을 늘리는 방식으로 대응한다. 이렇게 뼈가 길어지고 굵어지고 강해지는 효과는 대체로 계속해서 영향을 미친다. 샘은 성인이 되어 테스토스테론 수치가 소피아와 비슷한 수준으로 줄어든다고 해도 골강도와 신장 면에서 유리할 것이다.

더욱이 샘은 사춘기 들어 테스토스테론 수치가 증가하면서 헤모글로빈 수치도 증가한다(남성의 헤모글로빈 수치는 여성보다 12퍼센트 높다). 헤모글로빈은 적혈구 속에 들어 있는 단백질이며, 적혈구는 폐에서 근육으로 산소를 실어 날라 근육이 힘과 지구력을 발휘할 수 있게끔 해준다. (테스토스테론이 헤모글로빈에 미치는 영향은 영구적이지 않다. 성인기에 이르면 테스토스테론 수치에 변화가 오면서 헤모글로빈 수치를 조절할 수 있다.)[201]

샘은 사춘기 들어 테스토스테론이 유발하는 변화 말고도 테스토스테론이 일상 속에서 발휘하는 효과도 평생 누릴 것이다. 높은 테스토스테론 수치는 샘의 1차 성징인 음경과 고환, 내부 생식기관이 제 기능을 할 수 있게 해준다. (낮은 테스토스테론 수치는 남성에게서 발기부전, 고환 수축, 정자 감소를 유발할 수 있다.) 또한 높은 테스토스테론 수치는 샘의 2차 성징을 유지시켜주기도 하며, 2차 성징은 대체로 골강도 및 근육량 증가와 관련이 있다. 더불어 높은 테스토스테론 수치는 샘의 헤모글로빈 수치를 높여 유산소 운동 능력을 향상시킨다. 여기에 테스토스테론이 체지방률을 낮춰주는 효과와 맹훈련까지 더해지면, 샘의 운동 능력은 소피아보다 뛰어날 수밖에 없다.

테스토스테론, 근육, 그리고 테스토스테론 회의론자

사람들은 테스토스테론이 근육을 만들어주는 게 분명하다고 생각한다. 배리 본즈나 마크 맥과이어 같은 운동선수를 보면 근육 증강제를 맞기 전과 후가 확연히 다르지 않은가! 게다가 동물 실험에서 거세를 하거나, 안드로겐 수용체를 못 쓰게 만들거나, 테스토스테론 수치를 낮추면 근육에 예상대로 변화가 생긴다. 사람에게도 테스토스테론 수치를 조절하는 실험을 해보면, 실험 대상자가 성전환을 위해 호르몬 치료를 받는 트랜스젠더든, 테스토스테론제를 맞는 노년층이든, 아니면 테스토스테론 차단제를 처방받은 전립선암 환자든 똑같은 양상이 나타난다.

　하지만 테스토스테론 회의주의자들은 그런 결론을 회피하는 기발한 방법을 발견해냈다. 조던영과 카르카지스가 쓴 《테스토스테론》에 그런 사례가 담겨 있다. 두 저자는 테스토스테론이 남성 근육에 미치는 영향을 연구한 사례 하나를 언급하는데, 이것은 내분비학자 샬렌더 바신 Shalender Bhasin 연구팀이 실시한 것으로 해당 분야에서 가장 명확하고 권위 있는 연구로 손꼽힌다.

　샬렌더 바신의 연구는 테스토스테론이 근육을 생성한다는 근거로 매번 인용된다. 하지만 이와 동시에 이 연구는 테스토스테론이 근육을 생성한다는 주장의 한계를 보여주는 훌륭한 사례이기도 하다. 첫째, 샬렌더 바신 연구팀은 테스토스테론이 근육에 미치는 영향을 확인하기 위해서 테스토스테론을 엄청나게 많이 투여했는데, 그 양은 기존 연구 사례의 여섯 배가 넘는다. 둘째, 이렇게 테스토스테론 수치가 높은데도 근육량과 근력이 증가한 그룹은 대체로 정기적으로 운동을 한 사람들로 국한되었다. 테스토스테론만으로는 큰 효과를 보지 못한 것이다.[202]

여기에는 문제점이 하나 있다. 이탤릭체로 표시된 주장이 부당하다는 점이다. 샬렌더 바신 연구팀은 테스토스테론이 근육 성장에 미치는 영향을 주제로 몇 편의 논문을 펴냈는데,《테스토스테론》의 저자들이 고른 연구는 다량의 테스토스테론이 근육 성장에 미치는 영향을 평가하기 위한 것이지, 근육 성장에 필요한 테스토스테론 수치를 알아보기 위한 것이 아니었다. 하지만 이 연구 사례에서조차 연구팀은 테스토스테론이 운동을 하지 않는 남성의 근육과 근력을 증가시킨다는 사실을 밝혀냈다. 테스토스테론을 투여하고 있는 사람들 중에서 운동을 한 사람이 운동을 하지 않은 사람보다 근육량이 더 많이 증가했다. 운동에 테스토스테론이 더해지니 당연히 근육량이 더 많이 증가했다. 하지만 '테스토스테론만으로도' 효과가 컸다.

지금부터는 샬렌더 바신 연구팀의 다른 연구 사례를 살펴보자. 그들은 이 연구를 통해 각기 다른 테스토스테론 투여량(일반 남성보다 높거나 낮거나 비슷한 양)이 근력과 근육량에 미치는 영향을 조사했다.

연구팀은 18~35세의 남성 61명에게 20주 동안 테스토스테론을 다양하게 투여하고 그 결과를 조사했다. 실험 참가자들의 테스토스테론 수치를 완벽하게 통제하고자 먼저 테스토스테론이 자연적으로 생성되는 것을 막았다. 참가자들은 무작위로 다섯 가지 테스토스테론 투여 수치 중 하나를 배정받았고, 그 수치는 참가자뿐만 아니라 연구팀도 알지 못했다. 실험 기간 동안 모든 참가자는 중량 운동을 하지 않았으며, 연구팀은 참가자들의 근력과 근육량을 평가했다. 허벅지 근육과 대퇴사두근, 레그프레스 근력, 그리고 제지방량이 테스토스테론 투여량에 따라 다르게 나타났고, 그런 경향은 테스토스테론 수치가 높을수록 더 크게 나타났다. 테스토스테론은 몸이 건강하고 테스토스테론 수치가 정상 범위 안에 있는 사람의 근력과 근육량을 크게 증가시켰다. 이 같은 결과는 다른 연구팀이 유사한 조건으로 실시한 연구뿐 아니라, 다른 연구에서도 똑같이 나타났다.[203]

여기서 샬렌더 바신 연구팀의 연구 과정과 결과를 간략하게 짚고 넘어간 이유는, 테스토스테론을 비롯한 성호르몬을 둘러싼 오해와 그릇된

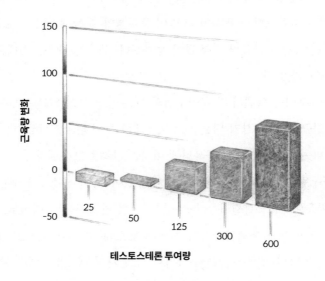

| 샬렌더 바신 연구팀이 2001년에 실시한 연구 결과 |

테스토스테론

주장이 난무하기 때문이다. 앞서 우리는 그런 모습이 적나라하게 드러나는 사례를 접했다. 테스토스테론과 근육의 상관성을 입증하는 근거로 매번 인용되는 연구가 오히려 "테스토스테론이 근육을 생성한다는 주장의 한계를 보여주는 근거"로 평가받는다. 하지만 샬렌더 바신 연구팀과 다른 연구팀들은 그와 완전히 반대되는 주장을 하고 있다.

이처럼 훌륭한 연구 결과를 왜곡하는 발언은 단순히 책에 등장하는 수준을 넘어 신문, 잡지, 인터뷰를 통해 재생산됨으로써 과학과 과학자뿐 아니라 사실을 알고 싶어 하는 일반인에게도 피해를 준다. 그래서 과학을 가르치는 내 일도 더 어려워진다. 시간을 들여 훌륭한 과학 연구에 대한 오해를 바로잡아야 할 뿐만 아니라 그 가치와 진실을 지켜야 하기 때문이다. 과학이 왜곡되고 연구 내용이 입맛에 맞게 취사선택된다면, 과학을 소비하는 입장에 놓인 사람들은 갈팡질팡 혼란에 빠져 인류와 이 세계를 이해하게 해주는 가장 요긴한 도구 중 하나를 믿지 못하게 된다. 샬렌더 바신의 연구는 내분비학 분야에서 가장 철저하고도 짜임새 있는 것으로 손꼽힌다. 이처럼 연구 성과가 탄탄한 과학은 설 자리가 있어야 하며, 그 연구 결과는 우리가 생각하고 토론하고 정책을 세울 때 활용되어야 한다.

테스토스테론은 근육을 만들고 남성에게는 테스토스테론이 많다. 이 때문에 남성은 여성보다 스포츠 분야에서 훨씬 유리하다.

태어날 때부터 테스토스테론 수치에서 차이가 나는 선수들

지금까지 살펴본 근거를 바탕으로 추측해볼 때, 여성 종목에 참가한 선수에게 5알파-환원효소결핍증과 같은 성 발달 차가 있어서 테스토스테론 수치가 남성과 비슷하다면, 이 선수는 일반 여성보다 실력이 좋을 가능성이 높다. 그리고 실제로도 그런 결과를 관찰할 수 있다. 어느 추정치에 따르면, 성 발달 차가 있는 여성의 비율은 여성 스포츠계에서 140배 높게 나타난다.[204]

여러 연구 문헌에 따르면 다낭성난소증후군이 있는 여성의 테스토스테론 수치는 최고치라고 해도 일반 남성에게서 나타나는 최저치의 절반에 불과하지만, 이것도 일반 여성보다는 다섯 배가 높다.[205] 다낭성난소증후군은 상당한 고통과 불임을 유발할 수 있지만 운동 경기 참여에는 지장을 주지 않는다.

다낭성난소증후군이 있는 여성들에게서 테스토스테론 수치가 높게 나타난다는 점을 고려한다면, 이들이 여성 스포츠 종목에 많이 분포하리라고 추측해볼 수 있다. (하지만 다낭성난소증후군이 있는 여성은 5알파-환원효소결핍증이 있는 여성과 비교했을 때, 해당 증상에서 누리는 이점이 훨씬 적다. 5알파-환원효소결핍증이 있는 여성은 고환이 있고 테스토스테론 수치가 훨씬 높다). 그리고 이번에도 그런 결과를 실제로 관찰할 수 있다. 한 연구팀이 올림픽에 출전하는 스웨덴 여성 선수 90명을 조사해봤더니 37퍼센트가 다낭성난소증후군이었다. 이것은 같은 연령대에서 나타나는 비율의 약 세 배에 해당하는 수치다.[206]

테스토스테론 회의론자들의 주장

내분비학 교과서는 남자아이들이 테스토스테론의 영향을 받아서 크고 빠르고 강한 남자로 바뀐다고 말한다. 그럼에도 테스토스테론 회의주의자들의 주장은 제법 설득력이 있어 보일 때가 많다.

유력 언론은 5알파-환원효소결핍증과 같은 성 발달 차가 있는 여성 선수를 언급할 때 그들의 성 발달 차는 언급하지 않은 채 "선천적으로 테스토스테론 수치가 높다"든가 "남성호르몬이 과다하다"는 식으로 표현할 때가 많다. 이런 표현은 성 발달 차가 있는 여성 선수가 마치 마이클 펠프스라도 되는 것처럼 보이게 만든다. 펠프스는 선천적으로 양팔을 벌린 너비가 아주 넓은 수영 선수이다. 만약 우리가 남성을 대상으로 양팔 너비를 조사한다면 마이클 펠프스도 당연히 조사 대상에 포함되어야 한다. 사실 펠프스가 금메달을 그렇게 많이 딴 이유는 그저 연습을 많이 했기 때문이 아니다. 수영에 아주 유리한 유전자를 타고났기 때문이다. 그러나 기본적으로 펠프스는 일반적인 남성으로 발달했다.

여성으로 살아가면서 여성 종목에 참가하는 일부 선수는 염색체가 XY이고 테스토스테론을 생산하는 고환을 갖고 있다. 이들은 언론에 보도되는 것처럼 단순히 타고난 테스토스테론 수치를 억지로 낮춰야 하는 여성이 아니다. 아래에 인용한 글은 2019년 〈뉴욕 타임스〉에 실린 기사의 첫머리로, 국제스포츠중재재판소가 세메냐와 같은 선수의 테스토스테론 수치를 제한하는 문제를 두고 내린 결정을 보도한다.

국제스포츠중재재판소는 여성 종목의 참가 자격을 주제로 열띤 토론을 벌이고 전례 없는 판결을 내렸다. 이제 테스토스테론 수치가 선천적으로 높은 여성 육상 선수는 테스토스테론 수치를 낮춰야만 올림픽과 같은 주요 대회에 참가할 수 있다.[207]

이것은 당연히 민감한 문제다. 세메냐와 같은 선수는 여성으로 살아왔으며, 사람들은 자신의 성정체성과 개인사를 존중받고 싶어 하기 때문이다. 하지만 〈뉴욕 타임스〉 기사는 성장기와 성인기에 테스토스테론 수치가 남성에 버금가는 것이 우리 몸에 급격한 영향을 미친다는 점을 간과했다. 조금 더 균형 잡힌 시선으로 기사를 썼다면, '스스로를 여성으로 여기는 동시에 몸속에 고환이 있어서 테스토스테론이 남성과 비슷한 수준으로 생성되는 육상 선수는'이라고 첫머리를 시작했을 것이다.

중요한 정책이 상당 부분 성별 특징에 토대를 두고 결정된다면, 사실 관계를 명확히 해둬야 한다. 생물학을 왜곡하는 발언으로 중요한 토론 과정을 흐리는 행위는 그 누구에게도 도움이 되지 않는다. 인권과 개개인의 고유한 가치를 존중해주기 위해서 과학 용어나 연구 내용을 왜곡할 필요는 없다. 그건 어느 상황에서든 마찬가지다.

테스토스테론은 키, 근육량, 근력뿐만 아니라 헤모글로빈을 증가시켜 유산소 능력에도 영향을 미치기 때문에 운동 능력에 확실하게 도움을 준다. 선천적으로 운동 능력에 영향을 미치는 요소는 저마다 다르기 때문에 테스토스테론 수치에 주목하는 것은 공정하지 못한 처사라고 주장하는 사람도 있다. 하지만 나이와 건강 상태를 제외하고, 많은 사람들의 운동 능력을 명확하고 일관되게 구별해주는 요소는 테스토스테론밖에 없다.

스포츠계의 성별 분리

스포츠계의 이분법적 분류 때문에 난처한 상황에 처한 사람은 캐스터 세메냐 이전에도 있었다. 국제육상경기연맹과 국제올림픽위원회는 예전에도 선수들에게 경쟁의 기회가 골고루 돌아가도록 하겠다는 목표와 생물학적으로 남성에 가깝지만 여성 종목에 참가하고자 하는 선수들의 권리 사이에서 균형을 맞추지 못한 역사가 있다. 이 과정에서 여성 선수들은 생식기와 유전자, 염색체의 '적절성'을 확인하는 차원에서 강제로 검사를 받아야 했다. 전반적으로 봤을 때, 선수들이 받은 검사는 부절적하고 모멸감을 줄 때가 많았다.[208]

그렇게 모멸감을 주는 것 중에는 '알몸으로 걸어가기'도 있었다. 이는 1966년 부다페스트에서 열린 유럽육상선수권 대회에서 처음 실시되었다. 체구가 크고 건장했던 투포환 선수 마렌 세이들러도 여느 선수들과 마찬가지로 그 검사가 불편했다고 에둘러 말했다. "어느 방 앞에서 선수들을 일렬로 세우더군요. 방 안에는 의사 세 명이 책상 뒤에 나란히 앉아 있었어요. 우리는 방 안으로 들어가서 윗옷을 벗고 바지를 내려야 했어요. 그러면 의사는 우리를 빤히 쳐다봤고, 우리는 의사들이 서로 상의해서 합격 판정을 내리기를 기다려야 했죠. 기억나는 선수가 하나 있어요. 체구가 작고 마른 선수였는데 방에서 나오더니 고개를 절레절레 흔들면서 '난 가슴이 작아서 불합격이래. 의사들 말이 난 가슴 크기가 **충분**하지 않아서 경기에 나서지 못하고 집으로 돌아가야 한 대'라더군요."[209]

스포츠 종목은 성별을 나눈다. 남성은 사춘기를 기점으로 운동 종목에서 유리한 입장에 놓이게 되는데 이런 경향은 테스토스테론 때문에 성인기 내내 유지된다. 성별을 나누지 않으면, 남성 사춘기를 거치지 않은 사람은 일류 무대에서 경쟁할 수 없을 것이다. 하지만 성별을 나누는 것에도 그만한 대가가 따른다. 다른 이들에게서 여성으로 대우받고 자란 데다 법적으로 여성이고 스스로를 여성으로 여기는 사람이라면, 당연히 여성으로 경기에 참여하고 싶을 것이다.

또한 트랜스젠더 여성들도 자신에게 여성 종목에 출전할 자격이 있다고 생각할 수 있다. 여기서 당혹스러운 문제가 발생한다. 여성 종목에 출전하는 것이 타당해 보이는 일부 선수들은 남성 사춘기를 거치며 신체 발달 면에서 유리해지는데, 이렇게 얻은 이득은 성전환 과정에서 테스토스테론 수치가 감소한다고 해서 완전히 사라지지 않는다. 1년 동안 테스토스테론을 억제하고 에스트로겐을 늘리는 치료를 실시해보면, 테스토스테론 수치가 높은 데서 비롯되는 운동 능력의 향상 효과는 현저하게 줄어든다. 예를 들어 헤모글로빈 수치는 여성의 수준으로 곤두박질친다. 하지만 키나 뼈의 크기에는 변화가 없으며, 뼈의 강도 역시 유지된다. 전문가들은 트랜스젠더 여성의 근력과 근육량이 어느 정도나 감소하는지를 두고 논쟁을 벌이기도 하지만, 연구 자료를 보면 남성 수준의 근력과 근육량이 완전히 사라지지는 않으나 개인마다 편차가 크게 나타난다. 트랜스젠더 여성을 보면 근육량이 전혀 감소하지 않는 부류가 있는가 하면 근육량이 현저히 감소하는 부류도 있다. 한 가지 분명한 점은 여성에서 남성으로 성전환을 해서 테스토스테론 수치가 남성 수준으로 변한 사람이 얻은 근육량은 그와 반대되는 입장에 있는 사람이 잃은 근육량보다 훨씬 많다는 것이다. 이 연구 자료는 운동선수가 아닌 일반 트랜스젠더를 대상으로 얻은 것이기 때문에 테스토스테론 수치 감소가 운동선수들

에게 미치는 영향은 양상이 다르게 나타날 수 있다.[210]

여성 종목에 참가할 수 있는 자격이 누구에게 있느냐는 난제는 어떤 식으로 해결하든 누군가의 불만을 살 것이다. 이 문제는 비난과 차별로 이어질 수 있는 민감한 사안이며, 이 문제를 어떻게 풀어야 할지 나는 잘 모르겠다.

국제스포츠중재재판소를 향해 마지막 말을 남기고 싶다. 캐스터 세메냐는 2019년에 국제육상경기연맹의 성 발달 차 규정을 상대로 소송을 제기했고, 국제스포츠중재재판소는 이 소송의 심리를 맡았다. 세메냐 측은 성 발달 차 규정이 "과학적 근거가 부족하고, 여성 선수들이 공정한 경쟁을 펼치는 데 불필요하며, 성 발달 차가 있는 여성 선수에게 씻을 수 없는 상처를 줄 수 있다"고 주장했다.[211] 국제스포츠중재재판소는 데이비드 핸델스먼을 비롯한 여러 전문가의 의견을 듣고 나서 세메냐 측의 소송을 기각했다. 하지만 이런 말을 남겼다.

> 재판진은 세메냐 양이 어려운 과정 속에서 보여준 품위와 용기에 찬사를 보내며 소송이 진행되는 동안 모범적인 태도로 참여해준 점에 대해서 감사 인사를 전합니다.[212]

세메냐와 같은 선수가 여성 종목에 참여할 자격이 있는지 없는지는 내분비학만으로는 판단할 수 없다. 이 난감한 문제를 어떤 관점으로 바라보든, 세메냐와 같은 선수들은 존중받아야 하며 이들이 처한 상황은 사실에 바탕을 두고 공정하게 처리되어야 한다.

6장

뿔과 공격성

위즈덤 일레븐

2019년 10월, 나는 스코틀랜드 서부 해안가에 있는 럼 섬 바위 언덕의 움푹 팬 곳에 자리를 잡았다. 그곳에서 매서운 바람을 피하는 동시에 멋진 풍경을 즐길 수 있었다. 눈앞에서 아름다운 경관이 펼쳐졌고, 그 주변을 감싸는 구불구불한 언덕의 짤막한 풀 사이로 뾰족한 바위가 군데군데 박혀 있었다. 왼쪽 바위 해안가에서는 파도가 끊임없이 부서지고 있었다.

럼 섬에 온 목적은 붉은사슴 연구 프로젝트 현장을 방문하기 위해서였다. 나는 대학원생 시절부터 이 섬에 꼭 와보고 싶었다. 이곳에 오려면 여러 단계를 거쳐야 한다. 우선 비행기로 대서양을 가로지른 다음 다섯 시간 동안 기차를 타고 멋진 풍경이 펼쳐지는 스코틀랜드 고지대를 가로지르고는 스코틀랜드 서해안의 아름다운 마을 말레이그에서 하룻밤을 보내야 한다. 그리고 나서 아침 배를 타면 붉은사슴 1,000여 마리와 사람 33명이 살아가는 이 섬에 들어올 수 있다.[213] 연구원 중 하나인 알리가 선착장으로 마중을 나왔다. 우리는 이끼와 풀이 덮인 울퉁불퉁한 비포장길을 달려 현장으로 향했다. 현장이 가까워지자 수사슴이 암사슴을 두고 경쟁을 벌이면서 울부짖는 소리가 들리기 시작했다.

나는 언덕 자리에서 "위즈덤 일레븐"이라고 불리는 위풍당당한 수사슴을 바라보고 있었다(수사슴의 이름은 어미와 태어난 연도에 따라 정해졌다). 녀석은 육중한 뿔이 달린 머리를 높이 쳐들고 있었고, 굵은 모가지에는 북실북실한 갈기가 달려 있었다. 각 뿔은 머리 양쪽에서 가지를 뻗는데, 상단부에서 안쪽으로 구부러지고 끄트머리는 날카롭게 다섯 갈래로 뾰족해지며 길이는 1미터에 이른다. 그리고 눈 바로 위에서 똑바로 솟아오르는 짤막한 뿔 한 쌍은 경쟁자의 눈을 찌르기에 안성맞춤이다. 수사슴의 몸 앞부분은 상당히 우람하지만 이 몸을 지탱하는 다리는 비교적 가냘프다. 위즈덤 일레븐과 같은 대형 수사슴은 몸길이 약 210센티미터에 몸무게가 약 200킬로그램에 육박한다.

위즈덤 일레븐은 자기보다 몸집이 작고 뿔이 없는 암컷 스물두 마리로 이뤄진 하렘에 둘러싸여 있어서 체구와 권위가 더욱 돋보였다. 언덕과 계곡 주위에는 그런 식의 암컷 하렘 다섯 개가 흩어져 있었고, 각 무리마다 수사슴 한 마리가 같이 있었다.

10월 초, 럼 섬에서는 붉은사슴의 '발정기'가 최고조에 이른다. 그러면 당연히 테스토스테론과 관련이 있는 활동이 활발해진다. 야생동물의 테스토스테론, 짝짓기, 공격성이 궁금한 사람에게 럼 섬보다 좋은 곳은 없다.

나는 예전부터 럼 섬에 사슴이 많다는 사실을 알고 있었다. 럼 섬에 있는 붉은사슴은 1953년부터 연구가 시작되었으며, 지구상에 있는 웬만한 척추동물보다 그 연구 역사가 길다. 이 연구 현장을 바탕으로 과학자들은 논문 100편 이상과 책 세 권을 출간했으며, 그중에는 진화생물학에

획기적으로 기여한 연구도 있다. 덕분에 나는 수사슴의 뿔과 나이, 몸집이 수사슴이 거느리는 암컷의 숫자에 영향을 미치고 승자가 패자보다 후손을 많이 얻음을 설명해주는 자료들을 알게 되었다. 나는 수업 시간에 이 자료들을 활용해 진화가 수컷의 공격성과 성행동을 어떤 식으로 형성해가는지를 보여준다.

그리고 그 사슴이 바로 내 앞에 있었다. 승자는 암컷에 둘러싸여 있고, 패자는 홀로 이곳저곳을 어슬렁거렸다. 즉 위즈덤 일레븐의 영역 주위에 수사슴 여섯 마리가 암컷을 갈망하는 눈초리로 서성이고 있었다. 그중 일부는 암컷 무리와 비교적 가까운 위치에 있었고, 나머지는 아예 안전한 언덕바지에 외따로 떨어져 있었다.

발정기가 되면 수사슴은 모두 자기 영역과 하렘을 마련하고자 하지만 그 목표를 달성하는 개체는 몇 안 된다.[214] 대다수는 기껏해야 암컷 한 마리를 잠시 동안 지킬 수 있을 뿐이다. 게다가 위즈덤 일레븐처럼 성공한 수사슴은 발정기 동안 상당수 수사슴을 숫총각으로 만든다. 서열이나 하렘 내 암컷의 숫자와 관련된 특징은 명확하다. 수사슴은 덩치가 크고 건장해야 하며 나이가 너무 많아도 안 되고 적어도 안 된다. 가장 좋은 연령대는 7~10세다.[215] 적정한 연령대에 이른 수사슴은 경험과 체구 면에서 이점을 누릴 뿐 아니라, 중요한 무기인 뿔도 크기와 강도 면에서 최고치에 이른다. 수사슴은 뿔이 뒤엉킨 상태에서 서로를 밀어젖히면서 싸우기 때문에 뿔이 작고 약하면 불리하다.

뿔싸움에 약한 수사슴이 짝짓기에 성공하려면 독창적인 방법을 찾아야 한다. 나는 앉아 있던 자리에서 벗어나 다리를 뻗거나 전망이 더 좋은 자리를 찾다가 몇 미터 앞에 홀로 있는 수사슴과 맞닥뜨리고는 깜짝

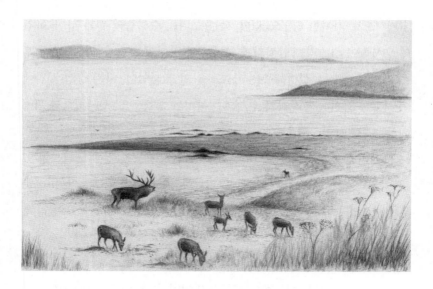

| 위즈덤 일레븐과 하렘 내 암컷들 |

놀라고 말았다. 수사슴이 사람을 공격하는 일은 잘 없지만 그래도 조심
스럽기는 마찬가지였다. 수사슴은 마음만 먹으면 나 정도는 쉽게 해치울
수 있다. 하렘을 거느리지 못한 수사슴은 이따금씩 언덕 위 바위에 몸을
숨기고는 위즈덤 일레븐과 같은 하렘 주인이 암컷을 돌보거나 짝짓기를
하거나 침입자를 내쫓느라 한눈팔기를 기다린다. 그러다 기회가 생겼다
싶으면 짝짓기에 목마른 놈 중 하나가 암컷을 품어보겠다는 헛된 희망을
품고 위즈덤 일레븐의 영역 안으로 뛰어든다. 수사슴은 두 시간 남짓 짤
막하게 이어지는 암컷의 발정기를 냄새로 알아차릴 수 있기 때문에, 발
정기 냄새는 하렘을 거느리지 못한 수사슴을 여기저기서 불러들인다. 연
구자들은 이처럼 빈틈을 타서 짝짓기를 하려드는 수컷을 "스니키 퍼커

테스토스테론

sneaky fucker"라고 한다. 빈틈을 노리는 전략은 위험도가 낮은 편이기에 주로 어린 수컷에게 유용한 방법이다. 용기를 시험해보는 기회인 동시에 우두머리와 직접 맞섰다가 중상을 입을 위험을 피할 수 있기 때문이다. 게다가 드물게는 실제로 짝짓기에 성공하기도 한다.[216]

위즈덤 일레븐은 조그만 둔덕에 우뚝 올라 주변을 살폈다. 고개를 위로 들면서 커다란 뿔이 등 위로 솟구치자 위풍당당한 기세가 한층 두드러졌다. 위즈덤 일레븐은 커다란 울음소리를 내질렀다. 내지르고 내지르고 또다시 내질렀다. 그러자 뒤편에 있던 수사슴 중 하나인 태틀러 식스가 그에 호응하며 울음소리를 냈다. 위즈덤 일레븐은 태틀러 식스 쪽으로 돌아섰다. 태틀러 식스는 예전에 언덕 아래로 줄행랑을 친 적이 있었지만 지금은 서서히 위즈덤 일레븐 쪽으로 다가왔다.

발정기에 수사슴 두 마리가 서로에게 접근하는 행위는 다정하게 인사를 나누는 것과는 거리가 멀다. 이것은 불청객의 침입이자 전면전을 선포하는 행위다. 두 사슴은 잠시 멈춰 서고는 서로를 바라보며 몇 분 동안 목청 높여 울었다. 대개 이 단계에서 승산이 낮다는 걸 알아차린 쪽이 꽁무니를 내뺀다. 하지만 태틀러 식스는 그러지 않았다. 싸움으로 치닫는 다음 단계인 나란히 걷는 단계로 넘어가려 했다.

붉은사슴도 사람과 마찬가지로 몸싸움을 무분별하게 치르지는 않는다.[217] 싸움은 위험하고 진이 빠지는 일이기 때문에 서열 상승이나 짝짓기 기회 증가와 같은 보상이 뒤따라야 위험을 감수할 만한 가치가 생긴다. 수사슴은 죽음에 이르도록 싸우기도 한다. 하지만 위협 행위로 싸움을 피할 수 있다면 그 정도 선에서 몸집과 무기, 기세를 과시하며 도전자를 쫓아버리는 쪽을 선호한다. 도전자는 위협 신호를 예리하게 살핀다. 그 안에 소중한 정보가 들어 있기 때문이다. 실제로 럼 섬의 연구진은 수사슴의 울음소리가 싸움 실력을 "고스란히 드러내는 신호"라는 점을 보여줬다. 싸움을 잘하는 수컷은 몸집이 크고 건장하기 때문에 크고 낮은 울음소리를 자주 낼 수 있다. 이 신호는 속일 수가 없기 때문에 믿어도 되는 것으로 여겨진다. 크고 낮은 울음소리를 자주 내려면 힘과 체구가 뒷받침되어야 하고 그 순간에 그만한 체력이 있어야 한다.[218] 그리고 이런 특성은 싸움에 이기기 위해서도 똑같이 필요하다.[219]

두 우두머리가 실제로 싸우지 않고 우열을 가릴 수 있다면 양쪽 모두에게 이득이다. 패자는 나중에 싸워서 암컷을 차지할 날을 기약할 수 있고, 승자는 자신의 하렘을 유지할 수 있다. 만약 패자에게 하렘이 있다면 그 하렘도 승자의 차지가 될 것이다. 몸싸움은 각자가 승리할 수 있다고 믿거나 아니면 암컷의 발정기 냄새에 취한 수컷이 우두머리 수컷의 영역 한가운데로 뛰어들어 짝짓기를 하고자 할 때만 일어난다.

싸움을 할 때는 힘만 중요한 것이 아니다. 요령과 투지도 중요하다. 케임브리지 대학교 생물학과 교수로 럼 섬의 붉은사슴을 오래도록 연구해온 팀 클러턴브록Tim Clutton-Brock은 다음과 같이 말한다.

수컷의 승리 확률에 영향을 미치는 행동 요소는 여러 가지다. 수사슴 중에는 지표면이나 비탈, 상대방의 행동을 활용해서 요령 좋게 싸우는 부류와 그렇지 않은 부류가 있다. 또 덩치 큰 수사슴에게 몇 번 밀렸는데도 끈질기게 투지를 발휘하는 부류와 쉽게 물러서는 부류가 있다.[220]

이처럼 눈에 보이지 않는 기질은 미리 알아차리기가 어렵고, 싸움에서 이길 수 있을지 없을지는 싸움을 해보기 전까지는 알 수가 없다.

위즈덤 일레븐과 태틀러 식스는 서로를 향해 서서히 다가갔다. 두 녀석 모두 고개를 높이 쳐들어 강력한 목덜미와 뿔을 드러내고는 자기 힘을 과시하면서 느릿느릿 움직였다. 그러다가 몸을 돌리더니 5미터쯤 떨어진 채로 앞을 보며 나란히 걸었다. 그렇게 뻣뻣하고 긴장된 상태로 걷는 행위가 몇 분 동안 이어졌다. 그때 갑자기 태틀러 식스가 위즈덤 일레븐을 향해 돌아섰다. 태틀러 식스가 뿔이 달린 머리를 내리며 싸울 태세를 갖추자 위즈덤 일레븐 역시 몸을 돌리고 뿔을 내리며 도전을 받아들였다. 뿔이 강하게 맞부딪치는 소리가 났다. 두 사슴은 서로를 밀어젖히고 쓰러뜨리려 온 힘을 다했다. 한쪽이 넘어지는 순간 다른 쪽은 뾰족한 뿔로 상대방의 목이나 옆구리를 주저하지 않고 찌를 것이었다.[221]

그러다가 싸움은 시작했을 때만큼이나 갑작스럽게 중단되었다. 위즈덤 일레븐과 태틀러 식스는 서로 떨어져서 다시 나란히 걸었다. 불과

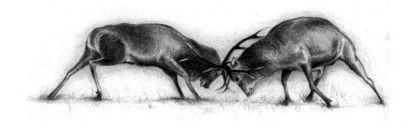

| 싸움을 벌이는 수사슴 |

6장 | 뿔과 공격성

몇 초 전만 해도 서로의 눈을 찌르려 안간힘을 쓰더니 그런 모습은 온데 간데없었다. 소강상태로 접어든 지 1, 2분쯤 지나자 태틀러 식스가 고개를 숙이고 위즈덤 일레븐에게 다시 싸움을 걸었다. 어찌 보면 제법 신사적인 방식이었다. 속임수나 장난질은 없었다. 두 사슴은 내가 오랫동안 책에서 읽고 배워온 대로 싸움에 이르는 의식을 고스란히 따르고 있었다. 다음 라운드는 1분도 채 걸리지 않았다. 태틀러 식스는 얼마 못 가 안전한 언덕 쪽으로 줄행랑을 쳤고, 위즈덤 일레븐은 자신의 하렘으로 되돌아왔다.

나는 럼 섬에 머무르는 나흘 동안 수사슴의 싸움을 열두 번쯤 목격했다. 싸움은 긴 것도 있고 짧은 것도 있었으며, 얼굴이 뿔에 찔려서 피를 흘리는 사슴을 목격하기도 했다. 또 위즈덤 일레븐이 자기 영역 인근에서 암컷 네 마리를 거느린 글로리아 나인에게 싸움을 거는 모습도 봤다. 짤막한 싸움이 끝나자 글로리아 나인은 자기 암컷들을 남겨놓고 꽁무니를 뺐고, 위즈덤 일레븐은 그 암컷들을 자기 것으로 만들었다.

나는 수컷의 생태에 눈길을 빼앗겼지만 수컷과 상반된 암컷의 행동역시 놀라웠다. 암컷은 수컷과 마찬가지로 번식에 필요한 행위에 초점을 맞췄다. 다시 말해 이따금씩 짝짓기를 하되 주로 먹고 쉬면서 우두머리 수컷이 귀찮게 구는 것을 피하려고 노력한다. 수컷은 암컷이 딴청을 피우거나 요구에 응하지 않는 걸 좋아하지 않으며, 암컷은 수컷이 소리를 지르거나 뒤쫓아 다니거나 걷어차는 상황을 피하고자 얌전하게 군다. (그렇다고 해서 암컷이 수컷에게 들러붙어 있는 것만은 아니다. 암컷은 정말로 내키지 않으면 다른 무리로 도망을 치거나 덤벼들기도 한다.) 모든 일이 순조롭게 풀리고 암컷이 건강한 상태로 필요한 만큼 영양분을 섭취한다면, 이듬해

테스토스테론

봄에 새끼가 태어날 것이다.

이제 여러분도 수컷이 어떤 호르몬 때문에 싸움이나 짝짓기에 연거 푸 달려들게 되는지 눈치챘을 것이다. 럼 섬의 붉은사슴은 테스토스테론 이 왜, 그리고 어떻게 두 수컷을 폭력으로 치닫는 싸움으로 이끄는지를 완벽하게 보여준다.

휴지기

위즈덤 일레븐과 태틀러 식스, 글로리아 나인, 그리고 나머지 수사슴들은 연중 대부분의 기간 동안에는 서열 경쟁을 많이 벌이지 않는다. 그 이유 는 암컷이 임신을 할 수가 없어서 성적 매력이 떨어지기 때문이다. 암컷 은 수컷과 떨어져 주로 암컷 친족으로 이뤄진 무리 속에서 살아가며 새 끼를 돌보고 풀을 뜯는다. 수컷 무리는 누가 우두머리이고 서열 정리는 언제 해둬야 하는지를 잘 알고 있으므로, 대다수 갈등은 전면전을 벌이 지 않고 해결된다. 울부짖기나 나란히 걷기나 뿔싸움과 같은 행위는 발 정기가 끝나고 나면 줄어든다.

암컷은 1년 내내 비교적 차분하고 평화롭게 살아간다. 종종 다툼이 생기기는 하지만 상황이 심각한 상태로 치닫지는 않는다. 암컷은 상대방 을 뒤쫓으며 코로 쿡쿡 찌르거나 더러는 뒷발로 차거나 앞발을 휘두르기 도 한다. (발정기가 끝난 수컷도 앞발로 권투 하듯 싸운다.) 우두머리 암컷이 되 면 풀이 잘 자라는 땅에 접근하기가 쉬워지기 때문에 영양 상태가 좋아 지고 평생 동안 새끼를 더 많이 얻을 수 있다.[222] 하지만 암컷은 싸움에서 이긴다고 해서 발정기 수컷처럼 생식 면에서 엄청난 이득을 얻는 게 아니기 때문에 수컷처럼 공격적으로 행동할 필요가 없다. 암컷은 잘 먹고 건강하면 된다. 성공한 암컷이라면 매년 새끼를 임신하고 평생 동안 최대 열네 마리쯤 낳을 수 있지만,[223] 위즈덤 일레븐과 같이 성공한 수컷은 새끼를 한 해에 일곱 마리씩 총 30마리 정도까지 얻을 수 있다. 위즈덤 일레븐의 경우 작년에 약 열다섯 마리의 아빠가 되었으며,[224] 이는 해당 발정기에 태어난 새끼의 25퍼센트를 차지하는 수치이자 럼 섬 붉은사슴이 세운 최고 기록이다. 당시 무리 내 수컷의 숫자는 약 90마리였다.

수사슴과 암사슴 모두 각자의 번식 전략을 실행하기 위해서 많은 에너지가 필요하며, 성호르몬은 에너지를 필요한 만큼 끌어오는 과정에 도움을 준다.[225]

암컷을 많이 거느리는 수컷은 발정기 동안에는 먹이 활동 같은 사치를 누릴 여유가 없어서 그 활동에 자기 시간의 5퍼센트밖에 쓰지 못한다.[226] 그래서 우두머리 수컷은 발정기가 아닌 시기에는 암컷처럼 대부분의 시간을 먹이 활동과 휴식 시간으로 쓴다. 더불어 서열 경쟁과 짝짓기에 쓸 에너지를 지방으로 축적해놓기도 해야 한다. 또한 다치지 말아야 한다. 하지만 난봉꾼처럼 혈기 방장하기만 해서는 이런 목표를 달성하지 못하기 때문에 서로서로 잘 지내는 법을 익혀두는 것이 모두를 위해서 좋다.

수사슴의 몸에서 일어나는 변화는 수사슴이 평화롭게 지내도록 도와준다. 발정기가 끝나면 수컷의 고환이 서서히 닫히면서 혈액 내 테스토스테론 수치가 아주 낮은 수준으로 떨어진다. 마치 일시적으로 거세를 당한 것과 같은 효과가 발생하는 것이다. 번식을 할 일이 없어지면 정자

테스토스테론

와 테스토스테론은 불필요하다. 그렇게 수사슴은 휴지기에 들어간다.

뿔의 성장

여름철 한낮의 길이가 짧아지고 가을이 다가오면, 수사슴의 고환은 잠에서 깨어난다. 고환은 크기가 커지고 무게가 세 배로 늘어나며 테스토스테론 생성치를 최대로 늘린다.[227] 테스토스테론은 이전부터 뇌와 몸에 영향을 미치고 있었기 때문에 계절이 바뀌면서 그 수치가 상승하면 모든 걸 처음부터 시작하지 않고서도 원하는 효과를 얻을 수 있다. 테스토스테론은 수사슴에게 생식력이 생기기 전부터 수사슴끼리 공격적으로 경쟁을 펼치도록 하는 토대를 형성한다. 우선 출생 전에 수컷의 생식계를 수컷화한다. 그리고 사춘기 들어 뼈가 길고 단단하게 자라고 근육량이 많아지게끔 이끈다. 그래서 몸집이 큰 수컷은 일반적인 암컷보다 몸무게가 두 배가까이 나간다. 또 테스토스테론은 사춘기 들어 수사슴의 후두부를 길어지게 만들기도 한다. 성도가 길어지면 목소리가 낮아진다.[228] 남성의 목소리에 권위가 실리는 것과 비슷하게 수사슴의 나지막한 목소리는 경쟁자에게 겁을 주고 암컷의 관심을 불러일으킨다.

발정기로 접어드는 시기의 테스토스테론 수치는 정자 생성에 필요한 수준보다 훨씬 높으며, 정자는 테스토스테론 수치가 비교적 낮은 시기에도 평소처럼 계속해서 생성된다. 그렇다면 테스토스테론 수치가 그렇게 높아지는 이유는 무엇일까? 이는 짝짓기 때문이 아니라 다른 수컷과 벌이는 싸움 때문이다. 테스토스테론 수치가 높으면 상대에게 위협감을 주거나 싸움을 벌일 때 도움이 된다.

수사슴의 뿔은 봄이 오기 전 발정기가 막바지에 이르면 머리에서 떨어져 나간다. (아래 그래프는 테스토스테론 수치와 공격성, 뿔의 생장 정도가 계절에 따라 어떻게 달라지는지를 보여준다.) 뿔은 금세 다시 자라기 시작하지만 여름이 끝나기 전까지는 그리 강하지 않으며 부드러운 모피막으로 덮여 있다. 자라나는 뿔에 모피막이 혈류를 공급해 성장인자와 기타 영양분을 풍부하게 전달하면 뿔은 하루에 2센티미터씩 자란다.[229] (뿔을 덮는 모피막은 온라인상에서 인기가 많다. 판매자들은 모피막이 스트레스 해소, 발기부전 개선, 성욕 및 활력 증대뿐만 아니라 테스토스테론 생성에도 효과가 있다고 주장한다.) 이 시기의 수사슴은 중세 기사가 가죽 칼집에 플라스틱 칼을 붙여놓은 꼴이다.

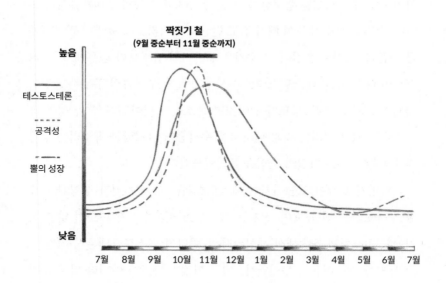

| 계절에 따른 수사슴의 테스토스테론, 공격성, 뿔의 성장 변화 |

테스토스테론

8월과 9월에 테스토스테론 수치가 상승하면, 수사슴은 머리 위에 달린 크고 단단한 뿔을 유용하게 활용할 수 있게 된다. 사람과 마찬가지로 테스토스테론 수치가 높아지면 뼈가 빠르게 석회화되면서 강도가 높아진다.[230] 수사슴의 경우에는 석회화가 뿔에서 우선적으로 진행된다. 그 결과 수사슴의 뿔은 몸속에 있는 뼈보다 약 세 배 강하다. 테스토스테론 수치가 높은 수사슴의 뿔은 싸움을 벌이는 중에 부러질 확률이 적기 때문에 서열 상승에 유리하다. 또 테스토스테론 수치가 높으면 모피막에서 들어오는 혈류가 차단되면서 모피막이 떨어져 나가기 때문에 뿔 끄트머리의 뾰족한 부위가 드러난다. 뿔이 본색을 드러내는 것이다.

이 밖에 테스토스테론 분비 증가는 발정기를 맞이하는 수컷을 다른 면에서도 준비시켜준다. 수사슴은 테스토스테론 수치가 높아지면 목덜미 근육이 성장하면서 목둘레가 두 배가 된다. 목둘레는 사람이나 수사슴의 싸움 실력을 알려주는 유용한 지표이며, 특히나 수사슴에게는 아주 아주 중요한 부위다. 목 근육이 두툼하면 뿔을 활용해서 상대방을 땅바닥에 쓰러뜨리고 중상을 입히기가 쉽다. 또한 테스토스테론 수치가 증가하면 목 주변의 갈기가 북실북실해져서 체구가 커 보이기 때문에 겉모습이 더욱더 위협적으로 보인다.[231]

그뿐만이 아니다. 테스토스테론은 적혈구 생성을 증가시키기 때문에 산소 전달 능력이 향상된다. 경쟁자와 전력으로 싸울 때 활동 근육에 산소가 더 많이 전달되면 끈덕지게 싸울 수 있다.[232]

6장 | 뿔과 공격성

테스토스테론과 행동 변화

테스토스테론 수치가 높으면 수사슴의 싸움 능력에 확실하게 도움이 된다. 그리고 테스토스테론이 없다면 다음 세대에 DNA를 전달하는 정자는 존재하지 못한다. 그렇다면 수사슴의 행동이 나긋나긋한 상태에서 사나운 상태로 변하는 것도 테스토스테론과 관련이 있을까? 테스토스테론이 수사슴의 뇌에 직접 작용해 신경 회로를 뒤바꿔놓아서 공격성을 드러내는 것일까? 하지만 이건 어디까지나 하나의 가설일 뿐이다. 알다시피 관련성이 있다는 것과 원인으로 작용한다는 것은 전혀 다른 의미다. 게다가 실제로 테스토스테론이 공격적인 행동의 원인으로 작용한다고 한들, 그 과정이 뇌를 직접적으로 바꿔놓는 방식으로 진행되지는 않을 것이다.

이 가설에 맞서는 다른 가설에 따르면 수사슴이 공격적인 모습으로 변하는 이유는 테스토스테론이 강력한 뿔과 근육을 마련해주면 뿔과 근육이 수사슴 간 관계에 영향을 미치고, 이것이 다시 행동에 영향을 주기 때문이다. 아니면 테스토스테론 때문에 암컷에 대한 성적 관심이 높아지면서 싸우고자 하는 욕구가 생겨나는지도 모른다. 그것도 아니라면 어쩌면 공격적인 행동은 테스토스테론과는 전혀 관련이 없고 다른 이유 때문에 생기는 것인지도 모른다. 그리고 오히려 반대로 공격적인 행동이 테스토스테론 수치를 높인다고 생각해볼 수도 있다.

어떻게 해야 답을 얻을 수 있을까? 우선 부모들에게 익숙한 사례인 단 음식과 아이들의 활성도 관계를 한번 살펴보자. 내 아들 그리핀은 핼러윈이 오기를 손꼽아 기다리지만 사탕을 너무 많이 먹고 나면 도무지

테스토스테론

제시간에 잠드는 법이 없다. 이렇게 취침 시간 행동이 엉망이 되는 원인은 무엇일까? 생각해볼 수 있는 가설은 아이들이 당분으로 섭취한 잉여 에너지를 소비하기 위해 이리저리 뛰어다니게 된다는 것이다. 부모들은 아이들이 단것을 먹고 나서 떠들썩해지는 모습을 많이 접하기 때문에 단것과 이상한 행동을 연결 짓게 된다.

하지만 그리핀의 높은 에너지 수준은 단것이 아니라 핼러윈 때문에 흥분해서 나타난 것일 수도 있지 않을까? 그리핀은 밤에 친구들과 즐거운 시간을 보냈고, 외계인 옷을 입고 있었으며, 날마다 조금만 있으면 사탕을 마음껏 먹을 수 있다며 핼러윈을 손꼽아 기다렸다. 이 가설에 따르면 단것은 흥분된 행동과 연관이 있을 뿐이지 흥분된 행동의 원인이 아니다.

단것이 요상한 행동의 원인인지 아니면 그저 진짜 원인과 관련성이 있는 것에 불과한지는 어떻게 판단할 수 있을까? 우리가 관찰한 내용을 다른 정보와 연결 지어 살펴보는 방법이 있을 것이다. 예컨대 혈당 수치 상승이 행동 수준 상승의 원인임을 보여주는 메커니즘이 있는지, 사람 이외의 동물도 단것을 많이 먹으면 이상한 행동을 하는지, 사회적 환경이 아이들의 행동 수준에 영향을 미친다는 독립된 증거가 있는지와 같은 정보와 연결시켜 살펴보는 것이다.

아니면 2장에서 소개한 베르톨트의 수탉 실험과 같이 "제거하고 대체"하는 실험을 실시하는 방법도 있다. 이번에는 사탕 속의 당분을 제거하고 대체해보는 것이다. 최대한 비슷한 환경 조건 속에서 그리핀이 잠자리에 들기 전에 한 주는 일반 초콜릿과 똑같은 맛이 나는 무가당 초콜릿을 먹게 해주고 다음 주에는 설탕이 든 일반 초콜릿을 먹게 해주는 것이다. 만약 설탕이 든 초콜릿을 먹은 주에 잠을 쉽게 이루지 못한다면 단 것이 아이를 흥분시킨다는 가설이 입증되는 것이다.[233] 하지만 두 주 내내 잠자리에 쉽게 든다면 "파티" 때문에 흥분한 것이라는 가설을 들여다 봐야 할 것이다.

이제는 어떤 원리인지 이해가 될 것이다. 섬세한 실험을 통해 무엇이 무엇의 원인으로 작용하는지를 보여줘야 하고 정립이 잘된 이론으로 일관되게 설명하는 것이 중요하다. 실제로 설탕이 아이를 흥분시킨다는 가설을 검증하는 실험들이 위와 같은 방식으로 실시되었고, 이 가설은 미신에 불과한 것으로 드러났다.

호르몬과 행동 사이의 관계성은 딱 부러지게 드러나는 경우가 잘 없으며, 대다수 야생동물처럼 사회 환경이나 생태 환경이 복잡하게 얽혀 있으면 인과성은 더욱 모호해진다. 하지만 야생동물이나 사육동물을 대상으로 "제거하고 대체"하는 실험을 실시해보면 테스토스테론이 여러 종에게서 신체적 공격성을 유발하는 주요 원인으로 나타난다. 1970년대 들어 럼 섬에 사는 붉은사슴을 대상으로도 이런 실험이 실시되었고, 이 중 일부는 야생동물을 대상으로는 처음 실시된 것이었다.[234]

연구진은 테스토스테론이 붉은사슴의 공격적인 행동과 관련해서 어떤 역할을 하는지 알아보고자 럼 섬에 있는 붉은사슴 수컷 세 마리를 번식기와 비번식기에 걸쳐 서로 다른 시기에 거세했다. 테스토스테론이 분비되지 않자 곧 세 사슴 모두에게서 뿔이 떨어졌다. 뿔은 새로 자라나기는 했지만 기형이었고 가지를 뻗지 않았으며 모피막이 떨어져 나가야 할 시점까지도 그러지 않았다. 목 근육도 커지지 않고 여름과 같은 수준을 유지했으며, 갈기도 발정기를 앞두고 자라야 할 만큼 자라지 못했다.

테스토스테론

일반적인 수사슴의 뿔은 모피막을 벗고 단단해지기 때문에 거세한 수사슴의 작고 연한 뿔은 적수가 되지 못한다. 거세한 수사슴은 공격성이 뚝 떨어지고 서열이 추락했다. 그런데도 별로 개의치 않는 듯했다. 예전과 달리 발정기 암컷의 냄새에 시큰둥했고 울부짖는 소리를 낼 생각도, 발정기 때 찾던 곳에 갈 생각도 하지 않았다.

거세는 수사슴의 공격성을 낮추는 원인으로 작용했지만 연구원들은 수사슴의 행동 변화가 테스토스테론이 뇌에 미치던 영향이 사라진 탓인지 아니면 테스토스테론이 다른 기관에 간접적으로 미치던 영향이 사라진 탓인지 확신할 수가 없었다. 거세한 수사슴은 자기가 봐도 남이 봐도 만만해 보이기 때문에 예전보다 조용히 지내는 것일지 몰랐다.

연구진은 답을 얻기 위해서 테스토스테론 수치를 바꿔보았다. 오래도록 서서히 분비되도록 하는 캡슐을 이용해 거세한 수사슴에게 발정기 수준의 테스토스테론을 주입한 것이다. 연구진은 테스토스테론이 성행동과 공격적인 행동에 미치는 영향을 확인하고자 번식기와 비번식기에 걸쳐 1년에 두 번 테스토스테론을 주입해서 테스토스테론 수치를 높였다. 뿔이 없고 거세를 한 수사슴은 테스토스테론을 회복하자 다시 암컷에게 관심을 보였다. 테스토스테론을 주입받은 수사슴은 암컷을 차지해서 하렘을 만들고자 했다. 하지만 암컷에게 관심을 보이는 효과는 암컷이 임신을 할 수 있는 발정기에만 나타났다. 발정기가 아니어서 암컷이 새끼를 배지 못하는 시기에는 테스토스테론 수치를 높여도 성욕을 이끌어내는 효과가 발생하지 않았다. 추측컨대 이런 현상이 나타나는 이유는 발정기 암컷의 냄새라든가 발정기를 알리는 낮 길이의 변화처럼 성행동을 자극하는 환경적인 신호가 없었기 때문인 듯하다.

이처럼 테스토스테론 수치가 다시 높아진 수사슴은 비번식기가 되면 짝짓기에는 관심이 없어진 듯했으나 서열에는 여전히 신경을 썼다. 서열에 대한 관심은 번식기든 비번식기든 시기를 가리지 않았다. 이전에 온순하던 수사슴은 테스토스테론을 주입하자 아직 뿔이 제대로 자라지도 않았고 모피막에 싸여 있는데도 곁에 있는 수사슴과 싸움을 벌이기 시작했다.

이 같은 결과로 알 수 있듯이 테스토스테론은 성행동이 나타나기 위한 필요조건이지 충분조건이 아니다. 발정기 암컷이든 발정기 암컷과 관련된 다른 요소든 적절한 환경적 자극이 반드시 뒤따라야 한다. 또한 이 연구 결과는 테스토스테론이 수컷의 공격성에 미치는 효과가 테스토스테론과 관련된 요소들, 이를테면 크고 날카로운 뿔과 다른 수컷의 공격 행위, 발정기 암컷, 높은 성욕 때문에 나타나는 것이 아니라는 점도 보여준다. 이런 종류의 실험은 결정적인 증거에 도달하지는 못하지만 그렇다고 해서 제대로 된 반론이 존재하는 것도 아니다. 붉은사슴이나 여러 다른 동물에게서 얻은 증거는 테스토스테론이 뇌에 미치는 영향이 동물의 공격성을 높인다는 것을 여실히 보여준다.

성행동과 공격 행동은 동반할 때가 많지만, 테스토스테론이 이 두 행동에 각각 따로 영향을 미치는 것은 진화적으로 이해할 만한 일이다. 붉은사슴을 비롯한 계절번식동물이나 침팬지를 비롯한 주년번식동물에 속하는 여러 수컷 사이의 서열은 발정기 암컷이 없을 때 정해지거나 조정된다. 서열은 영토와 같이 수컷이 얻을 수 있는 자원에 영향을 미치고 이것은 다시 암컷을 얻는 능력에 영향을 미친다. 다시 말해 공격성은 짝짓기 철이 아닐 때도 유용하다. 테스토스테론의 변화는 수컷의 번식 계획에 도움이 된다.

성선택

일부 수사슴은 후손을 하나도 얻지 못한다. 그러면 유전자를 전달할 수 없기 때문에 진화의 입장에서 보면 이들 수사슴은 죽은 셈이나 다름없다. 이 말은 커다란 위협을 무릅쓰고 암컷을 독점하고 다른 수컷을 막아세우면 진화적으로 유리한 입장에 놓인다는 뜻이다. 타고난 유전자 덕분에 몸집이 크고 근육이 많고 뿔이 날카로우면 새끼를 더 많이 얻는 경향이 있으며, 대담하며 상대방을 불구로 만드는 능력이 뛰어나도 번식에 유리하다. 이런 과정이 여러 세대에 걸쳐 반복되면서 붉은사슴의 암컷과 수컷은 겉모습이 서로 달라졌다.[235]

　붉은사슴은 계절번식동물이기 때문에 수컷 동물에게서 나타나는 테스토스테론의 효과를 살펴보기에 안성맞춤이다. 계절별로 사회적 환경과 물리적 환경이 요동치고 테스토스테론 수치가 오르내리면 급격한 변화가 명확하게 나타나면서, 뿔과 정자가 없고 비교적 온순하던 동물이 성욕과 공격성이 넘치고 위험한 동물로 탈바꿈한다. 그러나 붉은사슴은 여느 포유류와 마찬가지로 암수 간에 성적 비대칭성이 많이 나타난다.

　암수 간의 성적 비대칭성은 난자와 정자의 크기 및 수량에서부터 시작해 타고나는 신체적 특성으로도 이어진다. 암컷은 자신의 몸을 새끼를 돌보고 먹이는 용도로 활용해야 하며, 이 기간 동안에는 다른 새끼를 낳지 못한다. 하지만 대다수 수컷은 새끼의 DNA에만 기여하고 나면 '여유'

시간과 에너지를 또 다른 짝짓기 기회 물색에 써도 된다. 이렇게 수컷과 암컷에게서 나타나는 차이는 성별에 따라 예측 가능한 행동 패턴으로 이어진다.[236] 수컷은 짝짓기 경쟁을 우선시하고, 암컷은 건강 유지와 생존에 필요한 자원을 얻고 적절한 짝짓기 상대를 찾는 것을 우선시하는 것이다.

찰스 다윈은 이 같은 성차를 처음으로 언급했으며, 이와 관련된 내용을 담아 1859년에 《종의 기원》을 출간했다. 《종의 기원》에는 다음과 같은 대목이 등장한다. "이런 종류의 선택은 다른 유기체와의 관계나 외부 환경에서 살아남기 위해 벌이는 투쟁보다는 한쪽 성(주로 수컷)에 속한 각 개체가 다른 쪽 성을 차지하기 위해 벌이는 투쟁의 결과에 달려 있다."[237] 앞서 2장에서 설명했듯이 다윈은 이것을 "성선택"이라고 불렀다. 성선택은 북실북실한 털이나 포식자를 속이기 위한 위장과 같은 '생존 경쟁'에 도움이 되는 특성과는 관련이 없다. 그보다는 짝짓기 능력을 향상시키는 특성과 관련이 있다. 뿔은 수사슴이 암컷을 얻도록 도와주기 때문에 번식에 도움이 된다.

다윈이 말한 대로 주로 수컷 사이에서 발생하는 짝짓기 경쟁은 성선택의 개별 사례에 불과하다.[238] 다른 예로는 한쪽 성(주로 암컷)이 다른 쪽 성을 선택하는 상황과 같이 조류에게서 흔히 나타나는 현상이 있다. 다윈의 설명에 따르면 "극락조를 비롯한 일부 조류 수컷은 한데 모여서 연이어 자신의 섬세한 용모와 아름다운 깃털을 한껏 과시한다. 그 모습은 마치 암컷 앞에서 요상한 춤 솜씨를 선보이는 것과 같은데, 암컷은 그 모습을 지켜보다가 가장 마음에 드는 짝을 선택한다."[239]

배우자를 고르는 성선택을 가장 잘 보여주는 새는 몸 뒤쪽에 기다랗고 다채로운 깃털이 달린 공작이다. 암컷 공작은 수컷 공작과 달리 몸 뒤편이 밋밋하다. 다윈은 이처럼 암컷과 수컷에게서 다른 특성이 나타나는 문제를 두고 오랫동안 고민하다가 식물학자인 아사 그레이Asa Gray에게 툴툴거리는 어조의 편지를 보냈다. "공작의 꼬리 깃털을 볼 때마다 골치가 아프다네!"[240]

다윈은 1871년에 출간한 두 번째 대표작 《인간의 유래와 성선택》에서 수컷 새의 장식물을 설명한다.[241]

수컷 새가 점차 장식성을 획득해나가는 과정은 쉽게 이해할 수 있다. 모든 동물은 개체 간에 차이가 있으며, 인간이 자기 눈에 가장 아름다워 보이는 새를 선택하는 과정에서 애완용 새를 변화시키듯이, 암컷이 습관적으로 또는 시시때때로 드러내는 선호도는 종의 특성을 확실히 바꿔놓을 수 있다. 이런 변화는 해당 종의 생존과 양립할 수 있는 한, 시간의 흐름에 따라 거의 무한에 가깝게 확장될 수 있다.

짝짓기 상대를 선택하는 과정은 다윈이 깨달았던 것보다 복잡하지만 다윈이 생각한 기본 개념은 옳았다. 짝짓기 상대를 선택하는 과정은 조류뿐만 아니라 양서류, 어류, 파충류, 영장류 등 여러 종에게서 나타나는 암수 간의 성적 비대칭성을 일정 부분 설명해준다. 암컷이 주로 아름답거나 용감하거나 노래를 잘 부르거나 비열하거나 향긋한 냄새가 나는 수컷을 짝짓기 상대로 선택한다면, 암컷의 '결정'은 수컷의 2차 성징(성별에 따라 다르고 사춘기에 발현되며 신체적 번식 행위와는 직접적인 관련이 없다)이

진화하도록 이끄는 강력한 요인이 될 것이다.[242]

암컷의 공격성

암컷도 먹이, 보금자리, 수컷을 놓고 직접 경쟁해야 하는 상황에서는 공격성을 자주 그리고 강하게 보이도록 진화한다.[243] 먹이나 보금자리와 같이 번식에 필요한 자원은 짝짓기 상대에게서 좋은 유전자와 더불어 함께 제공받을 수도 있지만 경우에 따라서는 경쟁자의 번식 능력을 제거해서 획득 가능성을 높일 수도 있다. 아프리카 사막에 땅굴을 파고 사는 벌거숭이두더지쥐 암컷이 바로 그런 사례다. 벌거숭이두더지쥐는 분홍빛이 감도는 주름진 피부에 털이 하나도 없는 설치류로, 마치 음경에 이빨을 달아놓은 듯한 모습이다. 암컷이 우두머리 역할을 맡는 이 동물은 공격적인 암컷이 다른 암컷을 괴롭혀 극심한 스트레스를 받게 만드는데, 스트레스를 받은 암컷은 난소가 제 기능을 못해 불임 상태가 된다. 이후 우두머리 암컷은 마음에 드는 수컷을 맞아들인다.[244]

악명 높은 점박이하이에나 암컷도 빼놓을 수 없다. 이들은 공격성이 워낙 높아서 경험 많은 전문가들도 암컷과 수컷을 쉽사리 구별하지 못한다. 점박이하이에나 암컷이 소변을 보고 짝짓기를 하고 출산을 할 때 사용하는 음핵은 생김새가 음경과 완전히 똑같다.[245] 게다가 이들에게는 꼭 음낭처럼 보이는 부위도 달려 있다.

또 다른 사례로는 미어캣 암컷을 꼽을 수 있다. 미어캣 암컷은 우두머리가 되면 최대 10년 동안 무리 내 번식 기회를 독차지한다. 우두머리 암컷이 되면 유리한 점이 많기 때문에 그 자리를 얻기 위해 암컷끼리 치열하게 싸우는데, 그때 사용하는 비열한 전략 중에는 상대 암컷의 새끼 없애기도 있다.[246]

이들 암컷의 공격성이 내분비계 변화 때문인지는 아직 제대로 밝혀지지 않았으며, 테스토스테론과의 관련성도 명확하지 않다. 하지만 출생 전의 테스토스테론 수치가 이들에게 중요하다는 몇몇 증거는 있다. 예를 들어 미어캣과 하이에나의 경우 임신한 우두머리 암컷의 테스토스테론 수치는 임신한 다른 암컷보다 높고, 우두머리 암컷에게서 태어난 새끼는 다른 암컷에게서 태어난 새끼보다 공격성이 높다. 그렇다면 높은 테스토스테론 수치가 암컷 태아의 뇌에 작용하면서 성체의 공격성을 높이는 방향으로 영향을 미치는 것인지도 모른다.

보통 암컷이 거센 공격성으로 이득을 얻는 상황에서 공격성을 적재적소에 발휘하게끔 이끄는 호르몬은 테스토스테론이 아니다. 공격성이 성공적인 번식으로 이어지는 상황에서 암컷에게는 다른 비책이 있으며, 암컷은 수컷에게서 나타나는 호르몬 작용에 의지할 필요가 없다.

암컷은 번식의 성공 여부가 달려 있는 상황, 예컨대 새끼가 위험에 처하거나 자원을 두고 경쟁이 벌어지거나 도전자가 나타나는 등의 상황에서 공격성을 드러낼 수 있다. 하지만 수컷과 비교해보면 암컷은 신중하고 건강하게 오래 살아가는 편이 더 이득이다. 그렇게 살아가려면 공격성은 낮은 것이 좋다.

테스토스테론의 조절 기능과 전달 기능

성선택은 분명 몸에 영향을 미치지만 행동에도 영향을 미친다. 뿔이나 멋진 꼬리 같은 특수 무기가 있는데 이걸로 상대방을 위협하거나 유혹하지 않는다면 그거야말로 이상한 일이다. 진화는 에너지 낭비를 싫어하며, 비싸고 쓸모없는 특성과 관련된 유전자는 집단 내에서 제거되기 마련이다. 수사슴은 특히 부상을 입어 암컷을 내놓아야 할 상황이 생길 수 있다면, 기회가 있을 때 경쟁자의 다리를 부러뜨리거나 눈을 찌르기를 주저하지 않을 것이다. 그리고 암컷을 두고 다투려는 욕구나 암컷과 짝짓기를 하려는 욕구는 암컷의 가임기에 생긴다.

강하고 성욕이 넘치는 싸움꾼은 새끼를 더 많이 얻는데, 그러면 새끼는 성욕과 호전성이 넘치는 아비의 유전자를 실어 나른다. 이 과정은 테스토스테론을 통해 다음 수컷 세대에서 더 많이 발생한다. 테스토스테론은 편리하게도 암컷의 몸속에서 이 유전자를 다루는 문제도 해결해준다. 테스토스테론 수치가 낮으면 해당 유전자 다수는 미개봉 상태로 구석으로 내몰린다.

무기를 사용할 수 있는 시기가 제한되어 있다면, 무기를 사용할 수 있는 기간에만 다른 수컷을 밀어붙여야 할 것이다. 그렇지 않으면 총이 아니라 바나나를 들고 은행을 터는 꼴인데 그래서는 목표를 달성하기가 어렵다. 그리고 싸울 무기가 없거나 무기를 사용할 기회가 없다면, 정자도 쓸모가 없어진다. 테스토스테론은 이와 관련된 조정 및 정보 전달 작업을 맡아 효과적으로 수행한다. 테스토스테론은 성선택이 마주하는 문제, 다시 말해 생식기관 및 그 기능을 필요한 행동과 조화시켜 제대로 활용하게끔 해주는 해결책이다.

패배자 도마뱀

가시도마뱀은 애리조나 남동부 산악지대에서만 서식하는, 일부다처제 계절번식동물이다. 이 도마뱀은 몸집이 작고 뿔이 없지만 번식 방식이 붉은사슴과 놀라우리만큼 유사하다. 비번식기가 되면 수컷은 가까이에 모여 살아서 서로 밀치고 밟아대기 일쑤지만 그래도 크게 개의치 않는다.

수컷 도마뱀의 영역 공격성은 크게 세 단계로 나뉜다. 비번식기인 겨울과 이른 봄에는 거의 없다시피 하고, 영역 설정기인 여름에는 낮으며, 번식기인 가을에는 높다. 번식기에 싸움을 잘하려면 겨울과 봄에 에너지를 비축하고 불필요한 충돌을 피해야 한다. 겨울에는 평화를 유지하고 지방량을 늘리기 위해서 테스토스테론 수치가 바닥으로 떨어진다. 하지만 여름이 오면 전운이 감돌고, 수컷은 서열과 영역 그리고 짝짓기 경쟁을 치르기 위한 번식 장소로 돌아온다.

암컷은 가을이 되기 전까지는 모습을 드러내지 않는다. 수컷은 암컷이 싸울 만한 가치가 있는 상태로 도착할 때까지 사나운 공격성을 아껴둔다. 하지만 여름철이 되면 수컷은 서로 으르렁대고 으스대는 방식이 아니라 도마뱀식 팔굽혀펴기와 고개나 몸을 흔들어대는 위협 행동으로 스스로를 과시한다. 도마뱀식 윗몸일으키기를 무시했다가는 큰코다친다. 다른 수컷의 과시 행동에 무관심한 수컷은 가장 낮은 서열로 내몰리거나 공격당할 수도 있다. 이 정도 공격성을 뒷받침하기 위해서 테스토스테론은 겨울철의 가장 낮은 수준보다 열 배 높은 수준으로 알맞게 분비된다. 너무 높지도 낮지도 않게 딱 알맞은 수준으로 말이다.[247]

그렇다면 테스토스테론이 알맞게 분비되어야 하는 이유는 무엇일까? 테스토스테론 수치가 높으면 무슨 문제가 생길까? 테스토스테론이 수컷의 번식에 그렇게 큰 도움을 준다면, 왜 암컷이 오기 전에 미리 적절한 수준 이상으로 분비되지 않는 것일까? 그러면 윗몸일으키기 실력을 더욱 맹렬하게 뽐내면서 영역을 더 많이 차지하고 암컷과 새끼를 더 많이 거느릴 수 있을 텐데 말이다. 그들은 왜 테스토스테론 다이얼을 1년 내내 높이 돌려놓지 않는 것일까? 도마뱀이든 붉은사슴이든 테스토스테론 수치를 계속해서 높게 유지하면 경쟁이 시작되기도 전부터 유리한 고지를 점령하는 것이 아닐까?

과학자들도 똑같은 의문을 품고, 1980년대 후반에 해답을 찾기 위한 연구를 실시했다. 가을철 번식기에 도마뱀을 거세하고 테스토스테론을 제거하면 과학자들이 알아낸 것처럼, 영역을 차지하기 위한 행동과 암컷에 대한 관심도가 떨어진다.[248] 그리고 여름철에 테스토스테론 수치가 낮은 일반적인 수컷 도마뱀을 데려와 가을철 번식기가 될 때까지 테스토스테론 수치를 최저 수준의 100배로 높이면 영역성과 공격성이 증가한다.[249] (하지만 발정기 암컷이 내보이는 신호가 없으면 영역성과 공격성이 최대치에 이르지는 않는다.)[250]

잠깐! 과학은 테스토스테론이 공격성과 성욕을 높인다는 걸 보여준다! 하지만 해당 과학자들은 수컷이 경쟁 우위를 점하기 위해 테스토스테론 수치를 높게 유지하지 않는 이유에 대해서는 아직 답을 알려주지 않았다.

여름이 저물어갈 무렵, 과학자들은 테스토스테론 수치를 인위적으로 높인 도마뱀과 테스토스테론 수치가 일반적인 수준으로 알맞게 분비되는 도마뱀을 비교했다. 테스토스테론이 알맞게 분비된 도마뱀은 80퍼센트가 살아남았다. 이 부류에 속한 도마뱀은 여름철 습관대로 행동했다. 은신처 밖에서 세 시간을 보내며 일광욕을 하고 곤충을 잡아먹고 자기 영역을 지켰다. 반면 테스토스테론 수치를 인위적으로 높인 도마뱀은 그보다 두 배 더 많은 시간 동안 자기 영역을 순찰하고 다른 도마뱀을 공격하고 자기 힘을 과시했다. 에너지를 소비한 시간은 더 많았고 휴식과 먹이 활동에 쓴 시간은 더 적었다.

테스토스테론 수치를 인위적으로 높인 도마뱀은 대다수가 영역 확장에 성공했다. 하지만 가을철 짝짓기 준비 과정에는 처참하게 실패해서 영역을 넓힌 노력이 무용지물이 되었다. 이들은 테스토스테론 수치가 알맞게 조절된 도마뱀에 비해 야위었거나 건강 상태가 좋지 못하거나 죽고 말았다. 절반 가량이 때 이른 죽음을 맞이했다. 너무 이른 시기에 집 밖으로 나와서 소중한 에너지를 현명하지 못한 방식으로 너무 빨리 소진해버렸다. 반면 테스토스테론이 알맞게 분비된 도마뱀은 휴식을 취하고 살을 찌우면서 암컷이 도착하기를 기다렸다. 이들은 분별력 있는 유전자를 후손에게 물려줬다. 자, 누가 패배자인가?

헌신적인 아빠

테스토스테론 수치가 높아서 패배자가 되는 길은 이것 말고 또 있으며,

이 현상을 발견한 사람은 영국의 진화생물학자인 존 윙필드John Wingfield
였다. 1950년대~1960년대에 걸쳐 유년기를 영국 시골 지역에서 보낸 윙
필드는 자연의 매력에 흠뻑 빠졌고, 계절에 따라 조류의 행동에 변화가
생기는 현상에 호기심을 갖게 되었다. 윙필드의 연구는 행동내분비학 분
야에 커다란 영향을 미쳤으며, 그는 주로 미국 동부 지역에 서식하는 노
래참새의 호르몬이 번식 행동에 미치는 영향을 연구 주제로 다뤘다.

여느 새들과 마찬가지로 노래참새 역시 계절번식동물이다. 추운 겨
울이 지나고 봄이 다가오면 노래참새의 색상, 노래, 성생활, 경쟁심에 변
화가 생긴다. 붉은사슴이나 가시도마뱀과 같은 다른 계절번식동물이 그
렇듯이 정자가 불필요하고 테스토스테론이 거의 분비되지 않다시피 하
는 시기에는 수컷들 사이의 관계가 비교적 원만하다. 하지만 기온이 오
르고 암컷이 발정기를 맞이하면, 수컷은 생식력이 좋은 암컷을 유혹하기
위해 좋은 영역을 차지하고자 경쟁을 벌인다(대체로는 노래를 불러서 경쟁
자를 쫓아내지만 더러는 몸싸움을 벌이기도 한다). 보통 수컷 한 마리는 번식기
내내 암컷 한 마리와 더불어 자기 영역에 정착하고는 암수가 함께 새끼
몇 마리를 기른다.

암컷은 번식기 동안 발정기를 거치며 알을 몇 개 낳는다. 발정기 암
컷은 자신의 짝뿐만 아니라 다른 수컷에게도 관심의 대상이 되기 때문에
부정행위가 적잖이 발생한다. 노래참새 새끼의 약 4분의 1이 이웃 수컷의
자식이다! 따라서 암컷과 짝을 맺은 수컷은 '짝보호'에 나서서 다른 수컷
의 침입을 막아야 한다. 더불어 수컷은 암컷과 새끼에게 먹이를 가져다
주고 포식자에게서 가족을 지켜야 한다(암컷은 주로 둥지에 머문다). 번식
기에 접어들면서 수컷 사이의 경쟁이 극심해지면 테스토스테론 수치가

최고조에 이른다. 하지만 초기에 일어나는 소란이 가라앉고 새들이 자기 짝을 찾으면 테스토스테론 수치가 알맞은 수준으로 떨어진다. 짝짓기와 양육에 딱 필요한 수준으로만 유지되는 것이다.

노래참새의 테스토스테론 수치와 수컷의 번식 행동 사이의 관계를 간략하게 그려보면 아래 그림과 같다.

윙필드는 이 같은 행동 변화가 테스토스테론 수치 변화와 단순하게 연관되어 있는 정도가 아니라 테스토스테론이 행동을 조절한다는 점을 보여줬다. 우리는 이미 수탉과 붉은사슴, 도마뱀을 거세하면 성욕과 공격성이 크게 떨어진다는 사실을 알고 있다. 윙필드는 노래참새 수컷에게서도 똑같은 현상을 발견했다. 테스토스테론이 분비되지 않으면 번식 행

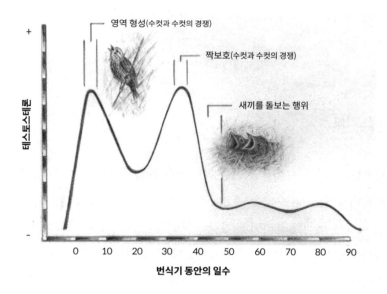

| 노래참새의 테스토스테론 수치와 수컷의 번식 행동 사이의 관계 |

동이 나타나지 않는 것 말이다. 그렇다면 테스토스테론이 알맞게 분비되고 아빠로서의 역할을 다 하고 있는 수컷에게서 테스토스테론 수치가 솟구치면 어떤 일이 벌어질까? 도마뱀처럼 과시욕이 높아지고 그에 대한 대가로 점점 야위고 더러는 죽음에 이르기도 할까? 전혀 그렇지 않다. 노래참새도 대가를 치르기는 하지만 이번에 대가를 치러야 하는 쪽은 새끼들이다.

윙필드는 하루 종일 벌레나 씨앗 같은 먹이를 둥지로 실어 나르는 아빠 수컷들의 테스토스테론 수치를 높였다. 이렇게 테스토스테론 수치가 높아지자 수컷은 다른 활동에 한눈을 많이 팔았다. 새끼들에게 헌신하지 않고 하루 종일 자기 영역의 경계에서 노래를 부르면서 이웃 수컷을 쫓아내고 새로운 암컷을 차지하고자 노력했다. 테스토스테론 수치가 높은 아빠는 가족을 등한시했고, 그러자 새끼들이 굶주려 죽을 확률이 높아졌다.

도전 가설

윙필드는 또 다른 실험도 진행했다. 이번에는 주인이 있는 영역들의 한가운데에 '침입자' 수컷을 새장에 한 마리씩 담아 놓아두었다. 새장에 갇힌 새들은 노래를 불러댔고 영역의 주인들은 그 상황이 마뜩잖았다. 이들은 어렵사리 마련한 영역을 지키고자 큰 소리로 노래를 불렀고, 침입자의 새장을 공격하기도 했다. 윙필드와 연구진은 이렇게 성이 나 있는 새들을 포획하고는 평안하게 살아가는 다른 수컷과 테스토스테론 수치

테스토스테론

를 비교했다. 도전자가 번식 활동에 도전해 오자 영역 주인의 테스토스테론 수치는 최고조에 이르렀다. 테스토스테론이 공격성을 높이기도 하지만 공격성이 테스토스테론 수치를 높이기도 하는 것이다.

노래참새 수컷은 다른 여러 종류의 동물과 마찬가지로 건강, 생존, 번식 성공률에 미치는 부작용을 피하기 위해 대부분의 시간 동안 테스토스테론 수치를 낮게 유지한다. 이렇게 할 수 있는 이유는 안정적인 질서와 서열 신호가 존재하기 때문이다. 안정적인 사회 체계와 서열 신호는 공격성을 낮추고 테스토스테론 수치를 높여야 할 필요성을 없애준다. 하지만 수컷이 짝짓기, 서열, 먹이를 두고 극심하게 경쟁을 펼쳐야 해서 질서가 무너지는 시기가 되면, 누군가가 도전해 올 때 테스토스테론 수치가 상승한다.[251] 요약하자면, 수컷이 번식 준비를 하거나 가족을 돌보거나 도전자와 싸우는 상황에 따라 테스토스테론 수치가 오르내린다. 윙필드는 1990년에 발표한 논문에서 이러한 현상을 "도전 가설Challenge Hypothesis"이라고 불렀다.[252]

도전 가설은 테스토스테론과 척추동물의 공격성에 연관성이 있음을 보여주는 여러 연구 결과를 뒷받침한다. 계절번식동물 수컷의 테스토스테론 수치는 물리적 환경이 내보내는 신호에 민감하게 반응한다. 낮의 길이나 기온이 바로 그런 신호다. 이런 신호는 번식 기능이나 행동을 증가 또는 감소시켜야 함을 알려주는 단서다. 하지만 수컷에게 지금이 높은 테스토스테론에 따르는 대가를 감수해야 할 시기인지 아니면 나중에 번식에 성공하기 위해서 테스토스테론 수치를 낮추고 공격성을 아껴둬야 하는 시기인지를 알려주는 것은 도전자 수컷이나 매력적인 암컷, 배가 고파서 꽥꽥 울어대는 새끼와 같은 사회적 환경이 내보내는 단서다.

테스토스테론은 상황에 따라 수치가 오르내린다.[253] 그 수치는 높은 쪽이 낮은 쪽보다 항상 좋은 것은 아니며 상황에 따라서는 높은 것이 치명적인 결과로 이어질 수 있다. 윙필드의 도전 가설은 새로운 발견을 수용하기 위해 수정과 보완을 거쳤다.[254] 하지만 각종 동물의 테스토스테론과 행동의 관계를 알려주는 이 가설의 기본 원리는 수많은 연구 결과를 통해 입증되었다. 도전 가설의 밑바탕을 이루는 메커니즘은 성선택이 얼마나 탁월한 이론인지를 보여준다.

생식 내분비학자 피터 엘리슨Peter Ellison이 말한 대로, "수컷의 생식기능은 간단히 말해서 에너지를 짝짓기 기회로 바꾸는 시스템이다. 테스토스테론의 변화가 기능상 중요한 이유는 바로 이 시스템을 운영하기 위함인 듯하다."[255]

이것은 인간 이외의 포유류에게는 의심의 여지가 거의 없이 옳은 설명이다. 그렇다면 우리 인간은 어떨까?

테스토스테론

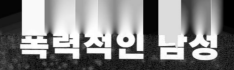

폭력적인 남성

잠자코 앉아 있어

새해 전날, 작가 데몬 페어리스Daemon Fairless는 아내 리애나와 함께 야외 아이스링크에서 스케이트를 타며 즐거운 오후를 보냈다. 두 사람은 리애나의 부모님 댁에서 새해 첫날을 기념할 생각에 들뜬 채로 지하철에 올랐다. 지하철 안에도 흥겨운 분위기가 감돌았고, 옆자리 승객들은 이미 축제 분위기였다. 하지만 얼마 후 떠들썩한 남성 무리가 다른 승객들의 주목을 끌려고 했다.

　페어리스는 지하철이 빠른 속도로 터널을 통과하는 사이에 술에 취한 20대 초반 남성이 문을 열고 객실 밖으로 머리를 내밀려하면서 허세를 부리자 승객들이 슬슬 불편해하는 걸 느꼈다. 승객들은 그 광경을 걱정스러운 눈빛으로 바라보았고, 말수가 점점 줄어들었다. '덜떨어진 인간이군.' 페어리스는 생각했다. 비속어가 난무하는 불편한 상황은 점점 참기 어려운 수준으로 치달았다. 페어리스는 자신이 나서서 분위기를 다잡을 수 있을지 따져봤다. 자신이 어떤 면에서 유리한지 생각해봤다. 상대방은 체구가 크고 나이가 자신보다 열다섯 살쯤 어려 보였지만, 체구는 키 190센티미터에 몸무게 90킬로그램인 자신이 더 컸다. 겉보기에 몸 상태도 자신이 더 좋아 보였고, 더군다나 술에 취하지도 않은 상태였다.[256] 페어리스는 만일의 사태가 발생했을 때 자신이 상대방을 제압할 수 있으리라고 판단했다. 그는 2018년에 출간한 책《혈기Mad Blood Stirring》에서 상황이 순식간에 손쓸 수 없는 지경으로 치달았다고 이야기한다.[257]

지평선 위에서 무언가가 끓어오르더니 파도처럼 내게로 빠르게 밀려들었다. 깊고도 유혹적인 충동이다. 이 녀석은 쓰레기다. 관자놀이 사이에 서늘한 기운이 맴돈다. 내 주변에 있는 사람들은 두려워하기도 하고 걱정스러워하기도 한다. 위협감을 느낀다. 나는 그렇지 않다. 그와 달리 내 안에서는 뭔가 근질거리는 느낌이 하나의 욕망처럼 자라난다. 포식자의 습성이 솟구친다. 나는 이 녀석을 무릎 꿇리고 싶다. 내 발 아래에 두고 겁에 질리게 만들고 싶다. 나는 자리에서 일어나 그 녀석 곁에 선다.

"네 자리에 잠자코 가만히 앉아 있어." 내가 말한다. 얼굴이 뻣뻣하게 굳는다. 나는 이를 드러내며 얼굴을 찡그린다.

녀석이 깜짝 놀란 표정으로 위를 올려다본다. 녀석은 내가 어떤 사람인지 가늠해보고는 고개를 곧추세운다. "넌 뭐야?" 녀석의 숨결이 뜨겁다…….

나는 몸을 구부리고 나지막이 내지르듯이 말한다. "내가 누구냐면, 널 제자리에 얌전하게 앉혀 둘 사람이지."

녀석은 뭔가 동물을 가리키는 말을 내뱉었는데 정확히 뭐라고 대꾸했는지는 기억나지 않는다. 녀석이 머리 위로 주먹을 치켜든다.

테스토스테론

녀석이 있는 곳은 아내와 너무 가깝다.

나는 일어서 있고, 우리는 가슴과 가슴을 맞댄 상태다.

내가 말한다. "나불대기만 하고 주먹을 날리지는 못하는 걸 보니 겁쟁이구나. 어디 덤벼봐. 아니면 엉덩짝 붙이고 얌전히 앉아 있든가."

파도가 부서져 내린다. 모든 게 갑작스레 명확하고 단순해진다. 해결책은 분명하다. 나는 그 단순함에 마음이 놓인다.

나는 이마를 망치처럼 내리친다. 콧대를 겨냥했지만 녀석은 머리를 돌려버린다. 별이 보인다. 정말로 만화에서 보던 것처럼 별이 보인다. 녀석은 휘청이면서 뒤로 물러나더니 그대로 가만히 서 있는다.

공격! 머릿속에서 목소리가 울려퍼진다. 공격! 공격하라!

싸움은 상대방이 페어리스에게 달려드는 상황으로 이어졌다. 페어리스가 상대방을 떨쳐내려고 눈을 찌르려 들 때, 승객들이 두 사람을 간신히 떼어놓았다. 결국 술에 취한 남성은 경찰에 연행되었고, 크게 다친 사람은 아무도 없었다.

두 남성이 머리를 들이박다시피 하는 사건은 어디에서나 일어날 법한 일이다. 뿔이라는 무기만 없을 뿐 붉은사슴의 행태와 비슷하다. 하지만 주인공의 성별을 여성으로 바꿔놓고 생각해보면, 그런 상황은 도무지 일어날성싶지 않다. 여성에게 공격성이 없다는 말이 아니다. 여성도 남성만큼이나 다른 사람에게 고통을 가할 수 있다. 하지만 남성과 여성이 다른 사람에게 고통을 가하고 분노를 터뜨리는 방식은 완전히 다르다.

독이 되는 남성성

오늘날에는 남성의 공격성을 가부장제와 가부장적 사회규범 탓으로 돌리는 주장이 인기를 얻고 있다. 남성과 여성 모두 가부장적 질서에 따라 남자아이들에게 감정과 나약한 태도는 나쁜 것이고 극기심과 공격성은 좋은 것이라고 가르친다는 것이다.

미국심리학회 소식지에도 이와 관련된, 〈유해한 남성성과 폭력성〉이라는 글이 실린 적이 있다. "성 역할 사회화의 목표는 남성으로 하여금 지배적이고 공격적인 행동을 습득하게끔 이끌어 가부장적 질서를 지탱하는 것이다. 성 역할이라는 개념은 생물학적 현상이 아니라 사회적이고 심리학적이며 변동 가능한 기준에 따라 형성된다."[258]

브라운 대학교 인류학과 교수이자 《남성은 동물인가?Are Men Animals》의 저자인 매튜 거트먼Mattew Guttman도 여기에 동의한다. 거트먼은 테스토스테론 수치가 극단적으로 높거나 낮은 경우를 제외한다면 테스토스테론과 공격성 사이에는 연관성이 거의 없다고 말한다. 그는 최근 연구 결과 및 다른 연구 사례를 근거로 들며, 테스토스테론을 내세우는 생물학으로는 수컷의 폭력성을 설명하지 못한다고 봤다. "테스토스테론이 남성의 사고와 행동에 대해서 뭔가 의미 있는 이야기를 들려줄 거라고 믿는다면, 그건 스스로를 기만하는 행위나 다름없다. 남성은 생물학적 원인에 따라 행동하지 않고 문화가 허용하는 대로 행동한다."[259]

행동은 유전자를 비롯한 생물학과 외부 환경이 상호 작용하는 과정에서 나타나는 결과물이다. 그리고 다시 한 번 말하지만 테스토스테론의 주요 역할은 번식을 위해 수컷의 생식기관과 생식기능, 성행동을 조정하는 것이다. 붉은사슴처럼 짝짓기 경쟁에 나서야 하는 여러 동물이 번식에 나설 때 가장 직접적으로 도움이 되는 행동은 공격 행동이다.

인간 이외의 동물의 경우에는 테스토스테론이 수컷의 폭력성에서 핵심적인 역할을 한다는 이론이 잘 정립되어 있다. 그렇다면 인간은 정말로 예외 사례로 볼 수 있을까?

공격성의 목적

공격성은 넓게 보자면 상대방을 위협하거나 상대방에게 해를 입히기 위한 행동이다. 그건 실생활에서도 잘 드러난다. 동물은 생존과 번식에 성공하기 위해 필요한 행동을 한다. 동물은 먹이를 먹고, 짝짓기 상대를 찾고, 포식자에게 잡아먹히지 않고, 대를 이어갈 새끼를 충분히 낳고자 한다. 동물은 공격적이지 않은 전략으로 이런 목적을 달성하기도 한다. 동물은 먹이 냄새를 잘 맡는 코가 있고, 짝짓기 상대에게 매력을 발산하고, 포식자의 눈을 피해 숨기도 하고, 또 새끼를 무수히 많이 낳아서 이중 일부가 대를 이어나가도록 만들기도 한다. 이 밖에 다른 전략으로는 물리적 공격성과 같은 것이 있다. 이 전략은 먹이나 짝짓기를 두고 경쟁을 벌이는 상대라든가 부모나 새끼를 위협하는 포식자를 힘으로 물리치는 방법이다. 공격성은 동물의 왕국에서 수컷과 암컷이 모두 사용하는 전략이다.

하지만 수컷과 암컷은 번식이라는 과제 앞에서 서로 다른 난관에 부딪히기 때문에 해결책 역시 서로 다를 수밖에 없다. 수컷의 번식 성공률은 암컷과 비교했을 때 짝짓기 상대에 대한 접근성에 따라 제약을 받는다. 다시 말해 주로 수컷의 경우에는 성선택의 결과로 형성되는 해결책이 무기나 호전성처럼 싸움 능력을 발달시키는 것이다.

남성만 그런 것은 아니다

남성에게서 물리적 공격성이 더 많이 나타난다는 고정관념은 방대한 자료가 입증해주지만 그렇다고 해서 여성이 극단적인 폭력을 휘두르지 못한다고 생각하는 것은 오산이다. 르완다에서 대규모 학살이 자행되던 1994년 동안 최소 50만 명이 살해되었다. 폴린 니라마수후코Pauline Nyiramasuhuko는 르완다에서 최소 50만 명이 살해되는 대규모 학살이 일어난 1994년에 가족여성부 장관을 맡고 있었다. 훗날 니라마수후코는 집단강간 혐의로 유죄를 선고받았다. 한 목격자의 증언에 따르면 니라마수후코는 군인들에게 소녀 70명을 자기 차에 실려 있던 휘발유로 불태우라고 지시하면서 이렇게 말했다. "죽이기 전에 한 번씩들 하지그래?"[260]

　일반적으로는 남성이 여성보다 공격성이 높은 것이 사실이지만 여성 역시 공격적인 모습을 보일 수 있다. 안타깝게도 예전 배우자나 현재 배우자를 공격하는 배우자 폭행은 아주 빈번하게 발생하지만 심각할 정도로 축소 보고된다. 배우자 폭행에서 나타나는 성차를 다룬 연구 사례들은 논쟁의 여지가 많다. 방법론이 다양하고 믿을 만한 자료를 구하기 어려운 나라가 많기 때문이다. 배우자 폭행은 주로 남자가 저지르지만 이 영역에서만큼은 여성의 공격성이 남성 못지않다(적어도 서구권 국가에서는 그렇다). 정확하게 말하자면 폭력의 강도나 동기가 아니라 빈도 면에서 비슷하다는 뜻이며 이것은 학대나 강제, 통제와 같은 형태의 폭력을 고려하지 않았을 때 나타나는 결과다.

헬렌 개빈Helena Gavin과 테레사 포터Theresa Porter는 디트로이트와 미시간에서 발생한 배우자 간 폭력 6,200건을 조사해 그 결과를 《여성의 공격성Female Aggression》이라는 책에 실었다.[261] 연구 결과를 보면 여성이 가해자인 경우가 더 많았다. 그들은 칼이나 총을 휘둘러 남편에게 부상을 입혔다. 다른 연구진이 런던, 부다페스트, 슈투트가르트, 아테네, 포르투, 외스테르순드(스웨덴)와 같은 유럽 도시 여섯 곳에서 발생하는 배우자 폭행의 빈도와 특성을 연구한 사례도 있다.[262] 연구진은 여성이 남성보다 배우자에게 폭력을 더 많이 휘두른다는 증거는 찾지 못했다. 하지만 "남성이 많이 저지르는 성폭력을 제외하면, 모든 도시에서 남성과 여성이 폭력의 가해자와 피해자가 되는 비율이 비슷하게 나타났다."

위 자료를 처음 접했을 때 나는 그들의 연구 결과를 믿지 못했다. 내가 알던 가정 폭력의 양상과는 정반대인 데다가 여성이 주요 가해자라는 점이 믿기지가 않았기 때문이다. 하지만 그건 연구 자료를 주의 깊게 들여다보지 않았을 때의 생각이었다. 자료를 찬찬히 살펴보니 연구 결과가 불편하기는 했지만 수긍이 갔다.

남녀가 배우자 또는 예전 배우자를 향해 드러내는 공격성에는 차이가 없을지 모르지만, 여성이 공격성을 드러낼 때는 심각한 부상을 입힐 가능성이 낮다. 일반적으로 여성이 배우자에게 접시를 던지거나 팔다리를 휘두르는 상황은 남성이 공격적인 행동을 하는 것보다는 배우자에게 심각한 상해를 입히지 않는다. 체구와 힘에서 비교적 일정하게 차이가 나는 이성애자들 사이에서는 더더욱 그렇다.

남성이 여성보다 공격 대상에게 심각한 부상을 입히기 쉬운 이유는 단지 체구가 크고 힘이 세기 때문만이 아니다. 여기에는 심리학적 요인도 중요하게 작용한다. 공감 능력은 타인의 마음을 헤아리는 능력인데, 모든 문화권에 걸쳐 남성의 공감 능력은 여성에 미치지 못한다. 이런 현상은 많은 곳에서 일관되게 나타나며, 그저 인간에게만 국한된 이야기가 아니다. 연구진은 침팬지, 보노보, 고릴라, 코끼리, 개, 늑대를 관찰하면서 수컷이 양육, 협동, 도와주기, 달래주기와 같이 공감과 관련된 행동을 적게 보인다는 점을 발견했다.[263] 낮은 공감 능력은 수컷이 완력을 더 많이 쓰게 만들 뿐 아니라 배우자에게 총과 같은 치명적인 무기를 더 많이 휘두르게 만드는 원인으로 작용한다. 배우자 폭행 빈도는 성별에 따라 큰 차이가 없지만 폭행의 결과는 그렇지 않다. 남성은 배우자에게 심각한 부상을 더 많이 입히고 배우자 살해를 훨씬 더 많이 저지른다.[264] 전 세계적으로 여성이 배우자 손에 살해되는 비율은 남성보다 여섯 배 높다.

배우자에게 공격성을 드러내게 되는 동기는 성별에 따라 다르다. 배우자의 외도가 의심스러운 상황에서는 남녀 모두가 공격성을 드러낼 수 있지만, 배우자의 외도를 막기 위한 수단으로 폭력을 사용하는 경향은 남성에게서 더 높게 나타난다. 그리고 세계 어느 곳에서나 여성이 배우자에게 심각한 부상을 입히거나 살인을 저질렀을 때는 자신이나 아이 또는 다른 가족 구성원이 협박을 받거나 학대를 받아온 전례가 있어서 그런 사태가 벌어졌을 가능성이 높다. 여성의 공격성은 자기 방어 차원에서 발휘될 때가 많다.[265]

여성은 여느 암컷 동물과 마찬가지로 필요한 순간에는 신체적 공격성을 드러낸다. 자신과 아이의 생명이 위태롭거나 출산 기회를 놓칠 처지

테스토스테론

에 놓인다면 공격성을 드러낼 필요가 있다.

비열한 소녀들

사람은 여러모로 신기한 동물이다. 서로에게 독창적인 방법으로 고통을 안겨주는 것만 봐도 그렇다. 사람의 공격성은 "겁쟁이!"라고 헐뜯거나 상대방에게 주먹을 겨누거나 뿔을 맞부딪히는 것과 같이 직접적인 행동으로만 나타나는 것이 아니다. 우리는 독특하게도 공격성을 간접적으로 드러내기도 한다.[266] 친구나 동료를 두고 뜬소문을 퍼뜨려서 따돌리는 행위처럼 말이다.

고등학교 여학생을 잘 아는 사람이라면 이런 유의 공격성이 익숙할 것이다. 내가 중학생이던 시절, 학교에서 잘 나가는 친구들이 내 어린 시절 친구를 따돌린 적이 있었다. 부끄럽게도 나는 대장격인 친구에게 그 친구를 따돌리지 말라고 말하지 못했다. 훗날 동창회에서 따돌림을 당하던 친구를 만나고 나서야 그때 그 경험이 얼마나 쓰라린 것인지를 이해하게 되었다. 물론 남자아이와 남성도 이런 식의 잔인한 짓을 저지르지만, 이런 방식을 더 많이 사용하는 쪽은 여자아이와 여성인 듯하다.[267]

암컷 동물은 새끼가 위협을 받으면 공격성을 거세게 드러낸다. 오늘 아침에 나는 아들과 길을 건너려다가 정지 신호를 무시하고 달려드는 차를 보고 고래고래 소리를 질렀다. 인간이든 동물이든 어미의 공격성은 번식 활동에 도움이 된다. 하지만 이런 형태의 공격성은 테스토스테론과는 관련이 없다. 실제로 동물을 대상으로 연구를 해보면 어미의 공격성

7장 | 폭력적인 남성

은 임신과 수유 호르몬에 의해 증가한다. 암컷의 공격성은 수컷의 공격성과는 다른 목표로 활용되기 때문에 다른 호르몬에 의해 조절된다.[268]

만약 공격성을 넓게 정의해서 위에서 언급한 것과 같이 엄마가 간접적으로 드러내는 공격성도 포함시킨다면 여성도 남성만큼 공격적이라고 볼 수 있다. 게다가 여성도 남성만큼 화를 낸다는 명확한 증거도 있다.[269] 하지만 공격성을 좁게 정의해서 박치기, 강간, 살인 등으로 신체에 손상을 가하는 행위로 본다면 여성은 남성에게 상대가 되지 않는다. 남성의 압도적인 승리다.

주도적 공격

앞서 우리는 '공격성'이 다양한 행동을 아우른다는 점을 살펴봤다. 주차자리를 가로채는 사람에게 쏘아붙이거나, 친구를 따돌리거나, 아이를 윽박지르거나, 암살을 계획하는 것은 모두 공격 행위이지만 이들 사이에는 공통점이 별로 없어 보인다. 공격 행동은 어떤 식으로 분류할 수 있을까? 앞에서처럼 직접적 공격과 간접적 공격으로 나눠보는 방법이 있으며 이 밖에도 연구진이 제시한 다른 방법이 많다.

공격 행동을 분류할 때 눈여겨봐야 할 기준은 그 행동에 주도적인 특성이 나타나는지 아니면 대응적인 특성이 나타나는지를 구별해보는 것이다. 둘 사이의 차이점을 알아보기 위해 한 가지 가정을 해보자. 직장에서 조퇴를 하고 집에 돌아왔는데 배우자가 누군가와 발가벗은 채 뒤엉켜 있다. 그 모습을 보는 순간 얼굴이 벌겋게 달아오르고 가슴이 콩닥콩

테스토스테론

닥 뛴다. 고래고래 소리를 지르면서 결혼사진을 두 사람의 머리 위로 집어 던진다. 여러분이 만약 이런 식으로 반응했다면 이것은 반응적 공격이다.[270]

이와 달리 냉철하게 행동한다고 가정해보자. 결혼사진을 집어 던지기보다는 휴대폰을 꺼내서 찰칵 하고 사진을 찍는다. 그러고는 사진을 인스타그램에 올리고는 배우자가 데려온 애인의 신상 정보를 덧붙여서 복수한다. 이런 식의 반응은 주도적 공격이다. 남성과 여성은 두 방법을 골고루 사용한다.[271]

리처드 랭엄이 2019년에 펴낸《한없이 사악하고 더없이 관대한》에 따르면 반응적 공격은 이번 장 서두에서 언급한 사례처럼 두 개체 사이에서 발생하는 경향이 있고, 주도적 공격은 무리 또는 조직에 의해 지속적으로 나타나는 경향이 있다. 랭엄은 전쟁, 고문, 처형, 노예제, 대학살과 같은 참극의 밑바탕에는 집단적이고 주도적인 공격성이 있다고 설명한다.[272]

테스토스테론이 주도적 공격성과 관련이 있다는 증거는 많지 않다. 다만 주도적 공격에서 신경계가 맡은 역할은 연구가 활발히 이뤄지고 있다.[273] 이번 장에서는 지위나 짝짓기 상대, 그리고 이 둘을 얻기 위해 필요한 자원을 두고 수컷들이 벌이는 경쟁을 집중적으로 살펴볼 것이다. 이 같은 경쟁 관계 속에서는 주로 반응적 공격 행위가 나타나며, 반응적 공격 행동은 테스토스테론과 관련이 있다는 명확한 증거가 있다.

공격성을 측정하는 방법

공격성을 측정하는 것은 간단한 일이 아니다. 동물의 행동은 동물이 진화적으로 적응해 온 자연 서식지에서 관찰할 때 가장 좋은 자료를 얻을 수 있다. 하지만 인간의 행동은 그렇게 관찰하기가 어렵다. 인간은 오늘날처럼 밀집된 장소에서 날마다 낯선 사람과 소통하면서 살거나 하루 종일 학교나 직장에서 시간을 보내거나 데이팅 앱으로 사람을 만나거나 맥도날드에서 영양을 섭취하는 환경에서 진화해오지 않았기 때문이다. 더욱이 목격담은 편향될 수 있고, 특히 목격자가 공격 행위와 관련되어 있을 때는 그런 경향이 더 심하게 나타난다. (아동의 경우에는 아이의 행동을 친구, 부모, 교사 등 여러 경로를 통해 관찰함으로써 이 문제를 부분적으로나마 해결할 수 있다.) 물론 연구실에서 실험을 실시하는 방법도 있다. 실험실에서는 공격성을 더욱 객관적으로 측정할 수 있을 뿐만 아니라 호르몬 수치나 공격성의 원인이 되는 요소를 세밀하게 조절할 수 있다. 하지만 인위적인 환경에서 나타난 행동 양상으로는 바깥세상에서 일어나는 행동을 명확히 파악하기가 어려울 때도 있다.[274]

이 같은 문제는 폭력 범죄를 연구하는 방법으로 어느 정도 극복이 가능하다. 일반 범죄는 신뢰도에 따라 통계치가 들쭉날쭉하지만 폭력 범죄는 보고 및 기록이 비교적 정확하게 이뤄진다. 폭력 범죄는 해결이 안 될 때도 있지만, 사건 종결률이 경범죄에 비해 훨씬 높다. 이런 경향은 살인 사건에서 특히 높게 나타나며, 살인 사건은 편향된 보고에 영향을 덜 받는다. 주먹다짐처럼 치명적이지 않은 사건은 살인으로 분류되지 않으며, 살인 사건은 언제나 외부로 알려지기 마련이다.

테스토스테론

폭력 범죄는 여러 지역이나 문화, 시대에 걸쳐서 통계 자료를 구할 수 있기 때문에 공격성에서 나타나는 성차가 진화적으로 왜 나타나는 것인지를 살펴볼 때도 유용하다. 하지만 이런 식의 통계 자료는 비교적 극단적인 형태의 물리적 공격성만을 다루기 때문에 제한된 그림만 보여줄 수 있다. 그건 마치 사람을 볼 때 키가 아주 큰 사람만을 바라보는 것과 같다. 키가 210센티미터 이상인 사람이 100명 있다면, 그중에 여성은 한 명이 있을까 말까하다. 키가 210센티미터 이상인 사람은 99.9퍼센트가 남성이다. 엄청난 격차다! 하지만 남녀의 평균 신장을 따진다면 겹치는 구역이 크게 늘어난다. 키가 168센티미터 이상인 사람이 100명 있다면 그중 여성은 대략 22명이다. 최장신자를 따졌을 때보다 성차가 확연히 줄어든다.

공격성을 비롯한 거의 모든 영역에서 나타나는 성차도 이와 비슷한 경향을 보인다. 살인이나 구타 행위를 저지는 사람은 극소수에 불과하지만, 누군가를 밀치거나 위협하거나 물건을 던지는 사람은 많다. 이처럼 일상 속에서 흔히 나타나는 공격 행동은 범죄 통계에 잡히지 않으며, 여기서 나타나는 성차는 폭력 범죄에서 나타나는 성차보다 훨씬 작다.

이런 문제를 염두에 두고 현실에서 나타나는 극단적 공격 행동을 살펴보자. 시대와 장소를 불문하고 남성은 여성보다 살인과 폭행, 성폭력을 훨씬 더 많이 저지른다. 남성은 전 세계에서 발생하는 살인 사건의 90퍼센트에서 95퍼센트를 저지르며 주로 다른 남성을 살해한다.[275] 남성이 살해하는 여성은 대개 자신의 아내, 여자 친구, 전처, 예전 여자 친구이다. 남성이 여성을 살해할 때는 성적 질투심이 동기로 작용할 때가 많으며 남성은 버림받거나 배신당한 데 대한 앙갚음으로 살인을 저지른다.[276]

여기서 이런 의문이 들 법하다. 진화론의 관점에서 보면 아내나 여자 친구는 보호하려는 마음이 가장 강하게 들어야 하는 대상일 텐데 왜 남성은 이들을 죽이는 것일까? 마음이 떠난 배우자의 정절을 완력으로 지키려 드는 남성은 자신의 위협이 허풍이 아님을 보여주고 싶은 마음이 과도해져서 살인이라는 방법을 택할 수 있다. 가족 살인의 진화적 이유를 연구하는 마틴 데일리Martin Daly와 마고 윌슨Margo Wilson의 설명을 들어보자.

남성은 성공 가능성이 불확실한 다양한 방법으로 여성을 통제하려 들지만 여성은 이를 뿌리치고 자신의 선택권을 유지하고자 한다. 이 같은 대립 구도 속에는 벼랑 끝 전술이 존재한다. 위험한 게임 속에서 배우자가 다른 배우자를 살해하는 방법이 선택지로 고려될 수 있는 것이다.

살인과 달리 폭행과 같은 유형의 폭력 범죄는 통계 자료가 부정확하다. 특히 강간은 신고 및 기소율이 현저히 낮으며, 법적으로 넓게 정의된다(법적 정의가 어떻든 여성이 강간죄로 체포되는 일은 거의 없다).[277] 하지만 통계 수치의 정확성을 따지지 않더라도 각종 폭력의 범죄율은 남성 쪽이 훨씬 높다. 체포율로 범죄자의 구성비를 따져보면 미국 내 폭력 범죄의 80퍼센트에서 85퍼센트는 남성이 저지른다.[278] 이 수치는 범위를 전 세계로 넓혀도 비슷하게 나타난다. 국가마다 차이가 있기는 하지만 남성은 타인에게 고의로 상해를 입히는 폭력 사건의 약 90퍼센트, 절도 사건의 약 80퍼센트를 저지른다(절도 사건이 자동차 탈취나 가택침입과 같이 물리적

폭력을 동반하는 경우에는 이 수치가 더 높아진다). 반면 수표 위조나 횡령 사건처럼 물리적 위험이 없는 범죄에서는 여성의 범죄율이 올라간다. 문화권마다 편차가 있기는 하지만 전 세계적으로 남성은 여성보다 사기 사건을 더 많이 저지르며 남성의 사기 사건 범죄율은 약 70퍼센트에 이른다.[279]

　　폭력은 위험하고 극단적이고 잔인할수록 성차가 크게 나타나고 남성의 범죄율이 높아진다. 공격성 연구의 선두 주자이자 심리학자인 존 아처John Archer에 따르면, "남성과 여성이 드러내는 폭력 행위의 수위에는 성차가 존재한다."[280] 남성은 박치기나 살인으로 치닫기도 하지만, 여성

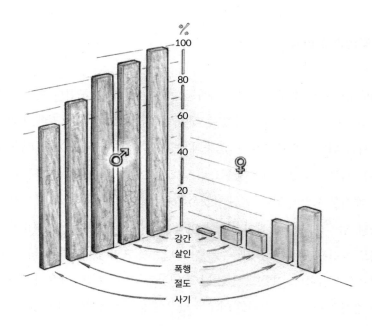

| 전 세계 범죄율에서 나타나는 성차 |

은 대개 째려보기나 소리 지르기, 밀기, 발길질, 찰싹 때리기 정도에서 멈춘다.

남성은 먼 조상 때부터 높은 공격성을 보여온 듯하다.[281] 고대 시대의 두개골 화석을 살펴보면 돌이나 창, 몽둥이에 맞아서 금이 가거나 구멍이 뚫려 있는 것과 같이 폭력의 흔적이 남아 있다.[282] 이런 형태의 두개골 파손은 여성보다는 남성에게서 훨씬 많이 발견된다. 그리고 오늘날까지도 수렵과 채취로 살아가는 사람들과 그 이외의 사람들을 비교해보면 살인율에서 나타나는 성차가 비슷하게 나타난다.[283] 즉 살인을 저지르는 사람은 주로 남성이고 살인 대상은 대개 다른 남성인 것이다.

공격성과 성선택

대다수의 종의 수컷은 짝짓기 기회를 동등하게 누리지 못한다. 번식과 진화 과정에는 승자와 패자가 있는 것이 엄연한 현실이다. 앞 장에서 만난 수사슴 위즈덤 일레븐은 승자 중의 승자였다. 그리고 발정기 암컷의 숫자는 제한되어 있기 때문에 위즈덤 일레븐이 승리를 거둘수록 다른 사슴은 패배할 수밖에 없다. 반면 암컷은 그런 식의 제로섬 게임을 펼치지 않는다. 암컷은 먹이와 같이 번식에 영향을 주는 자원을 놓고 경쟁을 펼치기도 하지만 짝짓기 상대를 두고 서로 다툴 필요가 없다. 그건 남는 것이 별로 없는 위험한 전략이 될 수 있다. 인간의 경우, 여성이 배우자감을 놓고 경쟁을 펼치기도 하지만 여성이 펼치는 경쟁은 남성이 펼치는 경쟁에 비하면 위험하지 않은 편이다.

일반적으로 신체적 공격성은 암컷이 누리지 못하는 진화적 이득을 수컷에게 가져다준다. 수컷이 공격성을 활용해서 짝짓기 기회를 차지하고 다른 수컷을 몰아낸다거나 암컷을 자신의 통제 아래 둘 수 있다면 성선택은 이런 행동을 촉진하는 유전자를 선택할 것이다.

남성이 배우자 감을 두고 격렬하게 경쟁을 펼칠 수 있도록 적응해왔다는 근거가 있을까? 물론이다. 그런 근거가 아주 많다. 남성은 여성보다 체구가 크고 힘이 세며, 생식능력이 최고조에 이르는 시기에 공격성을 가장 많이 드러내고 물리적인 위험을 더 많이 감수한다.[284] 그 때문에 젊은 남성은 여성에 비해 자동차 사고와 익사 사고로 죽는 사례가 훨씬 많다. 남자아이들은 어린 수컷 영장류와 마찬가지로 여자아이들보다 거친 놀이를 더 많이 즐긴다.[285] 이런 놀이는 훗날을 대비하는 유용한 연습 과정이 되어준다. 권투나 종합격투기처럼 신체 접촉이 심한 스포츠는 주로 남성이 즐기며,[286] 이런 경향은 아프리카나 아시아, 미국에서도 똑같이 나타난다. 폭력성이 짙은 비디오게임도 주로 남성이 즐기며,[287] 남성은 여성에 비해 다른 사람과 싸움을 벌이는 공상에 더 자주 빠져든다.

폭력을 사용할 준비를 하는 과정에는 그만한 대가가 따르며 그 대가는 자신의 목숨이 될 수도 있다. 이 진화의 선택을 받으려면 공격적인 기질이 가져다주는 생식상의 이득이 부상과 같은 대가보다 커야만 한다. 남성이 다른 남성을 상대로 경쟁을 펼치도록 진화해왔다면, 누군가는 위즈덤 일레븐과 같은 승자가 되고 누군가는 패자가 될 수밖에 없을 것이다. 반면 여성이 누리는 생식 기회는 비교적 균등할 것이다. 실제로 여러 문화권에서 그런 경향이 나타난다. 남성이 남기는 자식의 숫자는 여성에 비해 편차가 크다.[288] 현대 서구 사회에서는 자식 숫자에서 나타나는 성차가 그리 크지 않을 수 있지만 수렵 채취 사회인 파라과이의 아체족이나 농경 목축 사회인 킵시기스족과 같은 전통 문화권에서는 크게 나타난다.[289] 또 남성 하나에 아내가 여럿 딸려 있는 일부다처제 사회에서는 승자와 패자 사이의 격차가 훨씬 더 크게 벌어진다.[290, 291]

성선택은 동물이 짝짓기 경쟁에 적응하도록 만들며, 테스토스테론은 수컷의 생식기능과 행동을 조절함으로써 수컷이 적응 과정에서 이득을 얻도록 돕는다. 성선택과 테스토스테론이 발휘하는 영향력이 인간에게는 미치지 않는다고 볼 이유는 없다. 테스토스테론이 남성의 공격 행동을 조절하는 과정[292]을 자세히 살펴볼 것도 없이, 테스토스테론이 폭력 행위의 성차를 설명하는 주요 요인임을 보여주는 확실한 사례가 있다.[293]

남성, 침팬지 수컷, 아빠 참새

우리와 가장 가까운 유인원인 침팬지는 붉은사슴이나 가시도마뱀, 노래참새와 달리 계절번식동물이 아니다. 사슴, 도마뱀, 참새 수컷은 주변에 발정기 암컷이 없으면 고환을 오래도록 닫아놓기 때문에 상당 시간 동안 짝짓기를 하지 않고 평온하게 지낼 수 있다. 하지만 성인 남성과 수컷 침팬지의 고환은 끊임없이 일한다. 성인 남성과 수컷 침팬지는 생식 활동과 경쟁에 나설 준비를 해야 하지만 그와 동시에 테스토스테론을 최대치로 유지하는 데 뒤따르는 대가를 피해야 한다. 그래서 고환은 늘 경계 태세를 유지한다. 다량의 정자를 생산하고 근육과 호전성 같은 2차 성징을 유지할 만큼 충분한 테스토스테론을 분비하는 한편, 상황에 따라 치열한 경쟁이 펼쳐질 때는 테스토스테론 생산을 최대로 늘릴 만반의 준비를 갖춘다. 계절 신호에 따라 테스토스테론 수치가 변하는 동물과 달리 사람과 침팬지를 비롯한 주년번식동물의 테스토스테론 수치는 다른 수컷이 보내는 위협 신호에 예민하게 반응한다. 더욱이 수컷 침팬지는 가임기에 접어든 암컷이 있으면 싸우거나 위협하는 행위가 훨씬 많아진다.

암컷 침팬지는 커다랗게 부풀어 오른 엉덩이로 자신이 가임기에 접어들었음을 널리 알린다. 수컷은 이렇게 두드러지게 신호를 보내는 암컷에게 성적 매력을 느낀다. 마틴 멀러Martin Muller와 리처드 랭엄이 우간다 카냐와라에서 실시한 연구에 따르면, 수컷 침팬지 성체의 테스토스테론 수치는 암컷이 발정기가 되면 최고치로 상승한다.[294]

붉은사슴과 노래참새, 가시도마뱀에게서도 같은 양상이 나타난다. 테스토스테론과 공격성, 성적 행동은 모두 암컷의 발정이나 짝짓기 경쟁 또는 짝짓기 경쟁에 필요한 자원과 연동되어 있다.

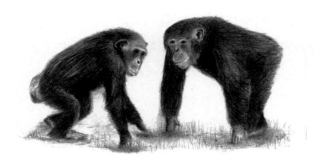

| 발정이 난 암컷 침팬지를 수컷 침팬지가 바라보는 모습 |

하지만 여성은 배란 여부가 겉으로 드러나지 않는다. 다시 말해 자신의 가임 상태를 일시적으로 부풀어 오르는 엉덩이나 매혹적인 냄새, 늘어난 교태 행위 등으로 널리 알리지 않는다. (하지만 일부 연구 결과에 따르면 남성은 여성의 배란일 즈음에 여성의 냄새나 행동에 미묘한 변화가 나타나는 것을 무의식적으로 알아차릴 수 있다.)[295] 대신 여성은 아이를 낳을 수 있는 기간 내나 자신의 가임기를 정확하게 알려주지 않은 채로 성적 매력이 최고조에 이른다. (맥락에서 벗어난 이야기지만, 이는 인간이 대다수 포유류와 다르게 여성이 임신할 수 없는 상태일 때도 여성 옆에 머무르는 이유를 설명해준다.)[296]

배란 여부가 드러나지 않는다는 점은 사람과 침팬지 그리고 95퍼센트의 포유류 사이에서 나타나는 중요한 차이점 중 하나다. 그뿐만이 아니다. 사람의 경우에는 아빠가 육아에 나설 때 아이들이 더 잘 살아남고 더 잘 자라는 경향이 있으며, 이것은 많은 남성이 아이들에게 시간과 에너지를 쏟는 이유를 설명해준다.[297] 그리고 아빠들의 테스토스테론 수치는 노래참새와 마찬가지로 아이들과 유대감을 깊이 쌓고 육아에 참여할 때 낮아지는 경향을 보인다.[298] 사람은 테스토스테론의 변화와 행동 사이의 연관성이 다른 동물만큼 아주 긴밀하게 나타나지는 않지만, 낮아진 테스토스테론 수치가 다른 경쟁자나 새로운 성관계 기회보다는 배우자와 아이들에게 관심을 기울이도록 도와준다는 점에서는 동물 연구와 일맥상통하는 면을 보인다.[299]

서열 경쟁

진화적으로 보면 폭력은 폭력을 쓰는 것이 이득인 순간을 위해 아껴두어야 한다. 다시 말해 폭력은 최후의 수단이다. 동물은 강자든 약자든 자신의 승산뿐만 아니라 물러서야 할 때, 맞서야 할 때, 대들어야 할 때를 미리 알려주는 체계에서 도움을 얻는다. 그러면 싸움이 벌어지는 상황이 최소화되기 때문이다. 동물은 이 체계 안에서 자신의 위치를 알아차리며 고분고분해야 할 때와 대들어야 할 때를 알려주는 신호를 읽고 반응한다. 덕분에 동물은 함께 살아가면서 가족을 돌보고 먹이를 찾고 휴식을 취하고 영역을 지키고 짝짓기를 하고 필요할 때 힘을 합치는 것과 같은 이득을 누릴 수 있다. 여기서 말하는 체계란 다름 아닌 서열이다.

데몬 페어리스가 취객과 시비가 붙었던 사건을 다시 떠올려보자. 이처럼 남성들 사이에서는 사소한 시비가 점점 격해져서 싸움으로 치달을 때가 많다. 설상가상으로 사소한 시비는 살인으로 이어지기도 한다. 남성이 다른 남성을 살해하는 사건은 이런 식으로 발생할 때가 많다. 또 시비 상황은 무슨 일이 있었냐는 듯이 금세 흐지부지될 때도 많다.

두 남성은 아무 이득도 없는데 쓸데없이 싸움을 벌인 것일까? 어떻게 보면 그렇다고 볼 수 있다. 두 사람은 금괴가 든 가방이나 대지 경계선처럼 남들이 볼 수 있는 대상을 두고 싸움을 벌이지 않았다. 하지만 어떻게 보면 그렇지가 않다. 그들은 말로 표현하기는 어렵지만 대단히 중요한 것이라고 볼 수 있는 사회적 지위를 두고 싸움을 벌였다. 우리가 누군가에게 존경과 경의를 표할수록 그 사람의 사회적 지위는 올라간다. 술에 취한 남성은 소리를 지르고 욕설을 내뱉고 다른 승객에게 겁을 주면서 페어리스처럼 사회적 지위가 높고 중산층인 사람들이 따르는 규칙을 대놓고 어겼다. 게다가 그런 짓을 하면서 페어리스의 아내가 있는 쪽으로 다가오기까지 했다.

여러 영장류에게도 사회적 지위 같은 것이 있다. 수컷은 높은 서열을 얻거나 유지하기 위해서 사회적 기술과 협동심을 활용할 뿐만 아니라 폭력을 사용할 수 있다는 기색을 위협적으로 내비치기도 한다. 그리고 서열은 한 수컷이 다른 수컷을 제압하기 위해 공격성을 드러내는 상황 속에서 싸움의 강도와 빈도를 줄이는 역할을 한다. 자신의 서열을 알고 우두머리에게 이를 수용한다는 신호를 내보면 무리 내 구성원이 사사건건 충돌할 필요가 없어진다. 다들 암컷이나 먹이를 두고 싸움이 벌어졌을 때 누가 이길 가능성이 높은지 알기 때문이다. 하지만 규칙이 지켜지지 않을 때는 서열이 높은 쪽이 반응을 보여야 한다. 서열이 높은 쪽은 현 상태를 유지하고 싶어 한다. 서열 경쟁에서 이기는 쪽이 얻는 것은 음식이나 잠자리, 돈, 권력뿐만이 아니다. 그들은 배우자를 얻어 자신의 유전자를 후손에게 물려줄 수 있게 된다.[300]

그렇다면 페어리스는 왜 지하철에서 술에 취한 남성과 몸싸움을 벌였을까? 잘 알지도 못하고 다시 만날 일도 없는 사람을 상대로 왜 그런 위험을 감수했을까? 사회적 지위가 위협받은 것도 아니고 아내나 직업을 빼앗길 처지에 놓인 것도 아닌데 말이다. 페어리스는 왜 모른 척 지나가지 않았을까?

그에 대한 대답은 먼 과거에서 찾아볼 수 있을 듯하다. 인류는 오늘날과는 다른 사회적 환경 속에서 진화해왔다. 추정컨대 수렵 채취 사회의 구성원은 대략 1000명이었고 그중 절반 이상이 아이들이었다. 수렵 채취 사회에 속하는 사람들은 땅과 언어, 관습을 공유하는 상태로 작고 유동적인 부락을 이루고 살았다. 보통 한 부락은 50여 명으로 이뤄졌다.[301] 부락민이 300명을 넘는 경우는 거의 없었다.

그렇기 때문에 이방인은 근대로 접어들면서 새로 생긴 특성으로 봐야 한다. 예전 수렵 채취 사회에서는 모두가 모두를 알고 지냈다.[302] 남성들은 자신이 살고 있는 부락을 넘어 더 넓은 범위 속에서, 그리고 평생토록 자주 만나는 수많은 사람들 속에서 자신의 사회적 지위를 파악했다. 이렇게 익명성이 부족하다는 말은 특정한 행동이 사회적 평판에 오래도록 영향을 미칠 수 있다는 뜻이다. 예컨대 사회적 지위가 똑같은 사람에게 밀려나면 어렵게 쌓은 지위에 금이 갈 수 있다.

페어리스와 술에 취한 남성은 지하철 안에 승객이 가득 타고 있는데도 예전에 우리 조상들이 그랬듯이 진화와 테스토스테론이 형성해놓은 방식대로 반응했다. 다음 정거장에서 깨끗이 퇴장하는 선택지는 접어두고 서열을 결정지으려 든 것이다.

테스토스테론의 급격한 변화

남성은 여성에 비해 태아기와 초기 유아기, 사춘기, 성인기에 테스토스테론 수치가 높다. 태아기와 사춘기에 분비되는 테스토스테론은 남성의 뇌와 몸이 성인기에 다량 분비되는 테스토스테론에 반응할 수 있도록 대비시켜주는 역할을 한다. 테스토스테론은 남성이 배우자를 구하고 지키는 일에 에너지를 쏟게 함으로써 아기를 낳지 못하는 약점을 극복하도록 도와준다.

테스토스테론 수치는 하루 중에도 변해서[303] 아침부터 저녁까지 대략 40퍼센트에서 50퍼센트 이상 감소하기도 하고, 고환에서 혈액으로 테스토스테론이 60분에서 90분마다 분비될 때 규칙적으로 오르내르기도 한다. 하지만 남성을 비롯한 여러 수컷 포유류는 짝짓기 경쟁에 대한 반응으로 테스토스테론 수치가 몇 분 만에 급격하게 변하기도 한다. 이처럼 다른 개체와의 관계 속에서 테스토스테론 수치가 오르내리는 것은 수컷이 짝짓기나 서열 경쟁을 펼칠 때 적응적으로 반응할 수 있게 도와준다. 다시 말해 진화의 경로에서 생식 성공률을 높일 수 있었던 방식으로 반응하게끔 도와주는 것이다. 수컷은 대담하게 나서야 할까 아니면 꼬리를 내리고 순종해야 할까? 싸워야 할까 아니면 도망쳐야 할까? 다급한 상황에서는 싸움에 나섰을 때의 득실을 주의 깊게 헤아릴 만큼의 여유가 없다. 이때 테스토스테론이 구세주로 등장하고는 수컷이 자신의 승산을 빠르게 계산해 적응적으로 반응할 수 있는 가능성을 높여준다.

남성의 테스토스테론 수치가 짧은 시간 안에 변화하는 모습은 수많은 실험과 실제 사례 속에서 관찰되었으며, 현대 남성이 타인과 경쟁을 펼치는 사례로 가장 자주 이용되는 것은 프로스포츠이다. 언뜻 보기에 축구나 권투 시합은 짝짓기 가능성과는 별 연관성이 없어 보인다. 하지만 스포츠는 개인의 경쟁력을 시험하고 향상시키는 동시에 내 편을 만들 기회를 제공하며, 이를 통해 궁극적으로는 사회적 지위를 높일 수 있다.[304]

승자와 패자

1994년 6월 17일, 캘리포니아 패서디나에 있는 로즈볼 경기장에서 이탈리아와 브라질의 월드컵 결승전이 열렸다. 조지아 주립대학교 행동내분비학자들은 이 경기를 통해 한 가지 사실을 알게 되었다.

연구진은 경기가 열리기 전에 시험관과 실험 참가 양식을 들고 나갔다. 그들은 피자 가게에 모인 이탈리아 남성들과 술집에 모인 브라질 남성들을 대상으로 경기 전과 후에 타액 샘플을 채취했다. 테스토스테론 수치를 측정하는 간단한 실험을 진행하기 위해서였다.[305]

양 팀 모두 90분이 지나도록 골을 넣지 못했다. 뒤이은 연장전에서도 골이 나지 않자 애간장이 녹아내리는 승부차기가 시작되었다. 전 세계가 숨을 죽였고 양 팀 선수들은 번갈아 가며 슛을 성공시켰다.

그렇다면 우승팀은 누구였을까? 연구진은 남성들의 타액 샘플에 담긴 테스토스테론 수치를 보고 우승팀을 알아맞힐 수 있었을 것이다. 브라질 팬들의 수치는 경기가 끝난 뒤에도 비슷하거나 증가하는 추세를 보였고, 이탈리아 팬들의 수치는 떨어졌다. 브라질이 이긴 것이다! 여러 연구에서도 똑같은 결과가 나타났다. 경기 전에는 승자와 패자의 테스토스테론 수치가 모두 상승했지만 테스토스테론 수치가 오래도록 높이 유지된 쪽은 승자들이었다. 테스토스테론이 이런 식으로 변하는 양상은 남성들이 체스나 비디오게임처럼 몸을 쓰지 않는 분야에서 경쟁할 때도 나타났다. 이 같은 테스토스테론 수치의 변화는 인간과 동물에게서 자주 발견되지만, 그 정도는 상황에 따라 달라진다. 테스토스테론 수치가 경쟁 상황에 따라 얼마만큼 달라지는 지는 실험실 여건이나 승리하고자 하는

집념, 다른 호르몬의 수치처럼 여러 가지 요소로부터 영향을 받는다.[306]

힘겨루기 상황에서의 승패는 동물의 싸움 능력을 알려주는 지표이다. 승자는 자신의 능력을 활용해야 하고 패자는 누군가 도전해올 때 각별히 신중해야 한다. 누군가에게 흠씬 두들겨 맞는 것이 짝짓기 경쟁에 도움이 될 리가 없다. 이것이 바로 우리가 흔히 말하는 승자-패자 효과이며, 승자-패자 효과는 곤충, 어류, 조류, 포유류에게서 나타난다. 그리고 인간 이외의 종에서는 승자-패자 효과가 테스토스테론이나 테스토스테론에 준하는 화학물질에 의해 조절되는 것이 분명하다.[307]

인간 이외의 종 중에서 연구가 잘 이뤄져 있는 동물인 시리아 햄스터 수컷을 예로 들어보자. 내 아들은 링고라는 이름의 햄스터를 한 마리 키우고 있다. 우리가 링고의 집에 덩치가 더 큰 수컷을 집어넣으면 두 햄스터가 치고받을 텐데 그러면 소심한 링고가 싸움에 지고 굴복할 가능성이 높다. 링고는 다음날에도 어제 당한 패배의 충격에서 미처 벗어나지 못했을 것이다. 그래서 작고 순하고 비쩍 마른 햄스터를 넣어도 겁을 집어먹고는 공격당하지 않으려고 안간힘을 쓸 것이다. 시리아 햄스터의 경우에는 이런 효과가 한 달쯤 지속된다.[308] 우리가 알고 있는 것처럼, 이런 현상은 테스토스테론 저하와 연관이 있다.

이런 상황에 처한 수컷 시리아 햄스터를 연구해보면, 패배 직후에 테스토스테론을 주입받은 개체는 패배감에 젖지 않고 스스로를 승자로 여길 뿐만 아니라 자기 영역을 지키고자 계속해서 공격적인 모습을 보인다. 패배 후에 주입하는 테스토스테론은 두려움과 스트레스를 줄이는 동시에 다음에 경쟁자가 나타났을 때 도망치지 않고 싸우고자 하는 욕구를 높인다.

물론 야생의 세계에서 지나친 자신감은 독이 될 때가 많다. 패배에 익숙한 동물은 살아남기 위해 더욱더 주의를 기울여야 하며, 테스토스테론의 감소는 이 과정에 도움을 준다. 테스토스테론의 수치 변화는 동물의 뇌에서 위협의 인식 및 반응과 관련된 다른 호르몬이나 신경전달물질에 대한 민감성을 변화시키는 방식으로 정보를 제공한다. 패배자가 된 동물은 다음번에 위협을 받으면 두려움이나 고통, 불안감이 높아진다. 이렇게 되면 공격적인 반응을 내보일 가능성은 낮아지지만 생존 가능성은 높아진다. 만약 링고가 첫 번째 싸움에서 승리를 거뒀다면 링고의 테스토스테론 수치는 증가했을 것이고 다음번 위협 상황에서 대담한 모습을 보이면서 자기 영역을 지키고자 하는 성향을 내보였을 것이다. 그리고 일반적으로 자연계에서는 우두머리 수컷이 되고 나서 공격성을 분별력 있게 드러내면 번식률이 높아진다.

기질이 중요하다

남성은 하키, 비디오게임, 논쟁을 할 때는 물론이고 주먹다짐을 할 때도 자신의 지위와 명성이 위태롭다는 느낌을 받으면 상대를 제압하기 위한 행동에 돌입할 수 있다. 남성 간에 더러 공격성이 드러나는 경쟁이 펼쳐지면 적어도 짧은 시간 동안에는 테스토스테론 수치에 반응이 나타난다. 이런 현상은 도전 가설에도 부합한다. 도전 가설에 따르면 남성은 지위나 가용 자원과 관련해서 위협을 받으면 테스토스테론 수치가 높아진다. 그렇지만 테스토스테론이 이렇게 변하는 목적, 이와 관련된 생화학적 메커니즘, 이런 행동을 보이는 남성의 특성, 테스토스테론 수치에 영향을 미치는 상호작용의 종류와 같이 불분명한 점이 여전히 남아 있다.

다행히도 연구자들은 의문점을 밝혀줄 연구를 진행해오고 있다. 캐나다 심리학자 숀 게니올Shawn Geniole과 저스틴 카레Justin Carre가 이끄는 연구진은 테스토스테론을 인위적으로 높였을 때 남성의 공격성에 어떤 효과가 나타나는지를 연구해왔다.[309] 남성 중에서 지배적이고 강압적이고 자기 확신에 찬 부류는 권력과 지위를 추구하는 성향을 보인다. 이런 성향이 자제력 결여와 같은 기질과 결합되면 누군가가 심기를 거슬렀을 때 공격적인 반응이 나타날 가능성이 높아진다. 연구진은 지배적인 데다가 충동적이기까지 한 남성이 테스토스테론의 증가와 함께 공격성을 드러내는 부류라는 점을 발견했다.

이렇게 테스토스테론은 공격성을 증가시키지만 그런 경향은 일부 남성에게서만 나타난다. 이 연구 결과는 기존 연구 과정에 일관성이 결여되어 있음을 설명할 때 유용하다. 이런 유의 연구는 과정이 복잡하고 비용이 많이 들어서 실험 참가자가 소수의 남성에 불과할 때가 많은데, 그러면 적합한 기질을 가진 연구 대상자가 부족하기 때문에 의미 있는 결과를 얻기가 어렵다.

연구자들은 테스토스테론과 공격성 사이의 관계를 제대로 살펴보기 위해서 관련 연구 사상 가장 대규모로 후속 연구를 진행했다. 연구에 참가한 300명 이상의 남성은 자신의 기질과 관련된 설문을 작성하고 나서 컴퓨터 게임에 참가했다. 참가자들이 실시하는 게임은 GTA와 같은 범죄 액션 게임이 아니라 연구실에서 공격성을 측정하는 용도로 널리 쓰이는 PSAP Point subtraction aggression paradigm였다.

테스토스테론

남성 참가자들은 비디오게임에 등장하는 다른 참가자와 경쟁을 펼치는 것으로 알고 있었지만 실제로는 컴퓨터 프로그램을 상대로 게임을 펼쳤다. 게임의 목표는 적절한 버튼을 눌러서 최대한 점수를 많이 얻는 것이었으며, 이렇게 쌓은 점수는 나중에 현금으로 교환할 수 있었다. 하지만 실험 참가자 중에는 엉뚱한 버튼을 누르는 사람들이 있었다. 그렇게 하면 자신의 점수를 쌓지 못할 뿐만 아니라 다른 참가자를 애꿎게 방해하는 꼴이 될 뿐이었다. 강력 범죄자처럼 공격성이 높은 참가자나 자기 스스로 공격성이 높다고 응답한 참가자는 다른 참가자의 점수를 빼앗는 데 시간을 많이 쓴 탓에 점수가 낮고 돈을 적게 벌었다. 누군가가 심기를 거스르자 공격적으로 행동해버린 것이다.

참가자들은 게임이 시작되기 전에 콧구멍에 묻히는 겔을 지급받았다. 겔 속에는 혈액 속 테스토스테론 수치를 15분 동안 증가시키는 테스토스테론이 들어 있거나 아무 물질도 들어 있지 않았다. 실험이 진행되는 동안 참가자들은 자신의 겔이 어느 쪽에 해당하는지 알지 못했다.

연구 결과는 기존 이론을 뒷받침해주었다. 테스토스테론 겔을 지급받은 남성은 공격적으로 행동하면서 다른 사람의 점수를 빼앗았다. 그리고 예전 실험들과 마찬가지로 테스토스테론이 미치는 효과는 주로 지배적이고 충동적인 남성에게서 나타났다.

유전자가 중요하다

하지만 기질이 전부는 아니다. 연구진은 기질뿐만 아니라 유전자, 그중에서도 특히 안드로겐 수용체 유전자를 살펴봤다. 3장에서 소개했던 내 제자 제니를 다시 떠올려보자. 제니는 안드로겐 수용체 유전자에 변이가 있어서 안드로겐 수용체가 제 기능을 발휘하지 못했다. 불완전안드로겐 무감응증후군은 수용체가 작동을 하기는 하지만 안드로겐에 온전하게 반응하지는 못하는 상태다. 따라서 테스토스테론 수치뿐 아니라 안드로겐 수용체의 효율 역시 중요하다. 테스토스테론을 수용하는 안드로겐 수용체는 수염 및 근육 생성과 공격성을 촉진하는 '표적 유전자'의 단백질 생성률을 조절하는 능력을 갖고 있다. 알려진 대로, 온전하게 기능하는 안드로겐 수용체 중에도 표적 유전자의 번역을 굉장히 효율적으로 조절하면서 단백질을 더 많이 생성하는 수용체가 있는가하면 비교적 적게 생성하는 수용체도 있다.

연구진은 안드로겐 수용체가 비교적 효율적으로 작동하는 남성에게 테스토스테론을 주입했을 때 공격성이 증가하는지를 알아보기 위해 실험 참가자들이 사용하고 난 구강 청결제를 모아 참가자들의 DNA를 채취했다.

안드로겐 수용체 유전자는 CAG 반복CAG repeat이라는 것이 8번에서 37번 반복되는 형태로 이뤄져 있다.[310] 여기서 반복 횟수가 적다는 말은 수용체의 효율이 높다는 뜻이고 반복 횟수가 많다는 말은 수용체의 효율이 떨어진다는 뜻이다. 모든 조건이 동일하다면 테스토스테론 주입에 가장 크게 반응하는 사람은 안드로겐 수용체 유전자 속에서 CAG 반복이 가장 적게 나타나는 부류일 것이다.

CAG 반복의 길이는 전립선암 발병률(CAG 반복 횟수가 적을수록 높다)과 임신 결과(CAG 반복 횟수가 적을수록 자연 유산 가능성이 높다), 개인의

인종적 배경에 이르기까지 온갖 요인과 관련이 있는 것으로 알려져 있다.[311]

그리고 지금 우리는 CAG 반복이 한 가지 사실을 더 알려준다 걸 알고 있다. 그것은 바로 테스토스테론에 반응해서 나타나는 공격성이다. 지배적이고 충동적인 남성 중에서 CAG 반복이 짧아 테스토스테론 민감도가 높은 사람은 테스토스테론 겔을 접했을 때 다른 사람의 점수를 더 많이 빼앗는 식으로 공격성을 더 많이 드러냈다.

더욱이 CAG 반복이 짧은 남성은 공격성을 드러낼 때 기분이 더 좋다고 응답했다! 이 같은 결과를 통해 우리는 테스토스테론이 남성의 공격성을 어떤 식으로 높이는지 엿볼 수 있다. 테스토스테론의 증가는 보상 민감도를 높이는 방식으로 동기를 부여한다. 예컨대 쥐를 우리에 풀고 놀 곳을 고르게 해보면, 쥐는 테스토스테론을 주입받았던 곳을 고를 것이다.[312] 뇌 속에는 신경전달물질인 도파민이 많고, 우리의 동기에 영향을 미치는 부위에는 안드로겐 수용체가 가득 들어 있다.[313] 우리가 단것을 먹거나 성관계를 맺거나 경쟁자를 위협하는 것과 같이 생존과 번식에 유리하거나 인간이 진화하는 과정에서 유리했던 행동을 하면 도파민이 흠뻑 분비된다. 그러면 도파민은 이런 행동을 강화한다. 그러면 기분이 좋아지기 때문에 같은 행동을 되풀이하고자 하는 욕구가 생긴다. 동물을 연구해보면 실제로 테스토스테론은 승리했을 때 분비되는 도파민의 양을 증가시킬 뿐만 아니라[314] 뇌 안의 보상 영역에서 도파민을 받아들이는 수용체의 숫자도 증가시킨다! 이런 변화는 승자가 다음번에 위험한 상황을 마주했을 때 위험을 감수할 가능성을 높인다.

이 연구 결과에서 배운 내용을 요약해보면, 테스토스테론 수치의 증가는 적절한 부류의 기질과 적절한 안드로겐 수용체 유전자를 갖춘 일부 남성이 적절한 상황에 처했을 때 동기를 부여하고 보상을 해주는 것으로 보인다.[315] 기질, 상황, 유전자와 같은 요인이 모두 중요하다고 해서 테스토스테론과 공격성의 관련성이 낮다고 봐서는 안 된다. 오히려 이것은 관련 연구에서 살펴본 대로 테스토스테론과 공격성이 복잡하게 얽혀 있음을 보여준다.[316]

테스토스테론은 공격성을 강하게 표출할 확률을 높이는 요인으로 작용하기도 한다.[317] 우선 테스토스테론은 공감능력을 낮춘다. 테스토스테론 수치가 높아지면 동기와 보상 욕구는 높아지고 두려움과 고통 인지력은 낮아지는데,[318] 이 때문에 동물은 싸움을 벌이기도 한다. 반면 테스토스테론 수치가 낮아지면 이와 반대되는 효과가 나타난다.[319] 고통과 두려움에 젖어 순응하는 자세를 취하면서 도망을 치거나 그 자리를 벗어나는 것이다. 인간 이외의 동물에게서도 이와 비슷한 양상이 나타난다.

어느 동물에서나 테스토스테론과 공격성 사이의 관계는 어느 한 가지 요인에 의해 결정된다기보다는 예전에 겪은 경험이나 기질, 서열 등의 요인에 의해 조절된다. 스탠퍼드 대학교 생물학과 교수이자 공격성 연구의 권위자인 로버트 새폴스키Robert Sapolsky는《테스토스테론이 남긴 숙제The Trouble with Testosterone》에서 이 현상을 탈라포인 원숭이 실험으로 설명한다. 먼저 탈라포인 원숭이들을 한 곳에 놓고 서열이 정해질 시간을 준다.[320] 그리고 연구자가 한 원숭이의 테스토스테론 수치를 충분히 높이면, 해당 원숭이는 잡고 물어뜯고 쫓아다니는 행동을 더 많이 한다.[321] 여기서 재미있는 점은 이렇게 증가한 공격성이 누구를 향하게 되는가이다. 테스토스테론이 증가한 원숭이는 상대방이 심기를 거스른다고 해서 공격성을 무차별적으로 드러내지는 않는다. 자신보다 서열이 낮은 원숭이라면 혼쭐을 내지만 자신보다 서열이 높은 상대에게는 고분고분하게 군다.

테스토스테론은 온순한 원숭이를 전사로 만들거나 호전성을 드높이는 묘약이 아니다. 테스토스테론이 미치는 효과는 개체별 요인과 환경적 요인에 크게 영향을 받으며, 특히 사람의 경우에는 물리적 공격성을 전혀 발휘하지 않고도 높은 서열을 차지할 수 있다. 테스토스테론에는 상황에 맞게끔 기능하는 면이 있다. 새폴스키가 강의 중에 우스갯소리를 했듯, 승려들에게 테스토스테론을 주입한다면 그것은 폭력이 아니라 친절한 행위를 증진할 것이다.[322]

테스토스테론이 빠르게 분비되는 과정

경쟁 상황에 처한 남성의 몸에서 테스토스테론이 신속하게 생성되는 과정은 아직 제대로 연구되지 못했다. 고환이 내보내는 테스토스테론 생성 신호는 뇌 속에 있는 시상하부에서 시작된다. 시상하부는 생식샘자극호르몬분비호르몬을 뇌하수체 쪽으로 곧장 분비한다. 신호를 받은 뇌하수체는 혈액 속으로 황체형성호르몬을 분비한다. 이 황체형성호르몬이 뇌에서 고환에 도달하기까지는 대략 한 시간이 걸린다.[323] 이렇게 테스토스테론은 상대적으로 길고 느린 과정을 거쳐서 분비된다. 그렇기에 사람을 대하는 상황에서 테스토스테론 수치가 몇 분 만에 치솟는 현상은 아직까지 수수께끼로 남아 있다. 연구계가 생각하는 한 가지 가능성은 몸과 마음이 스트레스를 받을 때 분비되는 아드레날린과 노르아드레날린 호르몬이 황체형성호르몬 체계를 우회해 테스토스테론을 분비하는 생식샘을 직접 자극하거나 생식샘으로 가는 혈류량을 증가시켜서 생식샘을 자극한다는 것이다.[324]

이 밖에 테스토스테론이 세포와 뉴런에 재빠르게 작용하는 과정도 수수께끼로 남아 있다. 3장에서 설명했듯, 보통 테스토스테론은 세포 속에 있는 안드로겐 수용체를 활성화시키기 때문에 세포핵 속에 있는 특정 유전자의 발현에 영향을 미친다. 이 과정은 시간이 걸리기 때문에 우리가 알고 있는 대로라면 몇 분 만에 행동에 영향을 미칠 수가 없다. 이 말은 CAG 반복의 길이와 테스토스테론에 의한 공격적 반응 사이에 연관성이 있다는 내 설명이 그리 간단한 문제가 아니라는 걸 뜻한다. 테스토스테론이 유전자의 발현에 영향을 미치는 기제는 시간이 무척 오래 걸리기 때문에 표적 유전자의 전사를 더욱 효율적으로 진행하는 과정에는 관여할 수가 없다. 하지만 일부 흥미로운 연구에 따르면, 테스토스테론은 중요하고 신속한 '비유전자'적 효과를 발휘할 수 있다.[325] 이것은 쉽게 말해서 테스토스테론이 유전자 전사가 일어나는 세포 속이 아니라 세포 표면에서 작용한다는 뜻이다. 신경전달물질이나 단백질 호르몬처럼 말이다. 다소 딱딱하고 어려운 얘기일지도 모르겠다. 하지만 대학생 때까지 과학에 관심을 두지 않던 사람의 입장에서 말해보자면, 테스토스테론의 작용이라는 단순한 질문을 던지면서 나는 신경계와 호르몬, 유전자가 행동에 영향을 미치는 과정이 무척 흥미로울 수 있다는 점을 깨달았다. 앞으로 이 분야에서 이뤄지는 후속 연구는 테스토스테론이 공격성을 조절하는 방식에 대해 더 많은 것을 알려줄 것이다.

테스토스테론과 여성의 공격성

때로는 여성도 지위, 자원, 배우자를 놓고 맹렬하게 경쟁을 펼친다. 그리고 몇몇 암컷 동물의 경우 이런 행동은 테스토스테론 수치와 관련이 있을 때가 있다.[326] 그렇다면 경쟁심을 드러내는 상황에서는 여성의 테스토스테론 수치도 오르내리지 않을까? 여러 연구자도 그런 생각을 했다. 그래서 테스토스테론을 매개로 남성에게서 나타나는 승자-패자 효과를 살펴보기로 했다.

여기서 상황을 복잡하게 만드는 현상이 하나 등장한다. 안드로겐은 부신에서 생성되는데, 부신은 남성이든 여성이든 스트레스를 받으면 활동량이 증가한다. 그리고 경쟁이 펼쳐지면 스트레스가 많아진다. 이 같은 현상은 특히 여성에게서 나타나는 승자-패자 효과를 테스토스테론의 변화로 이해할 때 새로운 걸림돌로 작용한다. 왜냐하면 부신은 여성의 몸에서 분비되는 테스토스테론의 절반 가량을 생산하기 때문이다. 경쟁이 생길 만한 상황에서 여성의 테스토스테론 수치가 상승하는 모습이 관찰된다면, 그건 단지 부신이 스트레스에 대응하면서 부수적으로 생긴 현상일 수도 있는 것이다.[327]

위 연구 자료에 따르면 테스토스테론이 여성의 경쟁심을 조절한다는 주장은 근거가 희박하다. 여성을 대상으로 승자-패자 효과를 연구한 사례를 보면, 남성과 달리 지위나 승패 경쟁과 관련해서 테스토스테론 수치에 변화가 나타난 경우는 거의 없었다.[328]

놀라워할 필요는 없다. 진화의 관점에서 보자면 남성과 여성은 격렬하게 경쟁해야 하는 상황 앞에서 다르게 반응하도록 되어 있다. 물리적 공격은 남성에게는 이득을 가져다줄 때가 많지만, 여성은 생식의 측면에서 봤을 때 얻는 것보다 잃는 게 많다. 그렇기에 여성은 분위기가 험악해지면 물리적으로 충돌하지 말고 재빨리 한 발 물러서는 모습을 보이는게 낫다. 남녀가 신체 구조와 적응 방식에서 성차를 보인다는 점을 고려해볼 때, 남녀의 테스토스테론이 경쟁 상황 속에서 똑같은 방식으로 생성된다면 그것이 더욱 놀라운 일일 것이다.[329]

그렇다고 해서 여성이 남성만큼 승리에 관심이 없다는 말은 아니다. 경영계와 스포츠계, 학계에는 경쟁심이 철철 넘치는 여성이 상당히 많다. 경쟁과 관련된 호르몬은 코르티솔을 비롯해서 몇 가지가 더 있으며, 여성의 경우에는 이 목록에 에스트로겐과 프로게스테론을 추가할 수 있다.[330] 여성에게서 남성적인 행동이 나타난다는 걸 입증하기 위해서 반드시 테스토스테론이 남녀 모두에게서 똑같이 작용한다는 걸 보여줘야 한다는 생각은 버리자. 앞으로 호르몬이 여성의 경쟁심에 미치는 영향과 관련해서 더 많은 연구가 이뤄지길 기대해 본다.

환경적 요인이 중요하다

새해 전날, 데몬 페어리스와 취객 사이에서 벌어진 사건의 발단은 그들이 갖가지 관습과 질서로 이뤄진 사회에서 살아가고 있다는 사실과 연관이 있다. 아마도 다른 승객은 물론이고 토론토 경찰마저 페어리스의 박치기를 어느 정도 수긍했을지 모른다. "경찰이 고개를 끄덕이더군요. 위험한 행동이긴 했지만 자기 방어 차원이 아니었겠냐는 뜻으로요. 우리 사이에

테스토스테론

는 아내를 보호하기 위해 위험을 무릅썼다는 눈빛이 오갔어요."[331]

페어리스처럼 남성이 가족과 명예를 지키기 위해 물리적으로 공격성을 드러내는 행위는 여러 사회에서 올바른 행동으로 인정받는다. 이런 식의 "명예 문화"는 미국 남부에서 발견된다. 역사적으로 미국 남부는 폭력 범죄 발생률이 북부보다 높았다. 역사가 데이비드 피셔David Fischer 는 명예 문화가 남자아이들에게 미치는 영향을 다음과 같이 설명한다.

> 사내아이들은 어려서부터 자신의 명예를 중요하게 여기고 스스로 지킬 줄 알아야 한다고 배운다. 우리 사회에서 명예란 남자다운 기백과 강인한 체력, 전사의 덕목을 갖췄다는 남성으로서의 자부심을 의미한다. 남자아이들은 도전자가 나타나면 인정사정 볼 것 없이 혼쭐을 내줘서 자신의 명예를 지키라고 배운다.[332]

만약 페어리스와 술에 취한 남성이 싱가포르 지하철을 타고 있었다면, 언쟁이 박치기로 치닫지는 않았을 것이다. 싱가포르 청년이라면 애초에 공공장소에서 술에 취하지도 않았을 테니까 말이다. 싱가포르에서는 공공장소에서 술에 취하는 행위가 중범죄이며 이것은 많은 관광객이 몸소 겪어본 사실이다. 싱가포르의 범죄율은 자메이카나 미국보다 훨씬 낮으며, 비교적 평화로운 나라인 캐나다와 비교해도 50분의 1밖에 되지 않는다. 싱가포르는 일본과 더불어 세계에서 범죄율이 가장 낮다.

싱가포르는 왜 이리도 남다를까? 정부가 수돗물에 진정제를 풀었을 리도 없을 텐데 말이다. 아마도 그 원인은 싱가포르 문화에서 찾을 수 있을 것이다. 싱가포르는 준법정신이 강하고 가정교육이 엄격하고 궁핍하지 않으며, 무엇보다 범죄자에게 엄벌을 내린다.

폭력 범죄율은 국가별로 차이가 날 뿐만 아니라 시대별로도 차이가 난다. 스티븐 핑커가《우리 본성의 선한 천사》에서 말했듯이 유럽의 살인율은 13세기부터 오늘날에 이르기까지 10만 명당 100명 수준에서 10만 명당 1명 수준으로 가파르게 감소했다.[333] 살인율이 감소한 이유는 우리 유전자가 변했기 때문이 아니다. 국가가 폭력을 독점하는 식으로 수 세기에 걸쳐 사회 문화가 큰 폭으로 변했기 때문이다.

이 같은 변화에도 불구하고 성별에 따라 일관되게 나타나는 양상이 하나 있다. 그것은 어느 시대 어느 지역에서나 남성이 여성보다 폭력적이라는 점이다. 이건 설명이 필요할 정도로 놀라운 사실이다. 그리고 동물계 전반에 걸쳐 이를 설명해주는 가장 단순한 방법이자 수컷에게서 성선택을 일으키는 요소가 바로 테스토스테론이다.

인간은 진화의 힘이나 유전자, 호르몬만으로는 설명할 수 없는 존재이긴 하지만 이런 요인들로부터 크게 영향을 받는다. 그러나 인간은 자신의 행동이 미칠 결과를 깊이 생각하고 본능을 억제하는 능력과 같이 몇 가지 중요한 측면에서 여타 동물과는 뚜렷하게 다르다. 우리를 빚어가는 힘을 더 많이 알아갈수록 우리의 행동 방식에 대한 통제력이 더 많이 생긴다.

지금껏 계속해서 강조해왔듯이 성차가 드러나는 행동은 문화의 영향을 상당히 많이 받으며, 그런 경향을 단적으로 보여주는 사례가 바로 공격성이다. 법, 문화, 사회적 질서는 물리적 공격성을 높이기도 하고 낮추기도 한다. 우리는 사회가 변해서 폭력 행위가 한층 줄어들기를 바란다. 하지만 문제를 해결하려면 원인을 제대로 파악해야 한다. 테스토스테론에 대한 솔직한 논의는 우리가 환경을 어떻게 바꿔야 남성의 문제 행동을 억제할 수 있을지 이해하도록 도와줄 것이다. 공격성에서 나타나는 성차를 줄이고 늘리는 건 우리 능력 안의 일이다. 하지만 성차를 낳는 근본적인 경향성은 문화보다 선행하며, 이 경향성은 테스토스테론 때문에 나타난다. 이걸 부정해봐야 좋을 게 없다.

8장

짝짓기

쥐와 인간

내분비학을 공부하는 학생들이라면 꼭 듣게 되는 일화가 하나 있다. 어쩌면 지어낸 이야기인지 모르지만 이 이야기가 사람들의 입에 자주 오르내리는 데는 그만한 이유가 있다.

1920년대, 미국 대통령 캘빈 쿨리지와 쿨리지 여사는 정부가 시범 운영하는 농장을 방문했다. 그때 쿨리지 여사는 양계장에서 어린 수탉이 짝짓기를 자주하는 모습을 목격하고는 수탉이 하루에 짝짓기를 몇 번이나 하냐고 양계장 직원에게 물었다. 직원은 "열두 번쯤 합니다"라고 대답했다. 그러자 쿨리지 여사는 "대통령께 그렇게 전해주세요"라고 대꾸했다. 양계장 직원이 대통령에게 그 이야기를 들려주자 대통령이 물었다. "매번 같은 암탉과 하나요?" 직원이 대답했다. "아닙니다. 매번 다른 암탉과 합니다." 그러자 대통령이 대꾸했다. "영부인께 그렇게 전해주세요."[334]

이 얘기를 들려주면 학생들은 웃음을 터뜨린다. 어쩌면 내가 재미있는 농담을 하려고 애를 쓰니까 그렇게 반응해주는 것일지도 모르겠다.

어쨌거나 이 일화는 수컷 앞에 짝짓기 상대가 새로이 나타났을 때 수컷의 성욕과 짝짓기 능력이 새로이 샘솟는 현상을 제대로 보여준다. 이 현상을 우리는 "쿨리지 효과"라고 한다. 연구자들은 쥐, 물고기, 양, 소, 원숭이, 침팬지 등 여러 동물에게서 쿨리지 효과가 나타난다는 점을 보여줬다.[335] 쿨리지 효과와 관련해서 내가 가장 좋아하는 다음과 같은 연구 사례가 있다. 연구자들은 수컷 쥐 성체를 불투명한 유리 칸막이로 분리된 상자에 집어넣었다. 쥐의 머리는 털이 깎여 있고 정수리 부위에 측정 장치가 툭 튀어나와 있었다. 보기 좋은 모습은 아니었다. 이 기묘하고 커다란 장치에는 기다란 선이 달려 있어서 연구자들은 쥐가 자유롭게 움직일 때 신경전달물질인 도파민 수치를 지켜볼 수 있었다. 도파민은 여러 가지 기능을 한다.[336] 그중 가장 중요한 기능은 동기와 보상 수준을 높이는 것이다. 도파민 수치가 높아졌다면 동물이 보상을 기대하고 어떤 목표를 추구하려는 동기가 생겼다는 뜻이다.

처음에 수컷은 머리에 뭔가가 툭 불거져 있는 우스꽝스러운 모습으로 돌아다닌다. 도파민 수치는 정상이다. 그러다가 상황이 급변한다. 발정기 암컷이 다른 칸에 들어온 것이다. 수컷과 암컷 모두 예민해진다. 코를 마구 쿵쿵거리며 상대방의 냄새로부터 정보를 얻고자 한다. 건강 상태, 점심 메뉴, 호르몬 수치 등을 통해 암컷은 수컷이 테스토스테론이 왕성하게 분비되는 성숙한 개체인지를 구별할 수 있고, 수컷은 암컷이 새끼를 가질 수 있는 상태인지를 알아차릴 수 있다. 그러면 수컷의 도파민 수치가 쾅 하고 50퍼센트가량 치솟는다.[337]

연구자들은 짓궂게도 불쌍한 쥐를 서로 떨어뜨려놓는다. 그건 마치 배가 무척 고픈 상태인데 바로 앞에 맛있는 음식을 차려놓고 손을 뒤로

묶어놓는 격이다. 이런 상태의 성행동은 욕망기라고 부르며, 동물이 실제로 짝짓기를 하는 상태는 완성기라고 한다. 신경계가 동물로 하여금 짝짓기에 열을 올리게 하고 짝짓기를 할 때 보상하는 과정은, 음식을 구해 먹으면서 만족감을 느끼는 과정과 무척 흡사하다.[338]

마침내 칸막이가 없어지면 수컷과 암컷은 본론으로 들어간다. 수컷의 도파민은 평상시보다 두 배 높아져 사정하기 전까지 매우 높은 수준을 유지하다가 사정을 하고 나면 다소 낮아진다. 하지만 이것으로 끝이 난 게 아니다! 수컷은 여전히 암컷의 몸속에 머무른 상태로 짝짓기를 이어간다. 이렇게 수컷은 몇 번에 걸쳐 사정을 하면서 중간중간 한숨을 돌린다. 사정을 할 때마다 수컷의 도파민 수치는 약간씩 낮아진다. 짝짓기가 충분히 이뤄지고 나면 수컷의 도파민은 평상시 수준으로 돌아온다.

여기서 암컷 쥐가 짝짓기를 할 때 마냥 수동적이지만은 않다는 점을 꼭 짚고 넘어가야겠다. 암컷이 짝짓기 속도를 조절할 수 있을 때 임신 가능성과 도파민 수치가 올라가는 걸 보면, 짝짓기를 조절하는 능력은 적응의 산물이고 암컷에게 보상을 준다.[339]

도파민 수치가 떨어지고 짝짓기가 끝나고 나면 15분 뒤에 암컷을 다른 곳으로 옮겨놓는다. 이후 수컷을 15분쯤 홀로 놔두었다가 짝짓기를 했던 암컷을 다시 칸막이 뒤편에 놓아둔다.

아무 일도 일어나지 않는다.

칸막이를 없애서 암수가 서로 자유롭게 만날 수 있게 해줘도 수컷의 도파민 수치와 성욕은 꿈쩍하지 않는다. 수컷의 성욕은 바닥난 상태이다. 이번에는 암컷을 완전히 다른 곳을 옮겨놓는다.

몇 분이 지난 후, 연구진은 칸막이 너머에 다른 암컷을 넣는다. 수컷이 발정이 난 암컷의 냄새를 맡자 도파민 수치가 다시 증가하기 시작한다. 칸막이를 치우자 수컷은 좀 전에 비해 활력이 다소 떨어지기는 했지만 다시 성욕이 생긴다. 도파민 수치에도 그런 모습이 보인다. 지난번만큼은 아니지만 그래도 암컷과 몇 차례에 걸쳐 짝짓기를 하고 사정을 할 만큼은 성욕이 높아진다.[340]

짝짓기는 무척 자연스러운 행위처럼 보이지만 짝짓기를 시도해서 제대로 수행하는 건 까다로운 일이다. 수컷 쥐의 입장에서 생각해보자. 수컷은 짝짓기를 성공적으로 마치기 위해서 해야 할 일이 많다. 우선 어떤 암컷을 쫓아다녀야 할지 결정해야 한다. 그리고 암컷을 실제로 쫓아다녀야 하고 구애 행동으로 암컷의 마음을 사로잡아야 한다. 음경이 발기를 해야 하고[341] 암컷의 몸에 정확한 자세로 올라타고는 삽입을 하고 정액을 방출해야 한다. 휴!

도파민은 몸속에서 분비되는 테스토스테론과 주변에서 내보내는 성적 신호와 힘을 합쳐 수컷이 짝짓기를 할 수 있도록 돕는다. 도파민은 음식물을 구하거나 포식자나 위험물을 피하는 것과 같이 동기가 일어나는 갖가지 행동을 표출할 때 꼭 필요하다.[342] 도파민은 움직임을 통제하는 데 있어 핵심적인 역할을 담당하며, 필요한 움직임을 실행할 수 있도록 동기를 조절한다. (파킨슨병을 앓는 사람은 도파민 수치가 낮아서 움직임을 조절하기가 어렵다.) 도파민과 테스토스테론은 수컷 쥐가 다른 쥐나 무생물에 시간을 낭비하지 않고 발정기 암컷에게 주의를 집중하도록 만든다.

여러 종의 수컷에게서 쿨리지 효과가 나타난다는 말은 이 기질이 적응의 산물이며 생식 성공률을 높여준다는 뜻이다. 만약 동일한 암컷과 짝짓기를 더 많이 하는 것이 임신 가능성을 높여주지 않는다면 수컷은

테스토스테론

그런 행위를 멈춘다고 해도 잃을 것이 없다. 하지만 주변에 다른 발정기 암컷이 돌아다닌다면, 그건 그냥 지나치기에는 너무 아까운 번식 기회가 된다.[343]

나는 왜 이번 장 서두에서 남녀의 성행동 성차에서 테스토스테론이 맡은 역할과 더불어 쥐에게서 나타나는 쿨리지 효과를 언급하는 것일까? 우리에게는 남성이 여성보다 새로운 성관계 상대를 더 밝힌다는 고정관념이 있는데, 쿨리지 대통령과 영부인에 얽힌 이야기는 그 고정관념에 우스꽝스러울 정도로 딱 들어맞는다. 뒤에 가서 설명하겠지만 이 고정관념은 정확하며 테스토스테론과 관련이 많다.

전체적으로 보면 남성과 여성은 성적 지향이나 구애 행동 면에서 비슷한 점이 많다. 남성과 여성 모두 성욕을 강하게 느끼고 외모와 성격, 건강, 지능, 성품이 좋은 배우자를 찾는다. 그러나 성관계라는 틀에서 비교해 본다면, 남성이 여성보다 더 많은 상대와 더 자주 관계를 맺길 원한다.[344] 남녀의 성생활에는 간과하기 쉽지만 아주 크나큰 성차가 존재한다. 그건 바로 성적 매력을 느끼는 대상이다. 대다수 남성은 여성에게 성적 매력을 느끼고, 대다수 여성은 남성에게 성적 매력을 느낀다. 테스토스테론은 수컷 쥐로 하여금 발정기 암컷에게 관심을 쏟도록 이끈다. 그렇다면 테스토스테론은 인간의 성적 지향에 어떤 영향을 미칠까?

나는 성욕과 새로운 상대를 원하는 성향을 먼저 다루고 성적 지향을 나중에 다루려 한다. 자, 그럼 지금부터 인간이 성적 매력을 갖추기 시작하는 시점인 사춘기에서부터 시작해보자.

반하고, 키스하고, 사랑을 나누고

대대수 아이는 사춘기에 접어들면 성호르몬이 솟구치기 전까지는 성행위 관련 모든 것을 역겹게 생각한다. 어쩌면 그 이유는 성에 관심이 가기는 하는데 아직 정서적으로 그 마음을 다룰 준비가 되어 있지 않기 때문일지도 모른다. 여자아이는 여섯 살에서 일곱 살, 남자아이는 일곱 살에서 여덟 살 무렵이 되면 안드로겐 수치가 상승한다. 안드로겐 수치가 상승하고 난 뒤에는 고환과 난소가 잠에서 깨어 각각 정자와 난소를 잇달아 생산하고 성호르몬을 분비한다. 이렇게 초기에 분비되는 안드로겐은 생식샘이 아니라 부신에서 생성된다. (다시 일러두자면 부신은 콩팥 위에 붙어 있고 코르티솔을 생성한다.) 이렇게 '부신 안드로겐'은 20대 초까지는 분비량이 증가하다가 이후에는 서서히 감소한다. 부신 안드로겐을 대표하는 호르몬은 디하이드로에피안드로스테론인데, 줄여서 DHEA라고 한다. DHEA는 남자아이와 여자아이의 몸속에서 혈액으로 분비되어 간이나 콩팥, 뇌와 같은 조직에서 소량의 테스토스테론으로 바뀐다.[345] 이렇게 부신에서 비롯된 테스토스테론이 생성되면 남자아이와 여자아이에게서 처음으로 가냘픈 음모와 여드름, 체취가 나기 시작한다.[346] 그리고 누군가를 처음으로 짝사랑하고 성적인 감정을 품게 된다. 하지만 부신 안드로겐만으로는 급성장기가 찾아오지 않으며, 제대로 된 사춘기는 몇 년 후에야 시작된다.[347]

잠시 사춘기가 일어나는 과정을 복습해보자. 사춘기는 뇌와 생식샘이 시상하부-뇌하수체-생식샘 축을 통해 신호를 주고받으면서 시작된다. 뇌의 시상하부가 생식샘자극호르몬을 통해 뇌하수체에 정기적으로

테스토스테론

신호를 보내면, 이 신호를 받은 뇌하수체가 혈액을 통해 황체형성호르몬과 난포자극호르몬을 생식샘에 보낸다. 황체형성호르몬과 난포자극호르몬은 성호르몬과 난자 또는 정자가 생성되도록 난소와 고환을 자극한다(117쪽 그림 참조). 이처럼 남녀 아이들의 몸과 마음에 변화가 나타나는 현상은 서구 사회뿐만 아니라 전 세계에서 나타난다.[348]

성호르몬(여자아이에게서 분비되는 에스트로겐과 프로게스테론, 남자아이에게서 분비되는 테스토스테론)이 분비되면 사춘기가 시작된다. 그러면 음모가 자라고 여자아이들은 젖꼭지가 커지고 남자아이들은 고환이 커진다. 여자아이들은 남자아이들보다 사춘기가 1년 정도 빠르며,[349] 남자아이들이 아직 사춘기에 접어들지도 않았을 나이에 초경을 맞이하는 경우가 많다. 남자아이의 사춘기가 늦는 현상은 성체가 짝짓기 경쟁을 펼치는 다른 수컷 포유류에게서도 흔히 나타난다. 테스토스테론이 근육 성장과 같은 2차 성징에 에너지를 쓰기 전에, 어린 수컷이 몸집을 키울 수 있도록 청소년기에 성장할 시간이 많이 주어진다면 짝짓기 경쟁에 유리할 것이다.[350]

성호르몬이 증가하면 성적 관심과 연애 감정이 강해진다. 사춘기에 접어든 대다수 아이는 누군가에게 반한 적이 있다고 보고한다(여자아이들에게서 그런 경향이 더 강하게 나타난다). 이 감정은 곧 더욱더 야릇한 분위기를 띠기 시작한다. 다행히도 이 시기의 아이들은 다른 사람과 성행위를 하지 않고 자위행위를 한다[351]. 열네 살 무렵이 되면 미국 남자아이의 90퍼센트와 여자아이의 20퍼센트가 자위를 한다. 이로부터 1년쯤 지나면 실제로 입을 맞추면서 키스를 하고, 열여덟 살쯤이 되면 대다수가 성관계를 맺을 것이다.[352]

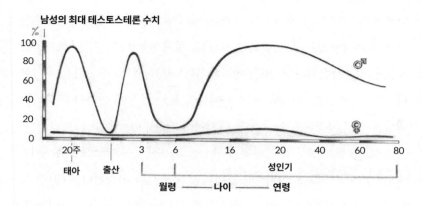

| 남성과 여성의 생애 주기에 따른 테스토스테론 수치 |

성호르몬이 증가하면서 성에 호기심이 생기고 성기능이 향상되는 현상은 놀라운 일이 아니다. 그게 바로 사춘기이기 때문이다. 사춘기 동안 우리는 우리의 몸과 행동이 짝 찾기와 구애, 성관계, 육아에 적합하도록 대비를 한다. 그리고 성호르몬이 하는 일이 바로 그런 것들이다. 성호르몬은 유전자 전사에 영향을 미쳐 뇌와 같은 곳에서 대규모로 비교적 느릿느릿하게 나타나는 변화를 조정한다.[353] 그리고 성욕과 성기능을 자극하는 성호르몬은 변화의 폭이 작지 않고 크기 때문에 사춘기 내내 두드러지게 증가했다가 노년기에 접어들면서 감소한다.

여성은 테스토스테론 수치가 유년기에서부터 성인기에 이르기까지 거의 증가하지 않지만,[354] 프로게스테론과 에스트로겐은 크게 증가한다. 인간을 비롯한 암컷 포유류에게서는 성호르몬의 변화가 성행동에 영향을 미치는 것이 분명하다. 여성은 남성(더러는 여성)이 성욕을 품는 대상이 되며, 남성과 여성은 모두 하룻밤을 보낼 가능성 앞에서 달아오른다.

테스토스테론

남성은 테스토스테론 수치가 아홉 살에서 열 살 무렵에 상승하기 시작해 열세 살에서 열다섯 살 무렵부터 가파르게 증가하고 열일곱 살 무렵부터 일정한 수준을 유지하다가 마흔 살이 넘어서부터는 서서히 감소한다.

위 그림을 보면 알 수 있듯이, 테스토스테론 수치는 자궁에 있을 때부터 성차가 나타나기 시작한다. 임신 8주차부터 남자아이의 테스토스테론 수치는 여자아이보다 훨씬 높다. 4장에서 설명했듯이 테스토스테론 수치가 높으면 뇌가 남성화한다. 이렇게 남성화한 뇌는 사춘기 들어 다시 테스토스테론에 다량 노출된다.[355] 그러면 테스토스테론이 개인의 경험과 환경의 영향 아래에서 뇌의 형태를 추가로 빚어가며, 남성의 성행동을 활성화시킨다.

남성과 여성 모두 번식 성공률을 극대화하기 위한 진화적 압력을 받아왔다는 점을 고려해볼 때, 남성과 여성의 성욕이 다르리라고 예측할 수 있는 근거는 무엇일까? 그리고 우리가 아는 대로 환경의 영향이 중요하다는 점을 감안했을 때, 남성과 여성의 성행동이 다르리라고 예측할 수 있는 근거는 무엇일까?

진화, 원 나이트 스탠드, 일부일처제

두말하면 잔소리겠지만 문화는 중요하다. 사회 환경이 성행동에 영향을 미치는 사례는 많다. 파푸아뉴기니 삼비아족 소년들은 성인 남성에게 구강성교를 해준다. 정액을 삼키는 행위가 소년을 남성으로 만들어준다고 믿기 때문이다. 하지만 누군가가 우리도 그런 관습을 받아들이자고 주장한다면, 어떤 일이 벌어질지 불 보듯 뻔하다. 모르몬교는 예로부터 일부 다처제를 실시해왔고, 모르몬교를 창시한 조지프 스미스는 아내를 마흔 명가량 거느렸다. 하지만 1882년 들어 미국에서 일부다처제를 금지하는 법이 제정되었다. 고대 로마에서는 동성애 행위가 남성다운 행위로 여겨 졌으며[356] 성기를 삽입을 하는 행위가 용인되었다. 하지만 삽입을 당하 는 것은 순종하고 복종하는 행위로 인식되었다. 오늘날 아프리카와 중동 지역에 있는 많은 국가는 동성애를 법으로 금지하고 사형을 선고하기도 하지만,[357] 미국과 유럽 내 여러 국가에서는 동성 간의 결혼이나 동거가 합법이다. 일반적으로 미국에서 젊은 여성이 비교적 여러 사람과 성관계 를 맺는다면 "문란한 여자"라며 손가락질을 당할 가능성이 높다.[358] 반면 젊은 남성이 문란하게 성생활을 한다면 매력남으로 인정받을 것이다.

이처럼 문화권에 따라 다양한 양상이 나타나지만, 진화론은 모든 문 화권을 관통하는 생물학적 신호가 있을 수밖에 없다고 주장한다. 우리는 남성이 여성보다 가벼운 성관계에 열려 있고 더 많은 사람과 관계를 갖 고자 하며 성욕이 높을 거라고 생각한다. 하지만 이와 달리 남성과 여성 은 비슷한 수준으로 장기적 관계를 맺고자 해야 한다.

이론적으로 보면 남성의 번식 성공은 하룻밤의 정사를 나누는 횟수 와 이를 뒷받침할 체력에 의해서만 제약을 받는다. 그러나 연구 자료에 따르면 대다수 수렵 채취 사회에서 가장 성공한 남성은 자식을 스물다섯 명쯤밖에 얻지 못하는 것으로 나타난다.[359] 이 정도 수치는 출산 능력이 아주 좋은 여성도 얻을 수 있다. 자식을 가장 많이 얻은 남성을 뽑는 대회 가 있다면 1등은 칭기즈칸의 몫이다.[360] 13세기에 몽골제국을 다스렸던 칭기즈칸의 자식은 수백 명으로, 여성 한 명이 낳을 수 있는 숫자를 훌쩍

테스토스테론

뛰어넘는다. 그런 기질은 칭기즈칸의 아들들로 대물림되었으며, 현대 남성 200명 중 1명은 칭기즈칸의 후손이다.[361] 오늘날에는 남성이 칭기즈 칸처럼 수많은 자식을 얻기가 어려워지기는 했지만 그런 사례가 완전히 없어진 것은 아니다. "빅 대드"라는 별명이 붙은 앙골라 남성은 사망하기 전까지 자녀 156명, 손주 250명을 남긴 것으로 알려졌다.[362]

대다수 남성은 빅 대드나 칭기즈칸만큼 자식을 얻지 못한다. 보통 생식력을 비롯한 성차는 양 극단에서 가장 두드러지게 나타난다. 붉은사 슴 수컷과 달리 남성은 대체로 하렘을 거느리지 못한다. 수사슴이 하렘 을 거느려도 문제가 없는 이유는 아기 사슴이 수사슴 없이도 생존할 수 있기 때문이다. 새로 태어난 붉은사슴 새끼는 제때 도망치지 못하면 다 른 동물의 점심거리가 되고 마는 여느 방목 가축처럼 태어난 지 한 시간 이면 제 힘으로 서서 걸을 수 있다. 붉은사슴 새끼의 반대 영역에 속하는 동물로는 노래참새 새끼가 있다. 노래참새 새끼는 미약하게 태어나 부모 의 돌봄에 전적으로 의지한다. 이들은 날지도 눈을 뜨지도 못하며 어미 가 계속해서 체온을 유지해줘야 한다. 아빠가 돌봐주지 않으면 생존 가 능성이 확연히 떨어진다. 자신의 유전자가 대물림되기를 바라는 아빠라 면 새끼 곁에 들러붙어 있어야 한다. 이것은 조류 의 90퍼센트가 번식기 나 번식기 이후에도 평생토록 짝을 이루고 살아가는 이유를 설명해준다.

인간이 낳은 아기는 앞서 언급한 두 사례를 조금씩 섞어놓았다고 보 면 된다. 아기는 앞을 볼 수 있고 체온을 유지할 수 있지만 첫돌 무렵이 되어야 제 힘으로 설 수 있고 제 힘으로 음식을 구하려면 그보다 더 오랜 시간이 필요하다. 물론 아기는 아빠가 없어도 살아갈 수 있지만 오늘날 여러 사회와 진화의 역사를 살펴보면 곁에서 아빠의 도움을 받는 아기가

삶을 훨씬 수월하게 살아간다.[363]

　　수렵 채취 사회에서 살아가는 여성은 자식을 돌볼 때 필요한 음식을 대형 마트에서 주문할 수가 없었다. 이들의 최대 출산율은 대략 삼 년에 아이를 하나씩 낳는 정도였으며, 이것은 쌍둥이가 없다고 가정했을 때 평생에 걸쳐 여덟 명을 낳는 수준이었다. 우리 선조들처럼 살아가던 여성이라면 성관계를 여러 명과 하는 것보다는 자질이 좋고 지위가 높으며 자식에게 공을 들이는 배우자 한 명을 두는 편이 더 좋은 선택이었다.[364] 만일 아빠가 도움을 주어서 엄마가 건강하고 스트레스를 덜 받고 영양을 제대로 섭취한다면 아이들의 생존 가능성이 높아진다. 더불어 여성에게 출산에 전념할 수 있는 여건이 주어진다면, 출산과 출산 사이의 간격이 줄어서 아이를 더 많이 낳을 수 있다. 여성이 출산에 최적화된 상태를 유지하기 위해서는 곁에서 다른 가족이 도와주는 것도 중요하지만 남편이 도움의 손길을 내미는 것이 가장 중요하다. 당연한 이야기이지만 여성은 단순히 지위가 높은 사람이 아니라 자신과 아이를 돌봐주려는 배우자를 선호한다.[365] 그렇기 때문에 남성이 그런 태도를 보이지 않고 밖으로 나돌기만 한다면 건강한 가임기 여성을 배우자로 맞아들이기 어려울 수 있다.

　　대다수 남성 입장에서 보자면, 공개 시장에서 새로운 배우자를 차지하려고 경쟁하기보다는 아내와 아이 곁에서 가족을 챙기는 것이 가장 효율적인 출산 전략이다. 기록이 남아 있는 모든 인류 사회에서는 일부일처제가 가장 일반적인 혼인제도였다. 하지만 앞서 말했듯 성관계 상대의 숫자를 늘리는 것은 여성보다는 남성에게 이득이기 때문에 인류 역사에서는 일처다부제보다 일부다처제가 훨씬 흔하게 나타난다.[366]

진화론적 관점에서 보면, 인간이 자식의 생존률을 극대화하는 방법은 엄마와 아빠가 모두 집에 머물면서 협력하는 것이다. 예전에는 아이를 키우면서 확대 가족이나 이웃의 도움을 많이 받을 수 있었다. 하지만 요즘은 그러기가 어렵다. 이렇게 외부에서 도움을 받기는 어렵게 되었지만 그래도 진화는 모든 부모가 출산이라는 게임을 이어가도록 독려한다. 우리는 육아에 뒤따르는 고된 요구에 대처하게 해주는 여러 심리적 장치를 갖게 되었다. 예컨대 부부가 쌓은 낭만적인 사랑은 유대감을 높여주고 공동 육아를 견디는 버팀목이 되어준다. 또 부모의 내리사랑은 아이에게 관심을 갖고 희생하는 마음을 불러일으키며 보람을 맛보게 해준다.

그렇지만 여성은 임신 중이나 출산 후에 남성이 할 수 없는 방식으로 자식에게 정성을 쏟아야하는 입장이다. 특히 연구자들이 "단기적인 관계"라고 부르고 우리가 하룻밤의 정사라고 하는 관계에서는 그런 경향이 더 강하게 나타난다. 하룻밤의 정사 기회를 잡고자 하는 남성이라면 자신의 유전자를 다음 세대에 전하는 편이 이득이기 때문이다. 남녀가 짝을 이루는 관계에서는 남녀의 짝짓기 전략이 상당 부분 겹칠 것이다. 하지만 성욕이라든가 다양한 상대를 선호하는 성향에서는 커다란 성차가 나타나리라고 예상할 수 있다.[367] 그리고 이런 예상은 실제 연구 결과와 정확하게 일치한다.

침실과 연구실에서 나타나는 성차

세상과 담을 쌓고 지내는 사람이 아니라면, 남성이 여성보다 성욕이 많고 여러 여성과 가벼운 성관계를 갖고자 한다는 고정관념이 의심스러울 때가 있을 것이다. 이런 고정관념은 실제로 의심스럽다. 그리고 문화권에 따라 어느 곳에서는 사실이고 어느 곳에서는 사실이 아닐 때도 있다. 다행스럽게도 연구자들은 여러 문화권에서 다양한 방법을 동원해 성욕과 새로운 상대를 선호하는 성향에 대한 방대한 자료를 모아왔다.

일례로 2009년 심리학자 리처드 리파Richard Lippa 연구진은 BBC가 전 세계 학자들과 함께 실시한 인터넷 설문 조사를 분석했다.[368] 인터넷 덕분에 상당히 많은 사람이 조사에 응했다. 미국, 파키스탄, 브라질, 러시아, 인도, 싱가포르, 중국을 비롯한 53개국의 20만 명이 응답한 것이다. 연구진은 이 결과를 분석해 평균적으로 남성이 여성보다 성욕이 높다는 사실을 입증했다.

연구진은 새로운 상대에 대한 성욕을 측정하기 위해 성적 개방성과 관련된 질문을 몇 가지 던졌다. 해당 질문은 가벼운 성관계에 대한 선호도를 측정할 때 널리 사용된다. 인기 드라마 〈섹스 앤 더 시티〉에 등장하는 사만다를 기억하는가? 사만다는 부드럽게 말하자면 성적으로 개방적인 여성이었다. 드라마를 보면 사만다가 만난 지 얼마 되지 않은 남자와 열정을 불사르는 장면이 거듭 등장한다. 성적 개방성에 점수를 매긴다면 아마도 사만다는 가장 높은 점수를 받을 것이다. 연구진이 사용한 세 가지 질문은 "사랑 없는 성관계도 좋다", "여러 상대와 가볍게 성관계를 즐기는 상황이 편안할 것 같다", "정서적으로 가까운 사이가 된 다음에 성관계를 맺어야 제대로 즐길 수 있을 것 같다"였으며 응답자는 "아니다"와 "그렇다" 사이에 걸쳐 7단계로 나뉘어 있는 선택지에 답했다.

예상대로 남성의 점수가 여성보다 높았다. 이처럼 남성이 여성보다 자유로운 성관계를 더 크게 갈망하는 현상은 남녀의 심리에서 가장 두드러지게 나타나는 성차 중 하나다. 전 세계 남녀의 성적 개방성이 어느 정도나 차이가 나는지를 쉽게 설명하자면, 무작위로 고른 여성이 무작위로 고른 남성보다 가벼운 성관계에 관심을 보이지 않을 확률이 70퍼센트 정도 된다고 보면 된다.[369] 전 세계 사람들의 성욕에서 나타나는 성차는 이보다 살짝 적다.

이런 양상은 모든 국가에서 발견된다. 어느 나라나 남성의 성적 개방성 점수가 더 높은 것이다. 하지만 이와 관련된 성차의 크기는 국가마다 크게 차이가 난다. 아이슬란드, 오스트리아, 덴마크, 스웨덴, 프랑스와 같이 부유하고 성평등도가 높은 나라에서는 성차가 적었다. 이들 국가에서는 여성이 성적 자유를 더 많이 표현했고, 여성의 성적 개방성 점수가 남성과 엇비슷했다. 반면 필리핀, 파키스탄, 사우디아라비아, 터키와 같이 성평등도가 가장 낮은 쪽에 속하는 나라는 성적 개방성에서 성차가 크게 나타났다. 이들 국가에서는 여성의 성행동이 제한받았고, 이 때문에 남녀의 성적 개방성 점수가 크게 차이가 났다. 하지만 성차가 역전되는 사례는 없었다. 리파는 이 연구 자료가 성적 개방성이 "생물학적 성향과 문화적 영향이 결합한 결과"로 나타난다는 이론을 뒷받침한다고 결론 내렸다.

반면 "나는 성적으로 쉽게 달아오른다", "나는 성욕이 강하다"와 같은 문항으로 조사를 해보면 어느 나라에서나 남성의 성욕이 여성보다 높은 것으로 나타나는데, 성욕에서 나타나는 성차는 국가별로 그렇게 크게 차이가 나지 않는다.

성욕이 문화의 영향을 덜 받는다는 것은 놀라운 일이 아니다. 환경이라는 요소는 우리의 생각과 행동에는 크게 영향을 미치지만 식욕, 성욕, 수면욕과 같은 선천적 본능에는 그보다 적게 영향을 미친다. 식욕의 정도는 파키스탄이나 덴마크나 비슷하나 표출하는 방법은 다르다. 덴마크에서는 돼지고기가 인기 있는 식재료지만, 이슬람 율법을 지키는 파키스탄 사람이라면 돼지고기는 먹지 않을 것이다. 덴마크 사람은 덴마크의 문화 규범에 따라 돼지고기가 건강하고 맛있는 음식이라고 여기지만, 파키스탄 사람은 그렇지 않기 때문이다. 성욕은 상대적으로 문화의 영향을 덜 받는다. 하지만 "사랑 없는 성관계도 좋다"와 같은 성적 개방성 관련 질문에 답해야 할 때 사회규범과 관습이 어떤 식으로 영향을 미칠지는 쉽게 예상할 수 있다.

음경은 거짓말을 하지 않는다

이 같은 연구 결과는 전 세계적으로 실시되는 방대한 연구와 동일한 이야기를 들려준다.[370] 즉 남성이 여성보다 성욕이 많고 다양한 상대를 더 많이 선호하며, 다양한 상대를 선호하는 성향은 문화의 영향을 크게 받는다는 것이다. 물론 자기 보고 형식의 설문 조사에는 응답자가 솔직하게 대답하지 않을 수 있다는 문제가 존재한다. 이 문제는 일관된 답변을 얻을 수 있는 질문을 포함시키는 방식으로 어느 정도 극복이 가능하다. 더불어 가짜 거짓말 탐지기를 동원하는 방법도 생각해볼 수 있다.[371]

그러나 음경은 거짓말을 하지 않는다. 적어도 성관계를 연구하는 사람들은 그렇게 생각하며, 나는 그들의 관찰이 상당히 타당하다고 본다.

테스토스테론

사람을 관찰할 때는 머리에 전극을 심은 채로 성관계를 맺게 한다거나 배우자를 다른 사람으로 바꾸는 방식을 사용할 수 없다. 대신 연구자들이 즐겨 사용하는 음경 혈량 측정법은 사용해볼 수 있을 것이다. 음경혈량측정법은 음경의 굵기 변화를 기록하는 고리를 음경에 채운 다음에 남성에게 다큐멘터리나 음란물을 보여준다든가 아니면 클래식 음악이나 야한 이야기를 들려주는 방식으로 진행한다.

남성을 연구실로 초대해서 음경혈량측정법과 같이 비교적 객관적인 실험을 실시하면, 실험 결과가 자기 보고 결과와 일치한다. 다시 말해, 음경의 반응도는 성적 흥분도를 말로 보고한 내용과 동일하다.[372]

남성이 음란물을 시청하는 동안 영상 속 배우가 바뀌지 않으면, 음경의 굵기 변화로 표시되는 성적 흥분도는 시간이 지나면서 차츰 낮아진다. 하지만 새로운 배우가 등장하는 즉시 성적 흥분도는 다시 높아진다. 한 연구진은 음란물을 시청하는 남성이 사정하기까지 걸리는 시간과 정액량, 정자의 활성도를 바탕으로 실험 참가자의 성적 흥분도를 측정하기도 했다. 이 같은 연구 사례는 모두 성생활을 하는 남성의 성적 흥분도가 새로운 상대가 나타났을 때의 쥐와 마찬가지로 왕성하게 되살아난다는 점을 보여준다.[373]

연구 사례를 보면 남성에게서는 쿨리지 효과가 강하게 나타난다. 여성에게서 나타나는 쿨리지 효과는 그보다 훨씬 미약하다.[374]

다른 근거로도 성욕 및 새로운 상대에 대한 선호도에서 성차가 나타난다는 것을 보여줄 수 있다. 예컨대 남성은 여성보다 자위행위를 더 많이 한다. 게다가 남성은 자위행위를 하는 시간과 장소를 두고 멍청한 실수를 더 많이 저지른다. 작가이자 CNN의 법률 자문가인 제프리 투빈

Jeffrey Toobin은 화상 회의 중에 카메라를 켜져 있는 것도 모르고 자위행위를 하다가 망신을 당한 적이 있다. 남성은 음란물을 시청하는 주요 소비자이며,[375] 음란물에는 남성이 노력하지 않아도 달아오르는 여성이 옷을 벗고 등장한다. (남성은 음란물에 등장하는 여성처럼 '전희' 단계를 건너뛰기를 좋아한다.) 남성은 낯선 사람이나 다양한 상대와 성관계를 맺는 환상에 더 자주 빠지는 반면, 여성은 현재 관계를 맺고 있는 사람이나 자신이 알고 있는 사람을 대상으로 환상에 빠지는 경향이 있다. 남성은 세상에서 가장 오래된 직업인 매춘부의 주요 고객이다.[376] 남성은 여성에 비해 성매매 사이트를 더 많이 이용하며 낯선 사람이 성관계를 제안했을 때 더 긍정적으로 반응하는 경향이 있다.

남성의 성생활, 그건 모두 테스토스테론 탓일까?

인류의 진화 과정 속에서 남성이 여성과의 짝짓기 기회를 두고 경쟁을 펼쳤다는 점을 고려해볼 때, 남녀의 성생활에서 나타나는 성차를 가장 단순하게 설명하는 방법은 남성이 여성보다 성욕이 강하고 새로운 상대를 선호하도록 적응했다는 것이다. 문화도 중요하다. 하지만 전 세계인의 성생활에서 일관되게 나타나는 성차를 문화적 요인으로 설명할 수 있다는 근거는 없다.

적응에는 메커니즘이 필요하며, 이 메커니즘은 번식상의 이득을 가져다주는 유전자에서 비롯된다. 우리 집 반려묘 롤라는 사냥을 하도록 적응했다. 롤라는 소파 뒤에 숨어 조그만 털 공을 노려보다가 잽싸게 달려들어 날카로운 앞발과 송곳니로 '먹잇감'의 내장을 헤집어놓으려 한다. 롤라의 앞발과 송곳니는 먹잇감을 효율적으로 사냥할 수 있도록 부모에게서 물려받은 메커니즘이다.

남성의 높은 성욕과 새로운 상대를 선호하는 성향이 적응의 산물이라고 본다면, 테스토스테론이 이 메커니즘의 일부라는 점에는 의심의 여지가 없다. 이 메커니즘은 그것이 무엇이든 당연히 남성과 여성에게서 다르게 작용한다. 그리고 고환에서 분비되는 다량의 테스토스테론은 짝짓기 성공률 상승에 도움이 되는 신체적 특징과 행동을 촉진한다. 남성의 높은 성욕과 더불어 새로운 상대를 선호하는 성향의 원인이 되는 메커니즘이 테스토스테론과 관련이 있다고 생각할 이유는 차고 넘친다.

동물 연구를 제쳐놓는다고 해도, 우리는 남성의 테스토스테론이 아주 낮은 수준에서 정상 수준으로 크게 상승하면 성욕과 성적 반응, 성기능이 향상된다는 것을 안다. 그리고 이와 반대되는 상황에서는 반대되는 결과가 나타난다. 다음 장에서 살펴보겠지만, 치료나 성전환 등의 이유로 테스토스테론의 생성을 막은 남성은 성욕과 성적 반응, 성기능을 측정한 수치가 모두 감소한다.[377]

일반적으로 남성의 테스토스테론은 남성이 생식에 유리한 방향으로 행동하도록 생리적, 사회적, 환경적 상황에 반응한다.[378] 더러는 그런 반응 뒤에 여러 상대를 만나는 행동이 뒤따르지만 대체로는 그렇지 않다. 6장에서 만난 노래참새를 떠올려보자. 노래참새는 아빠가 되면 테스토스테론 수치가 낮아진다. 앞서 말했듯 남성에게서도 그와 유사한 현상이 나타난다. 아내에게 충실한 새 신랑은 테스토스테론 수치가 낮아질 것이며, 낮아진 테스토스테론 수치는 배우자에게 더더욱 충실한 사람이 되도록 영향을 미친다. 반대로 테스토스테론 수치가 높을수록 호시탐탐 바람을 피우려는 경향이 높아진다.

아기가 태어나면 테스토스테론 수치가 더 낮아진다.[379] 다른 호르몬 수치에 변화가 생기는 것과 더불어 테스토스테론 수치가 낮아지는 것은 고된 육아를 허드렛일이 아니라 보람 있고 즐거운 일로 받아들이도록 만들기도 한다. 또 아빠 노래참새의 사례에서 보았듯이, 다른 여성을 구하려고 다른 남성과 경쟁을 펼치려는 욕구가 줄어들기도 한다.

(남성이 아빠가 되면서 호르몬에 나타나는 반응은 문화뿐만 아니라 아이와 함께 지내는 시간에 크게 영향을 받는다.[380] 예컨대 수렵 채취와 일부일처제를 바탕으로 살아가는 탄자니아 하드자족의 아빠들은 아기를 안고 먹이고 아기와 놀아주는 행동을 많이 하지만, 근처에서 목축과 일부다처제를 바탕으로 살아가는 다토가족은 아기를 엄마나 다른 양육자에게 맡겨놓는 경향을 보인다. 두 부족 중에서 아빠들의 테스토스테론 수치가 낮은 쪽은 당연히 하드자족이다. 하드자족 아빠들의 테스토스테론 수치는 자식이 없는 부족 남성보다 50퍼센트가량 낮았지만, 다토가족 남성의 테스토스테론 수치는 자식의 유무와 상관없이 비슷했다.[381]

아빠가 아이를 먹이고 얼러주고 기저귀를 갈아주면서 어린아이와 살을 맞대는 생활을 하면 테스토스테론 수치가 낮아진다. 그리고 아빠가 가족을 돌보는 생활에 매진한다면 아빠의 자식 농사 성공률이 높아질 것이다.[382] 그렇다고 해서 테스토스테론 수치가 낮은 것이 항상 좋은 것만은 아니다. 아기가 울어 젖히는 상황에서는 아빠의 테스토스테론 수치가 높아지는데, 이것은 아기를 보호하려는 욕구를 드높이는 역할을 하는 듯하다.[383]

테스토스테론은 여성도 달아오르게 만들까?

이 대목에서 이런 궁금증이 생길 법하다. 테스토스테론은 여성의 몸속에서 에스트로겐의 전구물질 이외에 어떤 역할을 하는 것일까?[384] '발정'이라는 뜻의 영어 단어 "estrus"는, '광분하다'라는 뜻의 라틴어 "œstrus"에서 비롯되었다. 더러 여성을 포함한 동물 암컷은 짝짓기를 하고 싶어서 광분하는 모습을 보일 때가 있는데, 이런 행동이 테스토스테론과 연관이 있다는 주장은 근거가 미약하다.[385]

테스토스테론이 성욕과 성기능, 발기력 등 남성 성생활과 관련해서 담당하는 역할에 대한 연구 자료는 많다. 반면 테스토스테론과 기타 성호르몬이 여성의 성생활에 미치는 영향에 대해서는 알려져 있는 것이 많지 않다. 그 이유는 상대적으로 연구 자료가 부족하기 때문인데, 이는 여성의 호르몬 변화가 복잡한 것과 연관이 있을 수 있다. 테스토스테론을 비롯한 여성의 성호르몬은 생리 주기에 걸쳐 크게 변화한다. 예를 들어 에스트로겐과 테스토스테론은 배란기 무렵에 가장 많이 분비되며, 여성의 테스토스테론 수치는 생리 주기의 시작 단계와 중간 단계 사이에서 커다란 차이를 보인다. 그리고 5장에서 설명했듯이 방사면역측정법과 같은 전통적인 방법으로는 여성의 테스토스테론 수치를 정확하게 측정할 수 없다. 따라서 테스토스테론과 여성의 성욕 및 성기능 등으로 대변되는 여성의 성생활 사이에서 아무런 상관관계를 발견하지 못한다면, 그것은 연구 방법에 문제가 있거나 정말로 아무런 관계가 없는 것일지도 모른다.[386]

성과 관련된 생각을 거의 하지 않거나 자위행위 또는 누군가와의 성행위를 떠올려도 아무런 감흥이 없는 사람은 성욕이 낮은 것일 수 있다. 이것은 당사자에게 고민을 안겨줄 때만 문제가 된다. 성욕에 영향을 미치는 요소는 나이, 심신의 건강, 파트너의 유무 등 여러 가지가 있다.

전 세계적으로 봤을 때 성에 별다른 흥미를 느끼지 못하는 여성의 숫자는 남성의 두 배에 이르지만, 성욕이 낮은 사람의 비율은 지역과 연령에 따라 편차가 크다.[387] 이와 관련해서 한 연구진은 40~80세 남녀 2만 명의 성욕을 조사했다. 성욕이 낮은 여성은 중동과 동남아시아에서 가장 흔했고(43퍼센트), 북유럽과 중남미 아메리카에서 가장 적었다(각각 26퍼센트와 29퍼센트). 미국의 40대 이하 젊은 여성은 성욕이 낮은 비율이 가장 낮게 나타나는 집단이었다(20~30퍼센트).[388]

의사들은 성욕을 높이고자 하는 여성들에게 미국식약청이 승인하지 않은 테스토스테론제를 처방할 때가 많다. 하지만 이 처방이 효과가 있으리라고 볼 만한 근거는 거의 없다.[389] (남성 역시 나이가 들어가면서 성욕이 떨어질 때 테스토스테론을 과도하게 처방받는다. 여성의 경우에는 성욕 저하의 원인이 복잡하다.)[390]

성욕이 낮아서 고민인 대다수 가임기 여성은 테스토스테론 수치가 낮지 않다. 테스토스테론 수치를 평균치보다 훨씬 높이는 것이 아닌 이상, 이런 여성에게 테스토스테론을 주입하는 것은 아무런 효과가 없다. 테스토스테론 수치를 평균치보다 훨씬 높이면 성욕이 증가하는 경향을 보이기는 하지만 여드름이나 수염이 나는 것과 같은 남성화 효과가 동반된다.[391]

여성은 일반적으로 50대 중반이 넘어가면서 폐경을 맞이한다. 난소가 휴업 상태에 들어선 폐경기 여성은 성욕이 낮다며 넋두리를 늘어놓을 가능성이 가임기 여성에 비해 더 높다.[392] 폐경 이후에 낮게 유지되는 안드로겐은 주로 부신에서 분비되며, 폐경 이후에 에스트로겐을 주로 생성하는 곳 역시 부신이다. 테스토스테론 수치는 폐경기 이후 30~50퍼센트 줄어드는데,[393] 테스토스테론이 남성의 성욕 및 성기능과 직결되어 있다 보니 폐경기 여성의 성욕 및 성기능 저하의 주범으로도 지목받게 되었다.

여성의 성생활이 늘 그렇듯이 이 문제는 답하기가 쉽지 않다. 남성과 여성의 낮은 성욕은 호르몬의 영향을 받을 수도 있고 받지 않을 수도 있다. 여성은 배우자와 더불어 나이가 들어가면서 기력과 건강 상태가 예전만 못해진다. 테스토스테론이 폐경기 여성의 성욕 증가에 미치는 영향을 조사한 연구자들은 테스토스테론의 효과가 미미하거나 아예 없다고 말한다.[394] 테스토스테론과 폐경기 여성의 성욕을 전반적으로 연구한 사례에 따르면, 이 둘의 상관관계는 약하거나 결론을 내리기 어려운 수준이다.

테스토스테론이 일반 여성의 성욕에 커다란 영향을 미치는지 아닌지를 알아볼 때 가장 좋은 관찰 대상은, 테스토스테론 작용이 전혀 일어나지 않는 여성들이다. 이들의 성욕과 성기능에 문제가 있다면, 이것은 테스토스테론이 일반 여성의 성생활에서 중요한 역할을 한다는 뜻이다. 하지만 3장에서 소개한 제니처럼 완전안드로겐무감응증후군이 있는 여성은 안드로겐의 영향은 전혀 받지 않지만 에스트로겐의 영향은 고스란히 받으며, 일반 여성처럼 성적 반응이나 성욕이 나타나고 오르가슴을 느낄 수도 있는 듯하다.[395]

성욕은 분명 이해하기 어려운 문제인데, 여성의 성욕은 그런 경향이 더 강한 듯하다. 여성의 성욕과 성적 동기는 남성에 비해 사회적 정서적 요인에 더 크게 영향을 받는다.[396] 성행위와 관련된 상황에서 여성 역시 남성처럼 도파민 수치가 상승한다.[397] 하지만 이는 주로 일반적인 여성의 호르몬 상태, 즉 에스트로겐 수치는 비교적 높고 테스토스테론 수치는 낮은 상황과 더불어 발생한다. 그리고 우리는 여성과 동물 암컷을 대상으로 실시한 연구들 덕분에 에스트로겐이 성 충동을 일으키는 핵심 요소임을 알고 있다. 여성이 내보이는 여러 가지 행동은 여성만의 고유한 방식 속에서 나타난다.

따라서 테스토스테론이 남성에게는 커다란 영향을 미치지만 여성에게는 그렇지 않다는 점을 들먹이며, 남성은 성욕에 눈이 멀어 있고 여성은 원치 않는 성관계를 억지로 참는다는 식의 함정에 빠져서는 안 된다. 쿨리지 효과를 다시 떠올려보자. 쿨리지 대통령의 일화 속에서 잦은 성관계에 관심을 보인 사람은 역설적이게도 쿨리지 대통령이 아니라 쿨리지 여사였다.

쥐의 동성애

나는 테스토스테론과 새로운 상대를 선호하는 남성의 성향을 주제로 다루면서 쥐에게서 나타나는 쿨리지 효과를 소개했다. 쥐는 이번 장의 두 번째 주제인 테스토스테론과 성적 지향과도 관련이 있다.

우리가 알고 있는 대로라면, 자연계에는 동성애 쥐가 없다. 다시 말해 쥐는 이성에게만 성적으로 매력을 느낀다. (실제로 인간 이외의 동물에게서 동성애가 나타내는 사례는 가축용 수컷 양밖에 없다.)[398] 하지만 동성애를 연

테스토스테론

상시키는 행동은 쥐를 비롯한 여러 동물들에게서 흔하게 나타난다. 앞서 4장에서 살펴봤듯이 암컷 쥐는 더러 성별에 관계없이 아무 쥐나 올라타려고 할 때가 있으며, 이때 일부 수컷 쥐는 암컷이 취하는 로도시스 자세를 취하기도 한다. 연구자들은 이런 행동을 증가시키는 방법을 알고 있다. 그건 바로 쥐의 내분비계를 조절하는 것이다. 생식샘을 제거하고 성별로 교차 호르몬을 주입하면 앞서 말한 동성애 행위가 나타날 수 있다.

이 방법을 사용하려면 먼저 테스토스테론 민감기에 테스토스테론에 노출되는 정도를 바꿔줘야 하는데, 여기서 말하는 테스토스테론 민감기란 태아기가 아니라 출생 직후 며칠을 말한다. 암컷 쥐가 다른 암컷 쥐를 타고 오르게 만들려면 수컷 쥐의 평균치에 해당하는 테스토스테론을 주입하기만 하면 된다. 먼저 초기 민감기에 테스토스테론 수치를 높이고, 성체기가 되었을 때 다시 높여준다. 수컷에게도 비슷한 조치를 취할 수 있다. 수컷 쥐를 거세하고 나서 성체기에 각종 호르몬 수치를 암컷과 비슷하게 만들어주는 것이다.[399] 다른 동물을 조사한 수많은 연구 사례에서도 성호르몬이 발휘하는 효과는 이와 비슷하게 나타난다.[400] 인간의 동성애 성향도 이처럼 성호르몬에 노출되는 양상이 달라지는 것과 관련이 있을까?

레즈비언 정비공과 게이 승무원

우리는 쥐로부터 호르몬이 인간의 성적 지향에 영향을 미친다는 단서를 얻을 수 있다. 하지만 인간의 동성애는 그보다 훨씬 복잡하고 흥미롭다.

인간의 성적 지향은 단순히 성적 매력을 느끼는 대상하고만 관련이 있는 것이 아니다. 예컨대 이 세상에서 레즈비언 여성은 이성애자 여성보다 정비공이 될 가능성이 높고, 게이 남성은 이성애자 남성보다 승무원이 될 가능성이 높다는 관념이 존재한다.[401] 이런 생각은 어디까지나 고정관념에 불과하며, 당연히 이는 레즈비언 여성과 게이 남성의 직업 선호도를 온전하게 반영하지 못한다. 하지만 지금 언급한 사례를 놓고 본다면, 이 고정관념은 정확하다.

레즈비언 여성은 이성애자 여성과 비교했을 때 트럭 운전이나 건설업, 가전제품 수리처럼 사람보다는 물건과 관련이 깊은 남성적인 직업에 더 많이 이끌린다. 반면 게이 남성은 미용, 간호, 인테리어 디자인처럼 물건보다는 사람과 관련이 깊은 여성적인 직업에 많이 종사한다. 다시 말해 동성애자들은 이성애자에 비해 자신과 성별이 다른 사람들이 주로 택하는 직업에 관심을 더 많이 가진다. 그리고 이런 성향을 보이는 동성애자들은 자신이 동성의 이성애자들에 비해 남성성이나 여성성이 떨어진다고 생각한다. 이렇듯 자신이 성별 기대치에 부합하지 못한다는 느낌은 성인기 들어 갑자기 생기는 것이 아니다.[402] 당사자들 입장에서 보자면 처음부터 존재하는 것이다.

남성에게서 나타나는 남성답지 않은 성향은 단순하게 보자면 여성적인 성향에 가까우며, 그 반대 역시 마찬가지다. 예를 들어 초등학교 시절에 나는 어린이 야구를 했다. 그건 여자답지 않은 행동이었다. 1970년대에 우리 동네 어린이 야구단은 주로 남자아이들의 활동 무대였기 때문이다.

거친 놀이보다 화장 놀이나 인형 놀이처럼 여자아이 놀이에 이끌리

테스토스테론

는 남자아이는, 일반적인 남자아이에 비해 게이로 자라날 가능성이 높다. 마찬가지로 드레스를 싫어하고 격렬한 스포츠나 승마처럼 남자아이 놀이에 이끌리는 여자아이는, 레즈비언으로 자라날 가능성이 높다.[403] 이처럼 유년기에 성별 기대치에서 벗어나는 모습과 성인기에 동성애자나 양성애자가 되는 것 사이의 상관관계는 미국, 필리핀, 사모아, 과테말라, 영국, 브라질 등 여러 문화권에서 발견된다.[404]

이와 관련된 연구 사례를 하나 살펴보자. 리처드 그린Richard Green이 이끄는 연구진은 성별 기대치에 부합하지 않는 유년기 행동이 성인기의 동성애 성향을 알려주는 단서가 되는지를 알아보고자 남자아이들을 추적 관찰했다.[405] 연구진은 여성스러운 성향이 광범위하게 나타나는 4~11세 남자아이 66명을 모아 일반적인 남자아이 56명과 비교했다. 여성성이 높은 남자아이 대다수(70퍼센트)는 여자아이처럼 옷을 차려입을 때가 많았다. 반면 대조군에서는 어쩌다 한 번씩 여자아이처럼 옷을 입는 아이가 20퍼센트 있었을 뿐, 여자아이 옷을 자주 차려입는 아이는 단 한 명도 없었다. 또 여성성이 높은 아이들의 85퍼센트가 여자가 되기를 원하는 것과 달리, 대조군의 아이들 중에서는 10퍼센트만 여자가 되기를 원했다.

세월이 흐른 뒤 연구진은 사춘기 막바지에 이르렀거나 성인이 된 그들을 인터뷰했다. 그 결과 대조군에 있던 아이들은 모두 이성애자가 된 반면, 여성성이 높았던 아이들의 75퍼센트는 게이나 양성애자가 되었다.[406]

이 아이들은 여성성이 높아지도록 사회화가 된 것일까? 그런 증거는 없다. 오히려 사람들은 이들이 여성스럽게 행동하면 눈살을 찌푸리기

일쑤였다. 성별에 어긋나게 행동하는 아이들은 가족과 친구에게서 눈총을 사거나 배척을 받으면서 크게 수치심을 느낄 때가 많았다.

아마 이쯤에서 여러분의 머릿속에 다음과 같은 가설이 떠오를 것이다. 여성성이 높은 남자아이는 자궁 속에서 테스토스테론에 많이 노출되지 않았고 이것이 유년기 행동과 성인기의 성적 지향에 영향을 줬으며, 남성성이 높은 여자아이는 반대로 자궁 속에서 테스토스테론에 많이 노출되어 이것이 남자아이 놀이를 선호하는 성향과 성인기의 동성애 성향으로 이어졌다고.

태아기의 테스토스테론은 어떻게 성별 기대치에 어긋나는 놀이 성향에 영향을 미치는 것일까? 이 시기의 테스토스테론은 아이가 그런 성향을 가지도록 직접적으로 영향을 미칠 수도 있고 간접적으로 영향을 미칠 수도 있다. 테스토스테론은 공포와 불안감은 낮추고 모험심과 새로운 상대를 선호하는 성향을 높이는 식으로 작용하기도 하고, 아이가 성별 기대치에 어긋나는 성향을 갖도록 슬금슬금 부채질하기도 한다. 예컨대 태아기에 내 테스토스테론 수치가 높았다면, 그것이 뭔가를 던지거나 치고자 하는 욕구를 직접적으로 높였을 수도 있고 또는 남자아이처럼 놀고 싶은 마음을 불러일으켰을 수도 있다. 어느 쪽이 옳은지는 가리기 어렵다. 하지만 테스토스테론이 인간 이외의 동물에게서 나타나는 거친 놀이처럼 특정 행동과도 관련이 있다든가 아니면 시대나 문화에 상관없이 테스토스테론과 행동 사이에 일관된 양상이 나타난다면, 그것은 테스토스테론이 직접적으로 영향을 미친 것일 가능성이 높다. 테스토스테론은 특히 성인에게서 직간접적으로 작용할 가능성이 있다.[407]

그렇다면 태아기에 테스토스테론 수치가 높으면 남성적인 사람으

테스토스테론

로 자라서 여성에게 이끌리고, 테스토스테론 수치가 낮으면 여성적인 사람으로 자라서 남성에게 이끌리는 것일까? 참 어려운 질문이다. 여성의 경우 테스토스테론이 성적 지향에 영향을 미친다는 근거가 있지만, 남성의 경우에는 그런 근거가 미약하거나 존재하지 않는다.

태아기의 테스토스테론과 동성애

4장에서 우리는 선천성부신증식증이 있는 여자아이들의 행동을 살펴봤다. 선천성부신증식증은 태아기 여성의 테스토스테론 노출도가 일반적인 수준보다 높을 때 나타난다. 이 증상이 있는 여자아이는 남자아이처럼 거친 놀이를 즐기는 경향이 있고 성인이 되고 나서는 남성적인 직업에 종사하는 비율이 높다. 또 이런 여자아이는 다른 여성에 비해 레즈비언이 되는 비율이 높으며 이들 중 약 30퍼센트는 동성애나 양성애 성향을 보인다. 30퍼센트는 소수에 해당하는 수치이지만, 일반인이 동성애나 양성애 성향을 보이는 비율이 4퍼센트라는 점을 감안하면 상당히 높은 것이다.[408]

이와 반대되는 사례로는 완전안드로겐무감응증후군을 들 수 있다. 3장에서 소개한 제니가 바로 완전안드로겐무감응증후군이었다. 이 증상을 겪는 사람은 남성 염색체인 XY를 보유하고 있기는 하지만 안드로겐의 효과를 전혀 경험하지 못한다. 이들은 놀이 성향 면에서 염색체가 XX인 여자아이들과 똑같으며, 거의 남성에게만 이끌리는 사람으로 자라난다.[409]

하지만 선천성부신증식증과 완전안드로겐무감응증후군은 극단적인 사례다. 대다수 남녀는 태아기 때부터 일반적인 테스토스테론 수치 안에서 발달해간다. 그러다 보니 대다수 게이 남성은 이성애자 남성에 비해 남성성이 살짝 낮고, 게이 여성은 이성애자 여성에 비해 남성성이 살짝 높은 게 아닌가 하는 생각이 들 수도 있다. 이 생각은 어떤 식으로 살펴봐야 할까?

여기서 우리가 알아보고자 하는 것은 남녀의 태아기 테스토스테론 노출도가 성별 테스토스테론 수치의 상단에 있느냐 하단에 있느냐다. 하지만 테스토스테론은 분비되는 시점도 중요하다. 태아기 테스토스테론 수치는 남아의 경우 임신 8~18주에 높게 나타난다. 이 시기 전반부에는 생식기 분화가 이뤄지며,[410] 관련 연구에 따르면 뇌 분화는 이 시기 후반부에 이뤄진다. 복잡하게도 테스토스테론 수치는 출생 후 몇 달간의 '작은 사춘기'에도 높아지며, 이 역시 성적 지향에 영향을 미칠 수 있다(274쪽 그림 참조).

만약 테스토스테론이 출산 전후로 남녀의 성적 지향에 직접적으로 영향을 미친다면, 테스토스테론이 결정적으로 영향을 미치는 시기에 태아의 혈중 테스토스테론 수치를 측정해보고 싶을 것이다.[411] 불행히도 이 방법은 사람을 대상으로 하기가 쉽지 않다. 아이를 가진 엄마는 과학 발전을 위해 자신의 몸에 실험 도구를 찔러 넣는 상황을 바라지 않을 것이며, 설혹 실험에 응한다 해도 아이의 건강에 해를 끼치지 않는다는 것이 보장되어야 할 것이다. 테스토스테론은 주로 양수나 탯줄 혈액에서 얻은 샘플로 측정되며, 이것으로는 태아가 접하는 테스토스테론 수치를 정확하게 알아내기 어렵다. 게다가 우리는 인간 뇌가 정확히 어느 시점에 분화하는지를 알지 못하기에 테스토스테론 측정 시점이 적절한지 아닌지를 확신할 수 없다.[412] 이처럼 테스토스테론 측정 방법에 문제가 있기에, 그 결과가 호르몬이 동성애를 유발하느냐는 물음에 많은 것을 알려주지 못한다.

손가락 길이

태아기 테스토스테론 수치를 측정하는 또 다른 방법은 검지와 약지의 길이를 비교 측정하는 것이다. 의아한 방법처럼 들릴지도 모르겠다. 하지만 얼굴 앞에 양손을 들어 올리고 손가락을 쫙 펴보자. 검지와 약지의 길이가 다르다는 점이 눈에 들어올 것이다. 만일 여러분이 여성이라면 검지의 길이가 약지와 비슷하거나 살짝 더 길 것이며, 남성이라면 이와 반대일 것이다. (아래 그림 참조) 이것은 여러 척추동물에서 나타나는 성차로, 자궁 안에서도 나타나며 테스토스테론 수치에 변화를 줘서 조절할 수 있다. 선천성부신증식증이 있고 태아기에 테스토스테론 수치가 높은 여자아이는 또래에 비해 검지 대 약지의 길이 비율이 낮을 것이다(검지가 약지보다 상대적으로 짧다는 뜻이다). 검지 대 약지의 길이 비율이 낮은 것은 남성적인 특성이고 높은 것은 여성적인 특성이다.[413]

손가락 길이 비율은 초창기 테스토스테론 수치를 알려주는 '잡음' 신호다. 테스토스테론 말고도 손가락 길이 비율에 영향을 미치는 요소가 많기 때문이다. 태아기 테스토스테론이 어떤 특성에 미치는 영향을 확실하게 파악하려면 수많은 사람을 대상으로 연구를 실시해야 한다.[414] 손

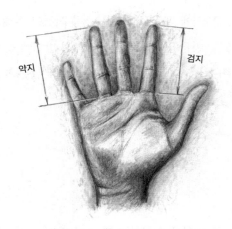

약지　검지

| 손가락 길이 비율을 측정하는 방법 |

가락 길이 비율은 태아기 테스토스테론을 살펴보기에 딱 맞는 도구가 아니라서 개개인의 사례에 대해 많은 것을 알려주지는 못하지만, 집단 간 차이에 대해서는 의미 있는 이야기를 들려줄 수 있다. 손가락 길이 비율은 호르몬과 행동 간의 관계를 연구하는 방법으로서는 측정이 용이하고 비용이 저렴하다. 이 때문에 여러 연구자가 이 방법을 이용해 공격성, 인지력, 운동 능력, 성행동, 성적 지향과 관련된 연구물을 내놓았다. 이중 언론에서 크게 반향을 일으킨 것이 있으며,[415] 대다수 연구가 의미 있는 연구 내용을 담고 있다. 하지만 이런 결과가 나올 수 있었던 이유는 아무래도 유의미한 효과를 발견하지 못한 연구가 유의미한 효과를 발견한 연구에 비해 논문으로 출간되지 못할 때가 많기 때문일 수 있다.

　그렇다면 우리는 손가락 길이 비율 연구를 통해 무엇을 알 수 있을까? 일부 논문은 레즈비언의 손가락 길이 비율이 낮다고 주장하지만 다

테스토스테론

른 논문은 그런 효과가 나타나지 않는다고 주장하기도 한다. 게이 남성만을 대상으로 손가락 길이 비율을 연구한 사례를 보면 그들의 태아기 테스토스테론 수치가 낮다는 근거는 거의 없으며,[416] 레즈비언 여성과 마찬가지로 게이 남성의 성인기 테스토스테론 수치는 이성애자 대조군과 별반 차이가 나지 않는다. 게다가 한 연구에 따르면 게이 남성의 음경 크기(16센티미터)는 이성애자 남성(15.2센티미터)보다 크며, 음경의 크기는 탄생 초기에 노출되는 테스토스테론 수치와 비례한다.[417]

테스토스테론이 신체 구조와 행동에 미치는 효과가 성별에 따라 두 갈래로 나뉜다는 연구 자료는 무척 많으며 특히 공격성 및 성생활과 관련해서 그런 경향이 뚜렷하다. 하지만 테스토스테론이 성적 지향을 가르는 요소로서 어떤 역할을 담당하는지를 이해하려면 아직도 갈 길이 멀다. 연구 결과를 보면 선천성부신증식증이 있는 여성에게서 남성적 특성과 동성애 성향이 더 높게 나타나는 것처럼 테스토스테론과 성적 지향과의 관련성이 여성에게서 더 강하게 나타나지만, 테스토스테론은 우리가 알지 못하는 여러 방법으로 태아기 동안 남성의 성적 지향에 영향을 미칠 수 있다.[418]

게이 남성으로부터 알 수 있는 것들

테스토스테론과 남성의 성적 지향 사이의 관계는 지금까지도 논쟁의 대상이지만 게이 남성은 이번 장의 첫 번째 주제인 남성의 성행동, 그중에서도 특히 새로운 상대를 선호하는 성향에 대해서 가르침을 준다.

작가이자 사회평론가인 앤드루 설리번Andrew Sullivan은 〈뉴욕 매거진〉에 기고한 글에서 오래된 농담 하나를 들려준다. "레즈비언 여성이 두 번째 데이트에 갖고 나오는 것은? 화물차. 게이 남성이 두 번째 데이트에 갖고 나오는 것은? 두 번째 데이트라니?"[419]

설리번이 들려준 농담은 쿨리지 효과에 얽힌 이야기처럼 우리의 고정관념에 바탕을 두는데, 이 농담이 이용하는 고정관념은 동성애자의 성생활과 연애 성향이다. 그리고 이번에도 이 고정관념에는 진실이 담겨 있다. 일반적으로 게이 남성은 일반 남성과 비교했을 때 성관계 상대의 숫자가 더 많다. 레즈비언 여성은 그런 성향을 보이지 않고 한 사람과의 관계에 전념하는 편이다.[420]

게이 남성이 성욕과 가벼운 성관계, 선호하는 연령대, 성관계 상대의 외모를 중시하는 면에서 일반 남성과 다른 성향을 보인다는 근거는 별로 없다. 어린 시절에 여성스럽게 놀던 게이 남성조차 성적으로 관심을 갖는 대상을 제외하면 여성스러운 성행동을 보이지 않는다. 레즈비언 여성과 이성애자 여성은 게이 남성 및 이성애자 남성에 비해 한 사람과의 관계에 전념하는 편이라 가벼운 성관계나 여러 상대와 성관계를 맺는 생활에 흥미를 덜 보인다.[421] 다시 말해 동성애 여부와 관계없이 테스토스테론 수치가 남성형으로 나타나는 사람은 성적 성향이 남성형으로 나타나고, 테스토스테론 수치가 여성형으로 나타나는 사람은 성적 성향이 여성형으로 나타나는 면이 있다.

동성애자의 성적 관심사와 성행동은 남성과 여성이 이성의 기대와 속박에서 벗어났을 때 어떤 식으로 행동할지를 이해하게 해준다. 게이 남성인 설리번은 자신의 경험을 토대로 이 같은 행동 양상이 문화에서 비롯되는지 아니면 생물학에서 비롯되는지를 고찰한다.

남성의 성욕과 성폭력은 가부장제 때문일까 아니면 테스토스테론 때문일까? (…) 내가 보기에는 사회적 원인보다 생물학적 원인이 더 크게 작용하는 것 같다. 내가 이렇게 생각하는 이유는 내가 게이이기 때문이다. 나는 남성과 사랑을 나누는 세상에서 살고 있다. 내가 살아가는 세상에는 가부장제는 물론이고 연애나 결혼처럼 이성애자들의 성욕이 빚어내는 온갖 하위문화가 존재하지 않는다. 실제로 여성을 배제하고 나면 남성이 자신의 성욕을 더욱 온전하게 분출하는 모습을 목격하게 된다. 자신의 성욕에 책임을 지지 않아도 되는 상태에서는, 성욕을 있는 그대로 표출하기가 더 쉽기 때문이다. 이때 남성의 성욕은 거친 신체 접촉과 욕망, 욕정, 공격성, 대상화 그리고 상대를 인정사정없이 정복하려는 마음으로 가득하다.[422]

설리번의 말은 게이 남성이 익명의 성관계 상대를 여럿 거느리는 데만 골몰한다거나 그런 식의 성생활만을 추구한다는 뜻이 아니다. 당연히 게이 남성도 사랑하고 헌신하는 결혼 생활 속에서 장기적인 관계를 맺기도 한다. 또 레즈비언 여성 역시 평생 독신으로 살아가는 경우가 있다. 여기서 중요한 점은 설리번이 목격한 게이 남성의 성 관념 및 성행동과 일반 남성의 그것 사이에서 나타나는 연관성이다. 그리고 이 대목에서 나는 설리번의 주장이 옳다고 본다.

물론 게이 문화는 남성이 성관계 상대를 여러 명 두는 것에 상당히 호의적이다. 하지만 문화라는 틀로는 게이 남성의 문란한 성생활을 설명하지 못한다. 게이 문화보다 폭이 더 넓은 이성애자 문화는 게이 남성의 문란한 성생활을 장려하지 않고 오히려 억압하는 쪽에 가깝다. 그리고 레즈비언 여성들이 목욕탕을 차려놓고 모르는 사람끼리 성관계를 맺는다면 우리로서는 그것을 막을 방법이 없겠지만, 그들은 그런 생활을 하지 않는다. 게이 문화와 레즈비언 문화 그리고 양성애자 문화는 각각 게이, 레즈비언, 양성애자의 성향에 따라 형성되는 것이지 그 반대는 아닌 것으로 보인다.

명확한 설명법은 남성이 성관계 욕구가 더 높고 다양한 상대와 성관계를 맺으려는 성향이 더 강하다는 것이다. 게이 남성이 성관계를 더 많이 하는 이유는 단순히 그렇게 할 수 있기 때문이며, 이것은 '게이'의 특성이 아니라 '남성'의 특성이다.[423]

테스토스테론

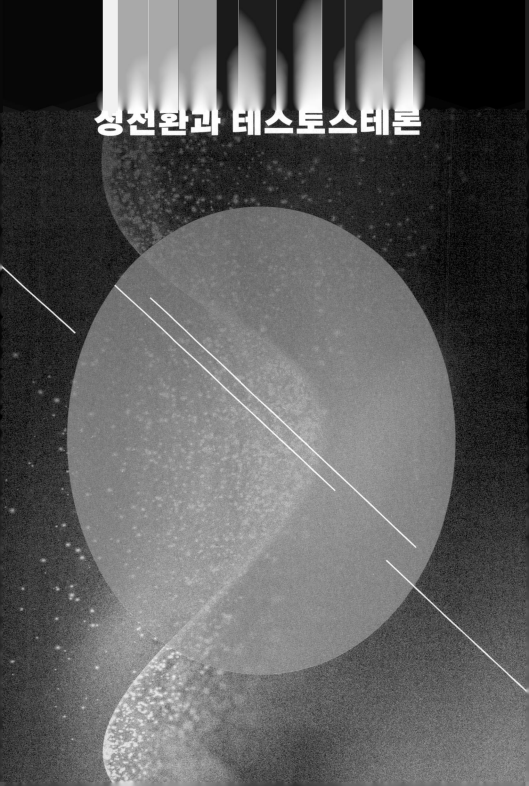

성전환과 테스토스테론

호르몬 치료

미국의 공영 라디오 방송인 내셔널퍼블릭라디오는 방송 프로그램 한 회 분량 전체를 테스토스테론에 할당한 적이 있다. 사회자는 여성에서 남성으로 성전환을 한 그리핀 한스버리Griffin Hansbury를 인터뷰했다. 한스버리는 호르몬 변환 초기에 테스토스테론 수치가 높아지는 효과를 느꼈을 때 이런 기분이 들었다고 말했다.

> 5번가를 거니는데 내 앞에 한 여성이 걸어가고 있었어요. 미니스커트에 짤막한 상의를 입고 있더군요. 여성의 엉덩이에 눈길이 갔어요. 속으로 그쪽을 쳐다보지 말라고 되뇌었어요. 쳐다보지 말라고요. 그러면서도 계속해서 그쪽을 바라봤죠. 그러다가 그 여성을 앞질러 갔어요. 그러자 고개를 돌려 그 여성의 가슴을 바라보라는 제 마음속 목소리가 들려오기 시작했어요. 돌아봐. 돌아보라고. 페미니스트 여성 시절의 제 자아가 돌아보지 말라고 제지를 했어요. 한 블록 내내 그런 식으로 씨름하다가 결국 고개를 돌려 그 여성

을 훔쳐봤어요. 보기 좋더군요. 시를 즐겨 읽던 시절에는 자리에서 일어나 길 위에 있는 여성을 읊은 시를 읽곤 했어요. 저는 당찬 레즈비언이었고 그 시절에는 그게 최신 유행이었어요. 아주 생생하고 매력적이었죠. 그런데 이제는 얼간이가 되어버린 거예요. 마치 음란물 속에 들어온 기분이었어요. 그 음란물은 꺼버릴 수가 없었어요. 어떻게 해도 꺼지지가 않더라고요. 보고 만지는 모든 것이 그런 쪽으로 변질되고 말았어요.[424]

한스버리는 교차 성호르몬을 통해 자신의 성별을 전환한 사람이다. 호르몬 치료는 사람에 따라 반응이 다르게 나타나며, 각 개인의 반응은 시간이 지나면서 바뀌기도 한다. 예를 들어 한스버리는 처음으로 테스토스테론을 주입받기 시작했을 때 남성 사춘기와 비슷한 과정을 겪었고, 그건 한스버리가 그랬듯 누군가에게 무척 놀라운 경험이 될 수 있다. 그렇지만 사람들은 호르몬이 유발하는 심신의 변화를 얻고자 호르몬 치료를 받는다.

성전환을 거치면서 테스토스테론 수치가 급격하게 변한 사람들은 그 수치가 이쪽에서 저쪽으로 변함에 따라 삶이 어떻게 달라지는지를 알려줄 수 있다. 우리는 앞으로 몇몇 성전환자의 경험담을 들어볼 것이다. 이들의 경험담은 성전환자의 테스토스테론 수치를 조사한 연구 결과와 일치한다.

이번 장에서 우리는 성전환자가 테스토스테론의 유무에 따라 어떤 경험을 하는지 살펴볼 것이다. 테스토스테론 수치에 변화가 생기면 수염, 뇌, 후두를 비롯한 여러 곳에서 변화가 나타난다. 차차 살펴보겠지만 테

테스토스테론

스토스테론은 자신의 성을 전환하고자 하는 사람들에게 문제점이 되기도 하고 해결책이 되기도 한다.

성전환을 하는 이유

트랜스젠더는 범위가 넓은 용어로, 자신의 성정체성이나 성 역할이 타고난 성별과 어긋나는 사람을 모두 아우르는 말이다.[425] 이유는 명확하지 않지만 스스로를 트랜스젠더로 여기는 사람의 숫자는 빠르게 증가해왔다. 연구 결과에 따르면 2017년 현재 미국인 250명 중 1명인 약 100만 명이 스스로를 트랜스젠더로 여기며, 이것은 10년 전에 비해 두 배로 늘어난 수치다.[426] 스스로를 남성도 여성도 아닌 제3의 성별로 여기는 사람의 숫자는 예전보다 크게 늘었고, 이런 경향은 젊은 세대에게서 더 높게 나타난다.

트랜스젠더는 자신의 신체와 타인의 성별 기대치로부터 불편감을 느끼는 성별 불쾌감gender dysphoria에 시달리는 경우가 많다.[427]

그 기분은 당사자가 아니고서는 이해하기가 쉽지 않다. 굳이 비교하자면 우리가 우리 외모 이곳저곳에 아쉬움을 느끼고 스트레스를 받는 것과 비슷할 것이다. 많은 사람이 자신의 체중이나 키, 주름을 이유로 자기 몸에 창피함을 느낀다. 또 가슴이 너무 작다거나 수염이 너무 많다거나 팔뚝이 너무 얇다거나 목소리가 너무 높다고 생각하기도 한다. 이것 때문에 자신의 참모습이나 진면목이 제대로 드러나지 않는다고 여긴다. 그중 자기 몸에 자의식이 강한 사람은 건강하지 못한 식습관과 운동 습관에 빠져들기도 하고 불안감이나 고립감, 우울감에 시달리기도 한다.[428] 이들은 자신의 치부를 바꿀 수만 있다면 뭐든 하려고 한다. 전 세계 미용 의약품 시장 규모는 수십억 달러에 이른다.

트랜스젠더로 유명한 재즈 제닝스Jazz Jennings는 말문이 트이는 시기가 되자마자 스스로를 여성으로 생각했고, 세 살 때 성별 불쾌감을 진단받았다.[429] 성별 불쾌감은 이보다 늦은 시기인 사춘기나 성인기에도 나타날 수 있다.[430] 아동의 성별 불쾌감은 대체로 사춘기 막바지에 이르러 해결되며, 그렇지 않다 해도 성인기에 이르러 해결이 되는 경우가 있다.[431] 하지만 성별 불쾌감이 줄어드는 기미 없이 강하게 나타나는 사람이라면, 성전환이 안정을 가져다줄 수 있다. 여기서 말하는 성전환이란 다른 성별로 완전히 넘어가는 것일 수도 있고 아니면 양 성별 사이의 어느 지점에 이르는 것일 수도 있다. 목표가 무엇이든 자신이 원하는 정체성에 머무르는 삶은 즐겁고 편안하고 자유로울 수 있다. 성전환은 어느 경우든 옷차림과 머리 모양, 호칭과 같은 사회적 변화가 뒤따른다. 더불어 교차 성호르몬을 투여하거나 가슴이나 성기를 수술하는 것과 같은 의료 행위가 동반될 때가 많다.[432] 제닝스는 제대로 발달하지 않은 남성의 성기를 여성의 성기로 만드는 과정을 거쳐 성전환을 했으며, 이 과정은 〈아이 엠 재즈I Am Jazz〉라는 방송으로 자세히 소개되었다.

최근 젠더 클리닉을 방문하는 아동과 청소년 숫자가 가파르게 증가했다. 그중에는 여자아이의 숫자가 훨씬 많아서 테스토스테론 수치를 높이는 치료를 받는 사례도 덩달아 많아졌다. 예를 들어 영국에서는 여성으로 태어난 아이가 국민건강보험이 운영하는 성정체성 클리닉을 방문하는 횟수가 지난 10년 동안 50배 증가했다.[433] 성전환을 위한 호르몬 및

수술 치료는 나날이 인기가 높아지고 있다.[434]

여성으로 태어난 사람에게 남성 수준의 테스토스테론을 투여하는 방법은 상당한 효과를 발휘할 수 있다. 그 이유는 여성과 남성 모두에게 안드로겐 수용체가 있기 때문이다. 안드로겐 수용체 유전자는 X염색체에 들어 있는데 여성은 X염색체가 두 개다. 덕분에 여성은 높은 테스토스테론 수치에 반응할 수 있다. 게다가 테스토스테론 수치가 높으면 테스토스테론 수용체를 더 많이 만드는 데 도움이 된다.[435]

구글에서 '벅 에인절Buck Angel'을 검색해보면 내 말이 무슨 뜻인지 이해할 수 있을 것이다. 벅은 시가를 피우고 수염을 기르는 남성미 넘치는 사람이다. 쉽게 말해서 문신을 잔뜩 새긴 액션 배우 빈 디젤이라고 보면 된다. 하지만 벅은 1962년 5월에 여성으로 태어났다. 그는 스스로를 여성으로 여기지 않았고, 평생토록 자신의 성정체성을 고민하다 여성에서 남성으로 성전환을 하는 기회를 얻고 나서야 충만한 삶을 살게 되었다.[436] 벅은 28세가 되어서야 테스토스테론을 투여하기 시작했다. 이후 목소리가 낮아지고 음핵이 몇 센티미터 커졌으며 수염이 자라났다. 그리고 웨이트트레이닝을 하면서 온몸에 우람한 근육이 붙었다.

앨런의 경험담

테스토스테론 수치가 낮은 쪽에서 높은 쪽으로 크게 달라지면 어떤 느낌이 드는지를 알아보기 위해 나는 트랜스젠더 남성인 앨런과 대화를 나누었다.

저는 어린 시절에 완전히 말괄량이였어요. 주로 남자아이들과 놀았고 각종 스포츠를 섭렵했죠.

사람들은 저를 여자아이로 봤지만 저는 그렇게 생각하지 않았어요. 이미 서너 살 때부터 이런 마음을 품었어요. '뭔가 잘못된 거야. 나는 어쩌다가 여자의 몸으로 태어난 걸까. 이 문제는 꼭 해결해야 해. 언젠가 해결법을 꼭 찾고 말겠어.'

초등학교 시절에 사춘기가 되면 몸에 변화가 생긴다는 걸 배우고는 제발 내게 사춘기가 찾아오지 않기를 바랐어요. 하지만 열한 살이 되자 가슴이 부풀기 시작해서 그걸 숨기려고 가슴을 꽁꽁 싸매고 다녔어요. 무슨 병에 걸리거나 어딘가를 다쳐서 유방을 제거할 수 있게 되기를 바랄 정도였죠. 열두 살이 되고서야 저와 비슷한 생각을 하는 사람이 있다는 것과 아프거나 병에 걸리지 않아도 유방을 제거할 수 있음을 알게 되었어요. 그런 생각을 하는 사람들은 유방이 자기 몸의 일부라는 걸 받아들이기 어려워했어요. 그런 와중에 머리를 짧게 잘랐고 제 안에 있는 남성성을 드러내기 시작했어요.

가족들은 성전환을 하고자 하는 제 의사를 존중해줬어요. 열세 살이 되면서부터 테스토스테론으로 호르몬 치료를 받기 시작했어요. 안도감이 밀려왔어요. 드디어 나에게 어울리는 몸으로 내 정체성을 제대로 드러낼 수 있게 되었으니까요.

한 주에 한 번씩 테스토스테론 주사를 맞았어요. 깜빡 잊고 하루라도 주사를 늦게 맞으면 평소와 다르게 기분이 축 처지는 게 느껴졌어요. 열다섯 살에 유방 절제술을 받았고 몇 년 뒤에는 난소와

테스토스테론

자궁 절제술도 받았아요. 저는 요즘 제 삶이 참 만족스러워요. 오래 사귄 여자 친구와 약혼을 했고, 제가 좋아하는 일에 종사하고 있어요. 운동을 열심히 하면서 몸매 관리도 하고 있고요. 저는 성전환 수술을 받은 걸 전혀 후회하지 않아요. 저한테 딱 맞는 선택이었거든요. 굳이 아쉬운 점을 하나 꼽자면 성전환을 더 일찍 하지 않은 거예요. 에스트로겐이 제 몸에 영향을 미치기 전에 성전환을 했으면 급성장기에 키가 몇 센티미터쯤 더 컸을 테니까요. 그렇지만 지금도 만족스러워요.

앨런은 엄청 잘생긴 사람이어서 직접 만나보면 눈을 떼기 어려울 것이다. 그는 자신의 과거사를 잘 드러내지 않기 때문에 일상 속에서 정체가 탄로 날 위험은 거의 없다. 앨런은 키가 크지도 않지만 그렇다고 아주 작은 편도 아니다. 테스토스테론은 앨런과 벅의 삶을 뒤바꿔놓았다.

벽돌집

테스토스테론을 비롯한 몇몇 남성호르몬과 에스트로겐은 우리 몸의 에너지가 분자와 조직을 생성하는 데 쓰이도록 이끄는 반면, 코르티솔과 아드레날린 같은 호르몬은 분자와 조직을 해체해 거기서 나온 에너지가 근육 활동에 쓰이도록 이끈다.[437] 남자아이의 몸을 남성의 몸으로 탈바꿈시키는 작업은 만만치가 않다. 에너지가 많이 소모될 뿐만 아니라 생식계, 신경계, 내분비계, 신진대사 체계 사이에서 긴밀하게 조정 작업이 이뤄져야 한다. 테스토스테론은 이 거대한 재건축 프로젝트의 현장 감독이나 다름없다. 재건축이 제대로 이뤄지려면 각종 기술자가 필요하고 다양한 재료를 순조롭게 조달해야 한다. 그래서 테스토스테론은 성장호르몬이나 에스트로겐, 인슐린, 갑상샘호르몬처럼 각자 자기만의 전문 영역이 있는 호르몬에 도움을 요청한다.[438] 이들 호르몬은 모두 어느 시점에어느 조직에 우선권을 줄지를 결정한다. 예컨대 성장호르몬은 아동 성장기를, 테스토스테론은 사춘기 근육 발달을, 프로게스테론은 임신 기간동안 자궁의 기능을 뒷받침하는 역할을 한다. 남성호르몬인 테스토스테론은 남성이 생식 활동을 할 수 있게 올바른 재료가 적절한 시점 및 적절한 장소에 놓이도록 이끈다.

테스토스테론의 작용이 중단된다고 해도 그것이 기존에 미친 효과는 없어지지 않으며, 그건 다량의 에스트로겐을 추가로 주입해도 마찬가지다. 벽돌집을 짓는다고 가정해보자. 집을 다 짓고 나면 약간의 보수 작업이 필요하겠지만 벽체를 개조하는 작업은 진행하기가 어렵다. 하지만나머지 부분은 전반적으로 유지·관리 작업이 필요하다. 정기적으로 집내외부에 페인트를 새로 칠하고 에어컨 필터를 갈아주고 지붕을 수리하고 잔디에 물을 줘야 한다. 테스토스테론이 이끄는 건축 프로젝트는 두가지 작업에 모두 해당된다. 한쪽에서는 지속적으로 관심을 기울여야 하고 다른 쪽에서는 약간의 유지·보수를 끊임없이 진행해야 하는 것이다. 남자아이의 몸을 성인의 몸으로 발달시키는 과정 역시 벽돌집을 짓는 것과 같아서 구조가 단단하고 안정적이지만 변경과 해체가 어렵다. 하지만상체 근육과 생식계를 발달시키고 지방을 재분배하는 것은 집에 페인트를 칠하고 에어컨을 설치하는 작업과 비슷하다. 현장 감독인 테스토스테론의 관리 아래 유지·보수를 하지 않으면 각 기관이 제대로 기능하지 못하게 된다.

이렇게 테스토스테론이 벽돌처럼 발휘하는 효과 때문에 남성에서 여성으로의 성전환 과정은 여성에서 남성으로의 성전환 과정보다 훨씬 어렵다. 너른 어깨나 사각 턱, 커다란 키처럼 사춘기에 테스토스테론이 유발하는 여러 2차 성징은 남성성을 명확하게 보여주는 요소다. 이런 요소는 없애기도 어렵거니와 탈바꿈을 하거나 줄이기도 어렵다. 테스토스테론이 사춘기 뼈 성장에 미치는 효과는 5장에서 살펴본 적이 있으니 이번 장에서는 테스토스테론이 낮은 목소리와 툭 튀어나온 목젖, 수염 및 체모에 미치는 영향에 대해서 자세히 살펴보자. 낮은 목소리와 목젖, 수염과 같은 특징은 대개 남성 사춘기를 보내고 나서 여성으로 성전환한 사람에게는 거부의 대상이지만 여성에서 남성으로 성전환을 한 사람들에게는 선망의 대상이다.

테스토스테론과 목소리

2장에서 살펴본 카스트라토를 다시 떠올려보자. 카스트라토는 소년기 목소리를 지키기 위해 사춘기 전에 고환을 제거한다. 이들은 사춘기에 테스토스테론 수치가 높아지지 않기 때문에 고음을 낼 수 있는 능력을 그대로 간직한다.

열한 살 난 내 아들은 아직 변성기가 찾아오지 않았다. 몇 년 후 아이의 목소리가 낮아진다면, 그것은 유년기가 끝났다는 신호다. 목소리의 크기나 높이, 강도와 같은 특성은 목소리 주인의 성별, 나이, 건강 상태, 사회적 지위는 물론이고 여성의 생리 주기와 같은 정보도 알려준다.[439] 낮고 강한 목소리는 성인 남성의 성적 매력과 강인함을 알려주는 강력한 신호다.[440]

칼리스티를 만나보자. 칼리스티는 남성에서 여성으로 성전환을 했다. 성전환 시기가 30대 초반이었던 탓에 남성 사춘기가 몰고 오는 변화를 고스란히 견뎌내야 했다.

> 어린 시절에는 엄마 옷을 입어보는 게 참 재미있었어요. 저는 사람들의 성별 고정관념이 잘못된 거라는 걸 알았지만 그런 말을 잠자코 듣고 있어야만 했죠. 그렇지만 저는 그런 생각이 옳지 않다는 걸 알고 있었어요. 정말 문제가 되는 건 옷이 아니었어요. 그때 저는 옷은 그저 옷일 뿐이라는 걸 이해하고 있었어요. 하지만 배우가 되고 나서는 옷이 제 마음 깊은 곳에 있는 감정을 풍성하게 표현하는 수단이 될 수 있음을 알게 되었어요. 저는 제 마음 깊은 곳에서부터 제가 여자라고 생각하고 있었어요. 옷은 그 마음속에 머물면서 저를 표현하는 통로가 되어주었죠. 그때 저는 그렇게 하는 게 옳다고 생각했어요. 제 자신과 더 가까워지는 느낌이 들었거든요. 테스토스테론은 제가 호르몬 치료로 성전환을 하는 과정에서 엄청난 영향을 미쳤어요.

앨런은 키가 조금 더 클 수 있도록 남성 사춘기를 조금 더 일찍 경험하기를 바란 반면, 키가 193센티미터나 되는 칼리스티는 키가 이렇게 크지 않았으면 살아가기가 더 수월했을 거라고 생각했다.

칼리스티는 사춘기를 거치면서 목소리가 낮아졌다. 다른 트랜스젠더 여성처럼 목소리 치료로 어느 정도 여성스럽게 만들기는 했지만 여전히 칼리스티의 목소리에서는 남성성이 묻어났다.[441] 나는 통화를 하면서 칼리스티의 목소리에 남은 남성성을 의식하지 않으려 애써야 했고, 칼리스티가 목소리 때문에 마음고생을 했음을 쉽게 알아차릴 수 있었다.

에스트로겐, 프로게스테론, 성장호르몬, 갑상샘호르몬 등의 수치가 변하면 후두를 비롯한 발성 구조에 영향을 미쳐 목소리에 변화가 생긴다. 그중에서 영향을 가장 많이 미치는 호르몬은 사춘기에 분비되는 테스토스테론이며,[442] 사춘기 남성에게서 분비되는 테스토스테론의 양은 또래 여성에게서 분비되는 그것의 양보다 20~30배 많다.

후두는 목 상단에 있는 관 모양의 기관이다. 후두 하단은 기도와 연결되어 있고 기도는 흉강을 거쳐 폐로 이어진다. 발성 구조는 폐와 입과 코 사이로 공기가 드나들도록 해주며, 후두는 우리가 뭔가를 삼킬 때 기도를 보호해주는 안전밸브 역할을 하기도 한다. 이 공기 통로는 인간의 생존을 위해서도 꼭 필요하지만 인간이 말을 하고 노래를 부를 수 있도록 공기 흐름을 조절하기도 한다.[443]

후두 안에는 짤막한 고무 밴드 같은 조직이 한 쌍 있는데, 바로 성대 주름이다. 성대 주름을 조절하면 그것의 진동률이 달라지면서 우리가 낼 수 있는 소리가 달라진다. 성대 주름에 붙어 있는 근육을 조이거나 풀면 성대 주름의 모양과 긴장도 그리고 성대 주름 사이의 공간이 달라진다. 마치 입술을 열었다가 닫았다가 할 때처럼 말이다. 사춘기 동안에는 후두 조직에 안드로겐 수용체가 많기 때문에 테스토스테론이 수용체와 작

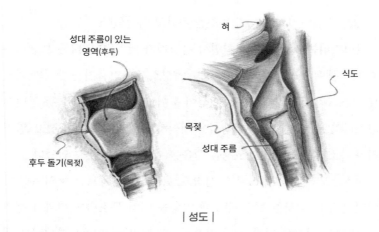

혀
식도
성대 주름이 있는
영역(후두)
목젖
성대 주름
후두 돌기(목젖)

| 성도 |

용하면서 후두 조직을 길고 두텁게 만든다.[444] 또 테스토스테론은 후두의 직경을 넓혀서 후두에 있는 구멍의 크기를 더 크게 만들기도 하고 성대 주름을 더 길고 두껍게 만들기도 한다.

성대 주름의 굵기와 길이는 목소리의 높낮이를 결정하는 주요 요인이다. 성대 주름은 두 손가락 사이에 고무 밴드를 걸어놓고 고무 밴드를 튕기는 것과 비슷한 방식으로 작동한다고 보면 된다. 고무 밴드를 느슨하게 또는 팽팽하게 걸어놓고 다시 튕겨보자. 아니면 고무 밴드의 길이를 조절하면서 실험을 해보는 방법도 있다. 고무 밴드는 길고 두꺼울수록 느리게 진동하며 낮은 소리를 내고, 짧고 얇을수록 높은 소리를 낸다.

테스토스테론이 후두의 인대와 근육을 발달시킨다든가 얼굴뼈를 크게 키워서 비강이 넓어지는 것도 목소리의 남성화에 영향을 미친다.[445] 또 테스토스테론은 남성이 사춘기를 겪는 동안에 목 안에 있는 후두의 위치를 낮춰서 목소리가 낮게 울리도록 만들기도 한다.[446] 이 같은 변화

테스토스테론

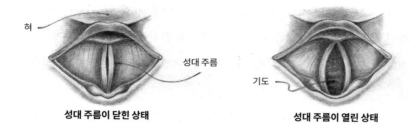

성대 주름

기도

성대 주름이 닫힌 상태　　　　　**성대 주름이 열린 상태**

| 후두 속 성대 주름 단면도 |

는 모두 목소리가 커지는 원인으로 작용할 수 있다.

테스토스테론이 성대 주름에 끼친 영향은 테스토스테론의 분비를 막는다든가 아니면 나중에 에스트로겐을 주입한다고 해서 없어지지 않는다. 이미 굵어지고 길어진 성대 주름을 예전 상태로 돌리는 방법은 수술밖에 없다. 그렇지만 여성에서 남성으로 성전환을 한 사람은 호르몬 치료의 시작 시기와 상관없이 남성적인 목소리를 얻는 과정이 비교적 수월하다. 이들의 목소리는 테스토스테론 수치를 남성만큼 높이기 시작한 지 2~5개월이 되면 낮아지기 시작하고, 1년이 지나면 안정화된다. 하지만 아무리 그래도 일반 남성만큼 낮아지지는 않는다.

사춘기에 여성의 몸에 변화가 일어나고 나서 테스토스테론 수치를 높이면 성대 주름은 두껍게 만들 수 있지만 테스토스테론이 후두에 미치는 효과는 한정적이다. 너른 골반을 좁게 만들 수 없는 것과 마찬가지다. 여성 사춘기를 겪고 나면 후두 직경이 상대적으로 좁으며, 이 상태에서는 테스토스테론 수치를 높여도 후두 직경이 확장되지 않는다. 그러면 성대 주름이 너른 범위에 걸쳐 늘어날 수 없기 때문에 그 길이에 제약이 생긴다.[447] 후두와 성대 주름 그리고 가슴이나 비강과 같은 울림통이 작으면 낮고 강한 목소리를 내는 능력이 제한된다. 그래도 대다수 트랜스젠더 남성은 테스토스테론이 가져다주는 목소리 변화에 만족감을 나타낸다.[448]

칼리스티는 자신의 목소리와 더불어 살아가는 법을 배웠다. 목소리 말고도 칼리스티는 튀어나온 목젖도 안고 살아가야 한다. 그리고 이렇게 목젖이 튀어나오는 것 역시 테스토스테론 탓이다.

목젖

목젖은 한번 눈길이 가면 계속해서 눈길이 간다. 여성에게도 목젖이 있기는 하지만 툭 튀어나와 있지는 않다. 목젖은 도대체 무엇이며, 남자의 목젖은 왜 크기가 더 클까?

우선 목젖을 왜 "아담의 사과"라고 하는지부터 알아보자. 이와 관련해서는 에덴동산에 살던 아담이 금지된 과일을 베어 물었다가 그게 목에 걸렸다는 이야기가 널리 전해져 내려오고 있다. 하지만 아쉽게도 이건 어디까지나 속설에 불과하다. 언어학자들의 이론에 따르면 아담의 사과라는 표현은 히브리어로 '남성의 돌출부'를 뜻하는 말을 라틴어 "pomum Adami"로 잘못 옮겨서 생긴 말이다.[449] 하지만 엄밀히 말해서 이 역시 사실이 아니다. 메리엄 웹스터 사전 편찬자에 따르면 이런 유의 말은 모두 중세 아랍 의학 작가들에서 비롯되었으며, 그들은 목에서 툭 불거져 나온 부위를 "석류pomegranate"라고 불렀다. 그 후 복잡한 과정을 거쳐 아담

의 사과라는 말이 탄생했다.[450]

군이 어원을 따져보지 않아도 우리는 목젖이 후두에서 가장 도드라져 보이는 부위라는 것을 알고 있다. 이렇게 툭 튀어나온 부위는 방패연골이며 이는 성대 주름을 보호한다. 방패연골을 이루는 조직은 두 부위가 중간에서 만나 목젖을 형성하는데, 이것을 전문 용어로 "후두융기"라고 한다. 남성의 후두는 사춘기에 분비되는 테스토스테론에 반응해서 발달하며, 두 방패연골 판이 만나는 각도는 남성 쪽이 훨씬 뾰족하다.[451] 그 이유는 방패연골이 감싸는 남성의 성대 주름이 여성의 그것에 비해 길게 돌출되어 있기 때문이다. 남성의 경우 두 방패연골 판이 만나는 각도는 약 90도이며 여성의 경우는 약 120도다.[452] 후두가 크고 성대 주름을 감싸는 방패연골 판 각도가 좁은 것은, 사춘기에 테스토스테론 수치가 높아질 때 목젖이 튀어나오는 원인으로 작용한다. 사춘기 이후에 여성에서 남성으로 성전환을 한 사람은 테스토스테론의 영향으로 목젖이 어느 정도 성장하지만 그 효과는 사람마다 다르다.

성별을 쉽게 구별하게 해주는 마지막 신호는 수염이다. 여러 트랜스젠더 남성이 원하는 수염은 테스토스테론으로 효과를 볼 수 있는 곳이다. 열세 살에 테스토스테론을 주입받기 시작한 앨런은 단정하고 짙은 수염이 난다. 그리고 스물여덟이 되어서야 테스토스테론을 주입받기 시작한 벅 에인절도 뭇 남성들이 부러워할 만한 수염을 기르고 있다.

수염과 체모

많은 사람이 체모가 너무 많다거나 머리숱이 너무 적다는 이유로 고민을 한다. 테스토스테론 수치가 높은 사람은 두 가지 고민을 모두 안고 있을 가능성이 높다. 한 가지 분명한 점은 인간과 포유류가 체모나 머리털에서 차이를 보인다는 것이다. 대다수 포유류의 피부는 두꺼운 털가죽으로 덮여 있지만 우리 몸의 상당 부분은 외부 환경에 고스란히 노출되어 있다. 그리고 머리를 길게 기르는 것 역시 동물계에서는 보기 힘든 특징이다. 우리와 이웃사촌 격인 영장류는 머리 모양이 다른 포유류와 비슷하다. 또 우리 몸에는 상대적으로 체모가 많지 않은데, 이 같은 특징은 "땀이 많이 나는 자가 살아남는다"는 가설로 설명할 수 있다.[453] 약 700만 년 전, 우리의 먼 조상들은 아프리카 우림과 햇볕이 내리쬐는 사바나를 떠나면서 두 발로 일어서서 걷기 시작했고, 이에 따라 몸속의 열을 효과적으로 배출할 필요성이 높아졌다. 우리 조상들은 두꺼운 털가죽으로 덮인 몸을 땀샘이 수없이 많은 몸으로 바꾸었고, 이 덕분에 체온을 효과적으로 낮출 수 있게 되었다. 직립을 하면 뙤약볕에 노출되는 부위가 줄기는 하지만 머리 윗부분은 햇볕에 취약해지기 때문에 보호막이 있어야 한다. 그렇다면 해결책은 무엇일까? 머리 위는 털로 무성하게 덮고 나머지 부위는 털이 많지 않으면 된다.

사춘기 이전의 남녀 아이들은 피부가 보드라운 솜털로 덮여 있다. 그러다가 사춘기가 다가오면서 부신에서 소량의 남성호르몬이 생성되면, 음모와 겨드랑이 털의 성장이 촉진되고 여드름이 날 기미가 보인다. 그로부터 몇 년 후 난소와 고환이 성호르몬을 분비하면 사춘기가 본격적으로 시작된다. 이때 사춘기가 벅 에인절처럼 테스토스테론 수치가 낮은 방향으로 진행된다면, 솜털이 나는 상당수 모낭이 그대로 남기 때문에 계속해서 보드라운 잔털이 자란다. 바로 이 때문에 여성의 팔다리에는 잔털이 많이 자라고 얼굴에는 거친 털이 거의 자라지 않는다.

반면 사춘기가 칼리스티처럼 테스토스테론 수치가 높은 방향으로 진행된다면, 남성성과 성적 성숙도를 명확하게 보여주는 특징이 드러난다.[454] 테스토스테론 수치가 높아지면 얼굴과 가슴을 중심으로 잔털이 나는 모낭이 굵은 털이 나는 모낭으로 바뀐다. 남성은 포유류에 비하면 털이 많지 않은 편이지만 여성과 비교하면 털복숭이나 다름없다.

하지만 테스토스테론은 남성의 몸에 털이 많이 나도록 만드는 주요 요인이 아니다. 4장에서 만났던 타만을 떠올려보자. 타만은 5알파-환원효소결핍증이 있는 소년이었다. 타만은 테스토스테론 수치가 높았지만 5알파-환원효소 유전자에 변이가 있는 탓에 테스토스테론을 디하이드로테스토스테론으로 전환할 수 없었다. 디하이드로테스토스테론이 없으면 초기 발달기에 음경이 제대로 발달하지 않을 뿐만 아니라 어른이 되었을 때 수염이 많이 자라지 않는다.

두피 이외의 부위에 있는 모낭에서 굵은 털이 자라려면 디하이드로테스토스테론이 필요하다. 테스토스테론은 모낭 세포 속에서 디하이드로테스토스테론으로 변하고는 그곳에 있는 안드로겐 수용체와 단단하게 결합한다. 이런 식으로 디하이드로테스토스테론은 굵은 털의 성장을 촉진하는 유전자의 전사를 증가시킨다.

대체로 트랜스젠더 남성은 호르몬 치료 첫해에 테스토스테론 수치를 남성 수준으로 높이면 체모량이 눈에 띄게 증가한다. 하지만 트랜스젠더 남성 중에는 수염이 원하는 만큼 길게 자라지 않는 사람도 있다.[455] 여기에는 몇 가지 이유가 있다. 모낭의 숫자가 충분하지 않거나 모낭이 남성호르몬에 제대로 반응하지 않거나 디하이드로테스토스테론이 충분히 생성되지 않는 것이다.

남성으로 사춘기를 보낸 트랜스젠더 여성은 테스토스테론이 체모에 남긴 영향을 되돌리기가 어렵다. 테스토스테론이 잔털 모낭을 굵은 털 모낭으로 바꿔버리면 예전 상태로 돌아갈 수가 없다. 호르몬 치료로 테스토스테론 분비를 막고 에스트로겐 수치를 높이면 굵은 털이 새로 성장하는 속도가 느려지고 굵은 털의 직경이 줄어들기는 하지만 문제를 완전하게 해결할 수는 없다.[456] 칼리스티와 같은 트랜스젠터 여성에게는 테스토스테론이 체모에 남긴 효과가 골칫거리여서 하루에 한두 번씩 면도를 해야 하는 상황이 생길 수도 있다. 이런 사람에게는 레이저나 전기분해 치료가 효과적이어서 칼리스티는 이런 방법을 택하고 있다.

사춘기는 남녀 모두에게 지울 수 없는 흔적을 남기며 이 때문에 사춘기 이후에는 성전환을 하기가 더욱 어려워진다. 무엇보다 사춘기는 앨런과 같은 사람에게 그 자체로 골칫거리다. 어릴 때부터 앨런은 사춘기 들어 에스트로겐이 몰고 올 변화가 늘 두려웠다. 가슴이 부풀어 오르기 시작했을 때는 악몽이라도 꾸는 듯했다. 겉으로 드러나는 여성성은 자신의 자아상을 완전히 저버렸다.

여성은 남성보다 사춘기를 1년쯤 빨리 맞이하고 상당수 여성은 고등학생이 되기도 전에 신체적으로 성숙해진다. 앨런은 비교적 이른 시기인 열세 살 때부터 테스토스테론 치료를 시작했지만 그때는 이미 가슴과 골반이 커지는 여성의 2차 성징을 막기에는 너무나도 늦은 시점이었다.

앨런과 칼리스티는 원치 않는 변화를 몰고 오는 사춘기를 견뎌내야 했다. 현대 의학이 사춘기의 변화를 막아줄 수 있었을 텐데 말이다.

사춘기 차단제

젠더 클리닉 방문자 숫자가 증가하는 것과 더불어 '사춘기 차단제'를 찾는 수요도 급증하고 있다.[457] 사춘기 차단제는 사춘기에 변화를 몰고 오는 성호르몬의 생성을 차단한다. 원래 사춘기 차단제는 성조숙증을 치료할 때 사용하던 것으로, 성조숙증이란 성호르몬 수치가 사춘기 이전에 치솟는 증상을 말한다.[458] 성조숙증이 나타나면 세 살배기 아이에게서도 유방, 고환, 음경이 커지고 수염이 자라는 증상이 나타난다. 사춘기 차단제는 성조숙증이 있는 아이들이 아동 성장기를 이어가도록 해주고 성적으로 조숙해지는 것을 막아준다.

성별 불쾌감을 느끼는 아이라면 사춘기 차단제를 이용해서 원치 않는 신체 변화를 늦추면서 시간을 벌 수 있다. 만약 성전환을 원한다면 사춘기 차단제 사용을 중단하고 나서 교차 성호르몬 치료를 받으면 된다. 호르몬 치료를 받지 않으면 사춘기가 찾아올 것이다.

나는 열두 살 소년 사샤와 차단제로 사춘기를 늦추는 문제를 두고 대화를 나눴다.

사샤의 이야기

저희 부모님은 항상 제가 입고 싶어 하는 옷을 입도록 해주셨어요. 저는 늘 분홍색 옷을 입었고 여아복 코너에서 옷을 골랐죠. 그렇게 저는 성별을 따지지 않는 분위기에서 자랐어요. 제가 좋아하는 옷이라면 성별과 상관없이 뭐든 괜찮았어요. 덕분에 저는 제가 입고 싶은 대로 옷을 입었어요.

몇 년 전부터는 트랜스젠더 캠프에 참석하고 있어요. 캠프에 간 첫해에도 완전히 여자 옷을 입고 있었지만 저는 제 스스로를 남자로 생각하고 남자로 소개했어요. 당연히 그렇게 해야 한다고 생각했거든요. 그런데 거기서 사귄 제 친구들은 모두 병원에 다니고 있었어요. 병원에서 사춘기가 시작되는 시기를 살피면서 사춘기 차단제를 처방받더라고요. 저로서는 난생처음 들어보는 이야기였어요. 차를 타고 집으로 돌아가는 길에 엄마에게 사춘기 차단제 이야기를 들려줬어요. 차단제를 맞고 싶어서가 아니라 그저 세상에 그런 게 있다더라는 식으로 얘기했어요. 그러자 엄마가 그러시더라고요. "오, 사샤. 그럼 우리도 병원에 가서 그게 뭔지 한번 알아보자꾸나." 그 일이 있은 뒤에 사춘기가 오면 어떨까 하고 생각을 해봤는데 남성 사춘기는 정말이지 피하고 싶었어요.

나이가 들고 학년이 올라가면서 남자아이들의 목소리가 낮아지기 시작했어요. 목젖도 툭 불거졌고요. 저는 그렇게 되고 싶지 않았어요. 사춘기가 오면 나도 저렇게 목소리가 낮아지면서 누가 봐도 남자로 보이겠구나 싶었죠. 그런데 사춘기 차단제는 일시적인

테스토스테론

거였어요. 사춘기는 영구적인 거였고요. 그래서 사춘기를 겪는 것보다는 차단제를 쓰는 게 낫겠다고 결론 내렸어요. 사춘기가 오는 걸 막고 싶었어요.

저는 옷차림도 행동거지도 여성스러워요. 그리고 사람들이 저를 지칭하는 말은 그냥 "사샤"예요. 사샤는 남성형도 여성형도 아니지만 아주 여성스러운 이름이죠. 저는 남성이나 여성 어느 한쪽에 속한다기보다는 어느 쪽에도 속하지 않아요. 스스로가 볼 때 저는 무척 여성스럽지만 그렇다고 해서 제 스스로를 지칭할 때 "그녀"와 같은 여성형 대명사를 사용하고 싶지는 않아요.

일반 사람이 저를 여성형 대명사로 지칭하는 건 아무래도 상관없어요. 하지만 제가 아는 사람이라면 저를 꼭 "사샤"라고 불러야 해요. 예전에 사람들이 저를 남성형 대명사로 지칭할 때도 저는 크게 개의치 않았어요. 그런 쪽으로는 무신경했죠. 하지만 지금은 옷차림이나 행동거지처럼 신경이 쓰여요. 그래서 남성 사춘기를 겪는다면 제 삶이 참 고달플 거예요.

목소리가 낮아지고 몸에 털이 나고 목젖이 튀어나온다고 생각하니 영 싫더라고요. 보기에도 흉측할 것 같고요. 저는 제가 타고난 몸에는 불만이 없어요. 하지만 제 몸이 털로 뒤덮이고 하는 건 원치 않아요. 그렇게 되면 여자처럼 보일 수가 없잖아요.

거울을 쳐다봤을 때 남자처럼 보이는 구석이 없었으면 좋겠어요.

젠더 클리닉은 어땠나요?

9장 | 성전환과 테스토스테론

엄마에게 그 얘기를 꺼내고 나서 한 달 뒤에 젠더 클리닉에 가게 되었어요. 젠더 클리닉에 관심이 가기는 했지만 그렇게까지 관심이 많았던 건 아니에요. 그래서 그곳에서 사춘기 차단제를 써보겠냐고 물었을 때 써도 되고 안 써도 된다는 식으로 대답했어요. 어떻게 해야 할지 잘 모르겠더라고요. 그 후로 젠더 클리닉에 다섯 번 더 갔는데 그때마다 같은 질문을 들었어요. 제 대답은 "글쎄요"에서 "써보는 게 좋겠어요"로 달라졌다가 "꼭 써보고 싶어요"로 변해갔어요. 클리닉에 갈 때마다 점점 써보는 쪽으로 마음이 기울었어요. 그래서 사춘기가 얼마나 남았는지를 확인하기 위해 피검사를 받았어요. 이후 차단제를 몸속에 이식하는 수술을 받았고 얼마 지나지 않아 사춘기가 찾아왔어요. 정말 다행이었죠.

요즘은 차단제 치료가 끝나면 에스트로겐 치료를 받아봐야겠다고 생각하고 있어요. 에스트로겐 치료를 꼭 받고 싶은 건 아니지만 남성 사춘기를 피할 방법이 그것밖에 없다면 치료를 받아야죠. 여자처럼 보이는 건 상관없어요. 그보다 중요한 건 남자처럼 보이지 않는 것이니까요. 저한테는 남성 사춘기를 피하는 게 가장 중요한 일이기 때문에 에스트로겐 치료도 마다하지 않을 거예요.

사샤는 장래에 어떤 일을 하고 싶은지는 아직 잘 모르겠지만 패션 디자이너나 메이크업 아티스트에 관심이 간다고 말했다.

사춘기 차단제의 원리

일부 호르몬 차단제는 호르몬 수용체를 차단하는 방식으로 작용하지만, 대다수 사춘기 차단제는 그보다 높은 단계에서 작용한다. 뇌에서 내려보내는 성호르몬 생성 신호를 아예 처음부터 차단하는 것이다. 일반적으로 사춘기는 뇌가 생식샘에 성호르몬 생성 신호를 전달하면서부터 시작되고, 성호르몬은 뇌에서 내려오는 신호가 수용되는 내내(남성은 거의 성인기 내내, 여성은 폐경기 이전까지) 생성된다. 잠시 성호르몬의 생성 원리를 다시 살펴보자. 성호르몬 생성 신호는 시상하부에서 분비되는 생식샘자극호르몬분비호르몬에서부터 시작된다. 생식샘자극호르몬분비호르몬은 바로 밑에 있는 뇌하수체로 내려가 황체형성호르몬과 난포자극호르몬, 생식샘자극호르몬이 분비되도록 자극한다. 이후 황체형성호르몬과 난포자극호르몬은 생식샘으로 내려가 생식샘이 에스트로겐과 테스토스테론을 비롯한 성호르몬을 생성하도록 자극한다.[459]

사샤가 사용하는 약은 가장 널리 사용되는 차단제인데, 역설적이게도 이것은 뇌하수체에 있는 생식샘자극호르몬분비호르몬 수용체를 활성화시킴으로서 성호르몬이 분비되는 것을 차단한다. 이 과정이 어떻게 사춘기 차단에 도움이 되는 것일까? 생식샘자극호르몬분비호르몬 수용체를 활성화시키면 평소처럼 생식샘에서 성호르몬이 생성되지 않을까?

차단제의 원리는 다음과 같다. 보통 뇌하수체에 전달되는 생식샘자극호르몬분비호르몬은 일정한 양이 꾸준하게 분비되는 것이 아니고 주기적으로 분비된다. 이 같은 주기적 분비는 뇌와 생식샘을 잇는 소통 시스템이 제대로 기능하기 위해 필요하다. 뇌하수체는 시상하부가 분비하는 생식샘자극호르몬분비호르몬을 대략 60분이나 90분에 한 번씩 완벽한 주기로 전달받아야만 황체형성호르몬과 난포자극호르몬을 혈액 속으로 분비한다.[460] 적절한 간격으로 정중하게 요청해야만 황체형성호르몬과 난포자극호르몬을 생성하고 분비하는 것이다. 뇌하수체는 신호가 제대로 전달되면 성실하게 일하며, 신호와 신호 사이에는 적절히 휴식 시간을 누려야 한다. 하지만 생식샘자극호르몬분비호르몬이 규칙을 깨고 계속해서 뇌하수체를 성가시게 굴면, 뇌하수체는 화가 나서 아무런 반응을 보이지 않는다. 그러면 황체형성호르몬과 난포자극호르몬이 분비되지 않으면서 생식샘은 성호르몬 생성 신호를 전달받지 못한다. 사춘기 차단제는 기본적으로 뇌하수체를 성가시게 만들어서 자기 역할을 제대로 하지 못하게 만드는 방식으로 작동하며, 그렇게 되면 남성의 몸에서는 테스토스테론이 생성되지 않는다.

차단제는 사춘기 초기인 10~12세 무렵부터 최대 4년 동안 사용 가능하다. 이후에는 사춘기 시작을 받아들일지 아니면 교차 성호르몬 치료를 받을지 결정해야 한다. 교차 성호르몬 치료를 받으면 수염, 낮은 목소리, 가슴, 지방 축적, 근육 성장과 같이 다른 성별의 사춘기 현상이 여럿 나타나기는 하지만 생식계 발달에는 성별이 교차하는 효과가 나타나지 않는다.

사춘기 차단제가 미치는 영향

사춘기 차단제는 타고난 생식능력뿐만 아니라 뇌와 관련된 변화에 지장을 준다. 사춘기 들어 성호르몬이 뇌에 영향을 미치는 방식은 아직 연구가 더 많이 이뤄져야 한다. 하지만 사춘기는 에스트로겐과 테스토스테론이 신경계를 영구적으로 형성하면서 뇌가 두 번째로 조직화되는 시기처럼 보인다.[461]

성별 불쾌감을 느끼는 아이에 대한 사춘기 차단제 처방은 비교적 최근에 도입된 치료법이기에 그 효과를 장기적으로 연구한 사례는 거의 없다시피 하다. 사춘기 차단제를 사용할 때는 대인관계 및 심신에 미치는 영향을 염두에 둬야 한다. 사춘기 차단제를 사용하는 아이들은 사춘기들어 급격히 성장하는 또래에 비해 키가 작고 신체 발달도가 떨어질 가능성이 높다. 차단제 사용을 중단하고 나면 성장기가 다시 시작되기는 하지만 친구들이 한창 자랄 때 같이 자라지 못하면 정서적으로 어려움을 겪을 수 있다. 또 사춘기는 골밀도가 높아지는 시기이기 때문에 사춘기를 늦추면 골강도 손실이라는 돌이킬 수 없는 문제가 나타날 수도 있는데 이 역시 관련 근거가 많이 쌓여 있지는 않다.[462] 그리고 사춘기 차단제는 우리 몸에 나타나는 변화뿐만 아니라 스스로의 정체성에 나타나는 변화에도 영향을 미친다. 사춘기는 스스로의 성정체성을 탐구해가는 중요한 시기이기 때문에 사춘기를 막는 것은 아이의 몸과 마음과 인지력이 성숙해가는 과정에서 스스로를 알아갈 기회가 줄어드는 결과를 낳을 수 있다.[463]

사춘기 차단제 사용을 중단하면 사춘기가 다소 다른 양상으로 시작된다. (비교적 늦은 나이에 시작되고, 사춘기에 일반적으로 나타나는 효과가 나타나지 않기도 한다.) 사춘기 차단제의 효과는 일시적이며 다시 예전 상태로 되돌릴 수 있다. 반면 테스토스테론을 비롯한 교차 성호르몬은 그렇지 않다. 성전환을 하기로 한 사람이라면 나이에 상관없이 평생토록 호르몬 치료를 받겠다고 결심한 셈이며, 성전환은 본인의 의사에 따라 수술을 동반하는 경우가 많다.[464] 사춘기에 교차 성호르몬 치료를 받겠다는 결정은 사춘기 차단제를 쓰겠다는 결정보다 인생에 훨씬 더 큰 영향을 미친다. 하지만 성별 불쾌감을 느끼고 사춘기 차단제를 사용하는 아이들의 약 95퍼센트는 호르몬 치료를 택한다.[465]

사춘기 차단제를 사용하는 대다수 아이가 호르몬 치료를 받는다는 점을 고려해보면, 사춘기 차단제를 쓰기 전부터 앞으로의 임신 계획에 대해서 신중하게 생각해볼 필요가 있다. 사춘기 차단제를 쓰는 사람이 중간에 생식계가 성숙할 여유를 주지 않고 곧바로 호르몬 치료를 받는다면 생식능력을 유지하기가 어려울 수 있다.[466] 다시 말해 여성에서 남성으로 성전환을 한 사람이 난소 발달을 막고자 차단제를 사용한다면, 테스토스테론 사용으로 남성 사춘기를 겪게 될 것이기에 제대로 된 난자를 생성할 수 없게 된다. 마찬가지로 남성에서 여성으로 성전환을 한 사람이 고환 발달을 막고 나서 에스트로겐 치료를 받았다면 제대로 된 정자를 생성할 수 있는 가능성이 낮아진다. 하지만 사춘기가 자연스럽게 진행되면서 난자와 정자를 생성할 수 있도록 생식계가 무르익는 시간이 충분히 주어지면, 나중에 호르몬 치료를 받는다고 해도 생식세포를 채취해 냉동 보관을 시켜놓을 수가 있다. 생식세포를 냉동 보관해놓으면 훗날 의학의 도움을 받아 아이를 얻는 길이 열릴 수 있다. 그리고 사춘기에 생식샘이 성숙한 뒤 호르몬 치료를 받아 생식샘이 원상태 그대로 남아 있는 사람이라면, 교차 성호르몬 치료를 중단한 후 생식능력이 저절로 돌아오기도 한다.

테스토스테론

강조하건대 이 책은 치료와 관련된 조언은 담고 있지 않다. 사춘기 차단제를 고려하고 있다면 보호자 및 양육자는 반드시 전문가와 상의를 해야 하고 가능하다면 다른 전문가의 의견도 들어보는 것이 좋다. 그렇지만 한 가지는 확실하다. 인생을 바꾸는 커다란 결정 앞에 서 있는 어린 친구들을 위해서라도 앞으로 관련 연구가 지금보다 훨씬 더 많이 이뤄져야 할 것이다.

성전환을 되돌리는 사람들

대개 호르몬 치료를 받고 성전환을 한 사람들은 자신의 결정에 만족한다. 하지만 그렇지 않은 사람도 일부 있다. 이들은 성전환을 되돌려서 자신이 타고난 성별로 살아가기를 바란다.[467] 성전환을 되돌린 사례와 관련해서는 아직까지 연구 자료가 충분하지 않지만 자신의 경험담을 나누고자 하는 사람들은 쉽게 만날 수 있다.[468] 나는 3년 전에 성전환을 되돌리고 다시 여성이 된 스텔라에게서 3년 동안 테스토스테론을 투여하면서 남자로 살아간 이야기를 전해들었다.

저는 열다섯 살이 되자마자 성전환을 하기로 결심했고 열여섯 살 때부터 호르몬 치료를 받았어요.

외롭고 우울한 나날이었어요. 제 몸과 삶이 싫었고 부모님과의 관계도 좋지 못했어요. 의지할 만한 친구도 없어서 울기도 참 많이 울었어요. 성별 불쾌감은 아주 어릴 때는 없다가 10대가 된 이후로 나타났어요. 제 몸에서 여성성이 드러나는 부위들이 싫었고, 그런 게 제 몸에서 싹 사라지면 좋겠다고 생각했어요. 제 몸에 가슴과 질이 달려 있다는 사실뿐만 아니라 사람들이 그런 부위를 쳐다보는 것조차 싫었어요. 저도 성욕을 느끼기는 했지만 테스토스테론 치료를 받기 전까지는 누군가와 성적인 행위를 한 적은 없어요. 제 성정체성에 대해서 고민이 많았지만 어쨌거나 제가 성적으로 이끌리는 쪽은 여성이었어요.[469]

테스토스테론은 한 주에 한 번씩 제가 직접 투여했어요. 테스토스테론을 처음 투여하자마자 항우울제를 맞는 기분이 들었고 그 기분은 테스토스테론을 맞는 3년 내내 변함이 없었어요. 테스토스테론을 맞을 때마다 곧장 기분이 좋아지니까 제 결정이 옳았다는 생각이 들었어요.[470] 제 몸에서 비롯되는 스트레스로부터 벗어날 수 있겠다는 생각이 들자 안도감이 밀려왔어요. 실제로 얼마 동안은 효과가 아주 좋았어요.

저는 제 몸에 어떤 변화가 나타날지를 알아봤고 실제로 제가 알아본 결과들이 대체로 제 몸에 나타났어요. 우선 근사하게도 목소리가 급격하게 낮아졌어요. 얼굴이나 가슴, 다리 등등 몸 구석구석에서 털이 자랐어요. 6개월이 지나자 남자처럼 행세할 수 있었어요. 체육관에 가서 근력 운동을 시작했는데 운동은 스트레스 해소에 제격이었어요. 그런데 되돌아보면 운동은 제가 다시 여성으로 성전환을 해야 할지도 모르겠다고 생각한 이유 중에 하나였어요. 몸 관리를 하고 근육을 키우면서 남성성이 넘쳐 보이는 사람이 되었지만 그래도 성전환을 하고 나서 뭔가 아쉬운 부분이 있었어요. 아무리 위장을 잘하고 수술을 많이 받아도 완전한 트랜스젠더 남성으로 편안하게 살아가기는 어렵다는 생각이 들었어요. 제 성에 차지 않을 것 같았죠.

테스토스테론을 맞기 전에 겪었던 여러 가지 문제들도 여전히 해결이 되지 못했어요. 열여덟 살에는 대학에 지원했다가 떨어지고 말았어요. 제가 하고 싶은 게 뭔지 자꾸만 되뇌어보게 되었고, 갈팡질팡하면서 혼란의 시기가 찾아왔어요. 그러면서 살이 많이 쪘지만 운동을 더 열심히 해서 다시 몸무게를 원상태로 되돌려놓았어요. 내 몸이 참 근사해 보였어요! 그건 정말 중요한 문제였어요. 저는 가슴 제거 수술을 받지 않았는데, 예전에는 가슴이 참 싫었거든요. 그러다가 제가 가슴 자체를 싫어한다기보다는 가슴이 있으면 남자처럼 보이지 않는다는 이유로 가슴을 싫어했다는 걸 알아차리게 되었어요. 서서히 진짜 문제는 제 몸에서 비롯된 게 아니라는 걸 깨닫게 되었어요.

처음에는 성전환을 되돌리는 방법은 미처 생각하지 못했어요. 대신 테스토스테론 투여를 중단하고 몸이 하고 싶은 대로 가만히 놓아두면 된다는 걸 알게 되었어요. 그리고 제 몸에 일어났던 변화는 잘못된 것이 아니라는 점과 그런 변화를 편안하게 받아들이는 법도 알게 되었어요. 저는 타고난 몸과 더불어 제가 원하는 사람이 될 수 있었어요. 뭔가를 꼭 바꿔야 할 필요는 없었던 거죠. 결국 열아홉 살 때 테스토스테론 투약을 중단하고 에스트로겐이 분비되는 몸으로 되돌아갔어요.

성전환을 되돌리기 위해서 몸에 특별히 뭔가를 해줘야 하는 건 없었어요. 지난 몇 년간 난소에서 호르몬이 분비되도록 놓아두었기 때문에 다시 여성의 외모로 살아갈 수 있을 만큼의 변화가 충분히 나타났어요. 그렇지만 저절로 되돌아오지 못한 것도 몇 가지 있었어요.

목소리는 지금도 남자처럼 낮아서 더러 제가 여자로 태어났다는 걸 알아차리지 못하는 사람들이 있는데 그럴 때면 기분이 참 나빠요. 테스토스테론을 투여하기 전에는 목소리가 낮아지는 걸 제일 많이 기대했었는데 말이에요. 제일 거슬리는 건 목젖이에요. 지금은 목젖이 커져버린 상태여서 목젖을 작게 만들 생각이에요. 수염과 체모도 너무 많아요. 그래서 레이저치료를 받고 있는데 과정이 번거롭고 값도 비싸지만 제모를 하자면 이 방법밖에 없어요. 클리토리스도 일반 여성보다 큰 편인데 이건 전혀 신경이 쓰이지 않아요.

이제는 다른 사람 눈에 어떻게 보이는지와 상관없이 제가 제 몸을 저버릴 수 없다는 걸 알게 되었어요. 제 몸에 만족하면서 더불어 살아가는 방법을 배워야 하는 거죠.

이제 올해로 스무 살이 되면서 대학교 2학년이 되었는데, 요즘은 하루하루가 만족스러워요. 지금도 다른 사람의 시선과 제 정체성 사이에서 혼란이 올 때가 있기는 하지만 예전보다 전반적으로 훨씬 행복해요. 앞으로 어떤 걸 전공할지 모르겠지만 언젠가는 제 경험담을 꼭 글로 써보고 싶어요.

테스토스테론

테스토스테론과 성욕

사춘기 차단제를 사용 중인 사샤를 제외하고, 이번 장에서 만난 사람들은 모두 성욕에 극심한 변화가 나타났는데 이것은 성전환 과정에서 테스토스테론 수치가 변할 때 가장 두드러지게 나타나는 효과 중 하나다.

앨런(트랜스젠더 남성), 칼리스티(트랜스젠더 여성), 스텔라(성전환을 되돌린 여성)의 경험담을 통해 테스토스테론 수치가 급변한 후 이들의 성욕에 어떤 변화가 나타났는지 살펴보자.

✣ 앨런

예전에는 성욕에 문제가 없었고 늘 여성에게 매력을 느꼈어요. 그런 점에서는 변화가 없었어요. 하지만 성전환을 하지 않은 여성의 몸으로는 성생활을 하고 싶지 않았어요. 제게는 성전환을 하고 남성처럼 보인 다음에 성생활을 하는 게 무척 중요한 사항이었어요. 테스토스테론을 투여하니 성욕이 확 솟구쳤어요. 테스토스테론을 투여하기 전에는 발기가 된다는 게 뭔지 이해할 수가 없었어요. 하지만 테스토스테론을 투여하기 시작하고 나서는 성적으로 자극을 받으면 클리토스가 갑자기 팽팽해지는 느낌을 받았어요. 성적 자극을 받을 때도 더 많아졌고요.

✣ 칼리스티

10대 시절이든 어른이 되고 나서든 성전환 이전에는 여성에게 끌렸지만 저는 제 스스로를 양성애자로 여겼어요. 지금은 제가 동성애자라는 걸 알게 되었지만요. 저는 다른 건 몰라도 테스토스테론이 들끓는 사춘기는 다시 경험하고 싶지 않아요. 넌더리가 나거든요. 제가 아직 제 몸에서 일어나는 성적 반응을 제대로 통제하지 못할 때 있었던 일이에요. 수학 시간에 정신이 몽롱해졌는데 정신을 차리고 보니까 제 음경이 발기가 되어 있더라고요! 이게 도대체 왜 이러나 싶었죠. 마음이 심란하더라고요. 테스토스테론은 훼방제 같은 면이 있어요. 그리고 그 말이 맞아요. 남자는 정말 거기로 생각하는 것 같아요.

호르몬 치료를 하면서 테스토스테론 분비를 막고 에스트로겐 수치를 높이자 제가 성적으로 이끌리는 대상에 변화가 생겼어요. 여전히 여자에게 이끌리기는 했지만 이제는 남성에게도 눈길이 많이 가더군요.[471] 성욕에도 커다란 변화가 나타났어요. 성욕에 사로잡히는 시간이 예전에 비해 확연히 줄어들었죠. 성욕이 강렬하게 밀려오는 횟수가 줄어든 건 별문제가 되지 않았어요. 덕분에 오히려 마음이 놓였고 예전보다 성관계가 훨씬 더 즐거워졌어요. 여성의 몸이 더 편해서 그런 것도 있지만 성욕이 줄어든 것도 도움이 되었죠. 성생활이 모든 면에서 더 원활해졌어요. 오르가슴의 질도 높아졌고요. 절정에 이르렀을 때의 강도가 예전보다 줄었을지는 모르겠지만, 이제는 오르가슴을 생식기에 국한해서만 느끼는 것이 아니라 온몸에 걸쳐서 느끼게 되었어요. 제 몸이 송두리째 생식기관이 된 것처럼 반응했고, 온몸에 걸쳐 오래도록 오르가슴을 느꼈어요. 그리고 예전에도 저는 감정을 잘 알아차리고 감정을 나누는 걸 좋아했지만, 이제는 제 약혼자와 교감하는 것이 제 성적 즐거움에서 더 큰 역할을 하게 됐어요.

성욕이 솟구치리라는 건 알고 있었지만 예전과 비교해보면 그야
말로 천지 차이였어요. 테스토스테론을 몇 달 투여하고 나자 여전
히 여자를 좋아했는데도 불구하고 남자에게 성적으로 강하게 이
끌렸어요. 저를 쳐다보는 사람이 누구인지를 생각할 때가 많아졌
고 제가 그 사람을 좋아하는지 곰곰이 따져보게 되었어요. 마음에
드는 사람이라면 지금 당장 만족감을 느껴야 되지 않겠냐는 기분
이 들었죠. 관계를 맺는 건 참 좋았고, 테스토스테론을 투여하면서
는 오르가슴을 정말 잘 느꼈어요. 성전환 이전에는 오르가슴을 느
릿느릿하게 온몸으로 느낀 것과 달리 성욕을 더 빠르게 집중해서
해소하는 느낌이 들었어요.

테스토스테론 사용을 몇 달 끊자 성욕이 사라졌다가 지금은 다시
돌아왔어요. 그런데 성욕을 느끼는 양상이 그때와는 확연히 달라
졌어요. 테스토스테론을 투여할 때는 성적으로 확 달아오르고 성
욕을 당장 해소하고 싶었어요. 성욕을 해소하는 방법 역시 훨씬 신
체적이었고 한 번의 오르가슴만으로도 만족감을 느꼈어요. 테스
토스테론을 투여하면서 오르가슴을 느낄 때는 무척 예민해지고는
했어요. 지금은 오르가슴을 한 번밖에 느끼지 못하면 뭔가 부족하
다는 생각이 들어요. 이제는 성욕을 해소한다기보다 뭔가 커다란
것을 만들어가는 기분이에요. 제 편견일지도 모르겠지만 양쪽을
모두 경험해보니 테스토스테론을 쓰지 않고 느끼는 오르가슴이

훨씬 더 좋아요.

이들의 경험담은 호르몬 치료를 받은 트랜스젠더의 성욕이 대체로 테스토스테론 수치를 따라간다는 연구 결과와 일치한다.[472] 테스토스테론을 사용해서 여성에서 남성으로 성전환한 사람은 예전과는 다른 양상의 성욕을 경험하게 되고 여기에 적응하기까지는 어느 정도 시간이 걸린다. 호르몬 치료로 남성에서 여성으로 성전환 한 사람은 성욕이 떨어지는 경우가 많지만 그렇다고 성욕이 완전히 사라지는 것은 아니다.[473] 이들에게 에스트로겐을 투여하면 성생활이 부드러워지고 성적 즐거움을 온몸으로 경험하게 된다.

그렇지만 테스토스테론이 뇌에 영향을 미쳐서 성욕에 변화가 생기는 것이라고 단정해서는 안 된다. 성전환은 원하는 목표를 위해 우리 몸을 제어하는 과정에서 심신의 변화를 몰고 온다. 테스토스테론이 신경계를 통해 성욕에 미치는 영향과 다른 잠재 원인은 구별해내기가 쉽지 않다. 하지만 성욕의 변화는 매우 일관되게 나타나는 현상이며 신체 변화보다 먼저 발생한다. 성욕에 변화가 생기면 단지 성생활을 더 많이 즐기는 현상이 나타나는 것이 아니라 성생활을 즐기는 방식에 질적으로 변화가 생긴다. 테스토스테론 가설은 연구 결과로도 입증된다.

트랜스젠더들은 대개 성욕에 나타나는 변화를 반가워한다. 남성에서 여성으로 성전환한 사람들은 자신의 성욕이 여성화한 것에 안도감을 느낀다. 그리고 그것이 자신의 성정체성에도 더 어울린다고 생각하며 성욕에 집착하지 않게 된 것을 개의치 않는다. 여성에서 남성으로 성전환을 한 사람들 역시 이와 비슷하게 자신에게 어울리는 성욕을 느끼게 되었다고 생각한다. 하지만 그리핀 한스버리가 그랬듯 이들은 남성의 성욕에 깜짝 놀라게 될 때가 많다.

테스토스테론과 감정

테스토스테론 투여 유무에 따른 감정의 변화는 연구 사례가 더 적지만 앨런과 칼리스티, 스텔라의 경험담에는 공통점이 제법 나타난다.[474]

✥ 앨런

저는 예전에도 화를 내지 않는 성격이었고 지금도 마찬가지예요. 그 점에 있어서는 예나 지금이나 똑같아요.

테스토스테론을 투여하기 전에는 제 스스로 울어도 된다고 생각한 만큼 울었던 것 같아요. 비교적 눈물이 잘 나는 편이었고요. 지금은 감정이 차오르고 울고 싶은 마음이 들어도 눈물이 나지는 않더라고요. 예전보다 슬프거나 벅찬 감정이 더 심하게 밀려올 때도 있지만 눈물을 흘리지는 않아요. 눈물을 흘리는 일은 몇 년에 한 번 있을까 말까 해요. 정말이지 웬만한 일로는 눈물을 흘리지 않게 됐어요.

✥ 칼리스티

예전에는 화가 치밀어 오르는 문제를 겪곤 했어요. 저는 고등학교 2학년 때 키가 193센티미터였고 수염이 짙게 자랐어요. 사춘기를 일찍 겪었는데, 키가 작아서 열등감을 느끼는 친구들이 돋보이고 싶은 마음에 제게 시비를 걸어왔어요. 신경이 거슬렸지만 그 녀석들을 마구 때려준 적은 한 번도 없어요. 때리고 싶기는 했지만요. 화가 나서 주먹을 날리고 싶을 때는 벽이나 문짝을 엉망으로 만들어놓았어요. 누군가를 다치게 하고 싶지는 않아서 주먹다짐을 한 적은 없어요. 하지만 성전환을 하기 전에는 화가 마구 치밀어 오를 때가 있었고 그걸 몸으로 표출하는 편이었던 것 같아요. 한번은 주차 요금기에 분풀이를 하다가 발가락을 다친 적도 있어요. 지금이야 그런 행동을 한다는 게 상상이 되지 않지만요. 이제 제 감정 상태는 전반적으로 균형이 잡힌 것 같아요. 서른세 살에 테스토스테론 분비를 막고 에스트로겐을 투여하면서 성전환을 했을 때는 10대처럼 울컥하는 성미가 있었지만 이제는 그렇지 않아요.

✣ 스텔라

테스토스테론을 투여한 이후로는 감정이 무뎌진 것 같았지만 얼마 후에는 그런 모습이 정상인 것처럼 느껴졌고 제 일부로 받아들이게 되었어요. 저는 원래 날마다 눈물을 흘리던 사람이었는데 테스토스테론을 투여한 3년 동안에는 모두 합해서 딱 세 번 울었어요. 그러다가 예전으로 돌아갔을 때는 몹시 행복했어요. 테스토스테론을 투여하던 시절에는 제가 그런 모습을 그리워하고 있다는 걸 몰랐어요. 감정이 무뎌진 걸 워낙 당연하게 생각하고 있었거든요. 이제는 불안, 환희, 우울, 흥분을 한층 강하게 느끼게 되었어요. 테스토스테론 사용을 중단하고 나서 딱 하나 무뎌진 감정이 있어

테스토스테론

요. 그 감정은 화인데 화는 제가 가장 생생하게 느끼던 감정이었어요. 이제는 화를 느끼는 방식이 달라졌어요. 이제는 화가 나면 분노하는 감정보다는 슬픈 감정이 섞여들어요. 되돌아보면 테스토스테론을 투여하기 전에 느꼈던 강렬한 감정은 대개 사춘기를 겪으면서 생겼던 것 같은데, 이제 어른이 되면서 그런 감정에 균형이 잡혔어요.

나는 평소에 눈물이 핑 도는 때가 많은 사람이라서 앨런과 칼리스티, 스텔라에게 눈물과 관련된 질문을 던져보았다. 예상대로 이들은 모두 커다란 변화를 겪었다. 여성으로 태어난 린든 크로포드Linden Crawford는 1년 동안 테스토스테론을 투여하고 나서 겪은 감정 변화를 〈뉴욕 타임스〉에 기고했다.[475] "나는 여전히 울고 싶은 욕구를 느꼈지만 그런 충동은 눈물샘에 이르기 전에 말라버렸다. 내 감정의 샘과 눈물샘 사이에 두툼한 방수층이 생긴 것만 같았다." 어쩌면 남성과 여성은 비슷한 감정을 느끼지만 여성이 눈물을 밖으로 내보이는 데 반해 남성은 그 마음을 가만히 담아두는지도 모른다.[476]

일반적으로 여성은 남성보다 더 많이 울지만 유아기에는 그런 차이가 나타나지 않는다. 대체로 여자아이들은 아동기에서 청소년기를 거치는 동안 눈물을 흘리는 측면에서 별다른 변화가 나타나지 않는다. 하지만 남자아이들은 그렇지 않다. 남성이 되는 과정에서 눈물이 말라버리는 것 같다.[477] 나는 내 안에 눈물을 막아주는 방수층이 조금 더 마련되어 있기를 바라는 쪽이다.

여성은 눈물뿐만 아니라 우울감을 느낄 때도 더 많은데 어쩌면 이것

9장 | 성전환과 테스토스테론

은 테스토스테론 수치가 낮은 것과 연관이 있을지도 모른다. 스텔라는 테스토스테론을 투여하고 나서 금세 기분이 좋아졌다는 이야기를 들려 줬다. 이와 관련해서는 사실 관계가 명확하지는 않지만 일부 연구에 따르면 우울증을 앓는 남성은 테스토스테론 수치가 낮은 편이며, 이들의 테스토스테론 수치를 높이면 우울증이 줄어드는 효과가 나타나기도 한다. 그러나 우울증이 없는 남성이 건강 상태가 양호하고 테스토스테론 수치가 정상일 경우에는 테스토스테론이 이 남성의 감정에 긍정적인 영향을 미친다고 해도 그 영향력의 정도는 미미하다. 어쩌면 스텔라는 테스토스테론 주사를 맞자마자 기분이 좋아지는 경험을 했을지도 모른다. 그렇지만 플라시보 효과 역시 우리에게 커다란 영향을 미칠 수 있다.

화를 느끼고 표현하는 빈도에는 성차가 거의 없기 때문에 테스토스테론 치료로 성전환을 했을 때 화와 관련해서 나타나는 변화는 당연히 일관적이지 않다.[478] 앞서 우리가 살펴본 것과 같이 남성과 여성은 공격성 면에서 커다란 차이를 보이며 이것은 주로 테스토스테론으로 설명이 가능하다. 하지만 남성과 여성의 테스토스테론 수치 차이로 신체적 공격성의 차이를 설명할 수 있다고 해서 성인의 테스토스테론 수치를 바꾸는 것만으로 공격 행동에 영향을 줄 수 있다는 뜻은 아니다. 그리고 인간을 대상으로 실시한 대다수 연구 결과를 봐도 그런 일은 일어나지 않는다. 남성의 공격성은 테스토스테론 수치를 크게 높인다고 해서 증가하지 않으며, 고환이나 신경계에 문제가 있어서 테스토스테론 수치가 여성처럼 매우 낮은 남성 역시 테스토스테론 수치를 정상 수준으로 높인다고 해서 공격성이 증가하지는 않는다. 이런 경향은 우리가 만나본 트랜스젠더에게서도 똑같이 나타난다. 칼리스티는 공격성을 드러내고 싶은 마음이 줄었다고 말했지만 어쩌면 그건 나이가 들어가면서 성격이 누그러진 것일 수도 있고 아니면 성전환이 가져다준 삶에 만족감을 느끼는 것일 수도 있다.[479] 어찌 됐든 테스토스테론이 온화한 트랜스젠더 남성을 야수로 바꿔놓는다고 볼 만한 근거는 없다.[480]

트랜스젠더의 경험담에서 얻는 교훈

우리가 꼭 명심해야 할 점이 하나 있다. 트랜스젠더 남성들은 여느 남성들과 달리 자궁 속에서 테스토스테론에 적게 노출되었다. 트랜스젠더 여성들은 여느 여성들과 달리 자궁 속에서 테스토스테론 수치가 높았다. 대대수 트랜스젠더 남녀는 자신이 타고난 성별대로 사춘기를 겪는다. 게다가 이들의 성장 환경은 어릴 때부터 남들과 다른 경우가 많다. 예컨대 트랜스젠더들은 성별 기대치에서 벗어난 행동으로 주변 사람의 눈총을 샀을 것이다. 이런 점 때문에 성전환 과정에서 일어나는 테스토스테론의 변화가 어떤 영향을 미치는지 이해하기가 쉽지 않다. 성장 환경이 남달랐던 사람들에게 테스토스테론이 똑같은 영향을 미치리라고 섣불리 단정 지을 수 없는 것이다.

이번 장에서 우리는 테스토스테론이 성전환 과정에서 담당하는 역할을 살펴봤다. 여러분은 무엇보다 테스토스테론상의 타고난 변이가 트랜스젠더가 되는 것과 관련이 있는지가 궁금할 것이다. 우리가 알고 있는 지식대로라면 당연히 떠오를 법한 질문이다. 이 질문에 대한 답은 아무도 모른다. 얼마 되지 않는 연구 자료에 따르면 테스토스테론상의 타고난 변이(또는 안드로겐 수용체상의 변이)와 트랜스젠더가 되는 것 사이에는 확실한 관련성이 없다. 테스토스테론을 트랜스젠더와 연결 짓는 근거는 태아기 테스토스테론 수치를 여자아이가 말괄량이를 거쳐 동성애자가 되는 것에 연결시키는 근거와 똑같다. 여성으로 태어난 사람이 어린 시절에 느끼는 성별 불쾌감은 여성에게 성적 관심을 갖게 되는 성향과 밀접한 관계가 있기 때문이다.[481] 어쩌면 테스토스테론이 여성의 남성적 행동과 성적 지향에 영향을 미치는 과정이 여성을 트랜스젠더로 이끄는 것인지도 모른다. 하지만 지금까지는 명확하게 밝혀진 것이 없다.

트랜스젠더의 경험담은 테스토스테론에 대해 많은 것을 알려준다. 이들의 경험담은 진화론의 성선택, 동물과 트랜스젠더가 아닌 사람을 대상으로 실시한 내분비 연구, 그리고 내가 이 책에서 소개한 다른 연구 자료에 덧붙여져야 할 또 다른 근거들이다. 성전환을 위해 테스토스테론을 투여하거나 억제하는 의료 행위는 완전안드로겐무감응증후군이나 선천성부식증식증처럼 선천성질환을 연구한 사례를 다른 측면에서 보완해준다. 특히 트랜스젠더는 테스토스테론이 남성의 성행동을 설명해주는 핵심 요소라는 근거를 보여준다. 남성의 성행동은 단순히 양육이나 문화의 산물이 아니다. 무엇보다 트랜스젠더가 겪는 테스토스테론 수치의 변화는 한 세기 동안 쌓인 방대하고 다양한 연구 결과, 즉 테스토스테론의 힘은 정말이지 대단하다는 점을 확인시켜준다.

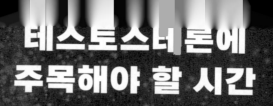

테스토스터론에
주목해야 할 시간

하여간 남자들이란

여러분이 여성이라면 친구 앞에서 "하여간 남자들이란"이라며 넋두리를 해본 적이 있을 것이다. 여러분과 친구는 이 말의 뜻을 명확하게 이해한다. 이 말은 주로 남편이나 동료, 정치인의 언행을 두고 대화를 나누는 도중에 등장한다. 물론 남성도 "하여간 여자들이란"이라며 분통을 터뜨린다. 우리는 상대 성별의 짜증스러운 기질을 언급할 때 "여자는 호르몬 때문에 감정 기복이 심해"라거나 "남자는 테스토스테론 과잉이야"라는 식으로 내분비계를 동원한 표현을 하기도 한다. 내가 보기에 "하여간 남자들이란"이라는 다소 장난기 어린 넋두리는, 남자가 여자를 성적 대상으로만 보거나 의사소통에 서툴거나 매사에 지나친 자신감을 표출하며 자존심을 지키려 할 때 보이는 여성의 반응이다. 이 말에는 성차별주의적인 면이 있기 때문에, 주로 여성끼리만 쓴다.

　"하여간 남자들이란"이라는 말은 남자들이 축구 경기를 너무 많이 보거나 여자들의 말허리를 자르려 할 때 나올 수 있는데, 이런 행동들은 테스토스테론과 깊은 연관이 있을 수 있다. 하지만 테스토스테론과 관련된 행동 중에는 이보다 폐해가 훨씬 심각한 것들이 있어서 여성 및 일부 남성은 그런 행위가 중단되어야 한다고 목소리를 높이고 있다.

성폭행은 복잡한 현상이지만 성행동과 신체적 공격성이 만나는 지점에서 발생하며, 대다수 포유류의 성행동과 신체적 공격성은 테스토스테론의 영향을 크게 받는다. 그리고 인간에게서도 그런 성향이 강하게 나타난다. 일부 남성은 자신의 지위와 권력을 이용해 여성을 폭행하기도 하고, 여성에게 선택권이 없다는 점을 노려 착취를 일삼기도 한다.

성폭력은 심각한 문제이기에 우리는 이와 관련해 근거에 바탕을 둔 가설을 진지하게 살펴봐야 한다. 다시 말해 테스토스테론이 성폭력을 설명하는 중요한 요소일 수 있다는 생각에 마음을 열어야 하는 것이다.

문제를 해결하려면 먼저 원인을 제대로 파악해야 한다. 지금처럼 생물학적 원인은 상대적으로 무시하고 사회적 요인에만 집중한다면 문제의 본질을 제대로 파악할 수 없다. 그렇게 되면 여성의 안전과 성평등을 드높일 기회를 걷어차버리는 셈이 된다. 우리는 지금보다 더 나은 길로 나아갈 수 있다.

여성이 예전보다 잘하는 점이 하나 있다면, 자신의 경험담을 얘기하면서 남성들의 전형적인 문제 행동을 공론화하고 있다는 것이다. 자신의 성폭력 경험을 사람들 앞에서 이야기하는 것은 쉽지 않은 일이다. 지금부터 그런 이야기를 하나 들어보도록 하자. 그녀는 사법 체계로부터, 유력 언론기관으로부터, 가해자로부터 자신의 이야기를 되찾았다. 그녀의 이름은 샤넬 밀러다.

샤넬의 이야기

샤넬 밀러는 캘리포니아 팰로앨토 출신의 작가이자 예술가다. 경찰이 2015년에 작성한 샤넬 밀러(당시 22세)의 성폭력 보고서에 따르면, 가해자는 피해자의 이름을 몰랐고 다시 마주쳐도 피해자의 얼굴을 알아보지 못할 것이라고 진술했다. 샤넬 밀러는 이 사건을 널리 다룬 기사에서 "에밀리 도Emily Doe"라는 이름으로 알려졌다. 하지만 2019년 성폭행 회고록《디어 마이 네임》의 출간을 앞두고, 시사 프로그램 〈60분60 Minutes〉에 출연해 자기 정체를 고스란히 밝히면서 상황이 바뀌었다.[482]

나는 가해자 브록 터너를 강간범이라고 부를 수 없다. 캘리포니아에서는 브록 터너의 행동처럼 여성의 성기에 손가락을 넣는 것은 성폭행이 아닌 성폭력으로 간주하기 때문이다. 캘리포니아에서 성폭행으로 인정받으려면 성기를 삽입하는 과정이 있어야 한다.

성폭력 사건이 일어난 날 새벽 1시쯤, 스웨덴 출신의 스탠퍼드 대학교 대학원생 칼프레드릭 아른트와 피터 존슨은 자전거를 타고 남학생 클럽 옆을 지나가고 있었다. 이들은 쓰레기통 뒤에서 뭔가 이상한 일이 벌어지고 있는 걸 목격했다. 한 남성이 여성 위에 올라타고 있었던 것이다. 남성은 움직임이 아주 많았던 데 비해 여성은 꿈쩍도 하지 않았다. 존슨이 터너를 향해 소리쳤다. "뭐 하는 짓이야? 여자가 의식을 잃었잖아." 그러자 터너가 도망쳤다. 존슨은 터너를 뒤따라가 땅바닥에 쓰러뜨렸다.[483] 존슨과 아른트는 몇몇 행인과 힘을 합쳐 경찰이 도착해서 조사를 할 때까지 터너를 붙잡아놓았다.

터너는 훗날 성폭력죄로 형을 선고받았다. 선고일에, 터너의 아버지

는 20여 년 인생 중 20분 실수한 것으로 감옥에 가는 것은 부당하다고 항의했다.[484]

밀러는 재판정에서 12쪽짜리 피해자 의견 진술서를 낭독했다. 아래의 진술서 일부를 살펴보자. 이 안에는 미래에 강간이나 성폭력 가해자가 될지도 모르는 사람들에게 도움이 될 만한 내용이 담겨 있다.

당신은 오늘날까지 나라는 사람의 가치, 사생활, 기운, 시간, 친밀한 관계, 자신감, 목소리를 앗아 갔습니다.

가해자의 말에 따르면, 우리가 땅 위에 누워 있었던 유일한 이유는 제가 쓰러져 있었기 때문입니다.

기억해두세요. 여성이 쓰러져 있다면 다시 일으켜 세워주세요. 여성이 술에 취해서 쓰러졌다고 해도 그 위에 올라타서 속옷을 내리고 음부에 손가락을 집어넣는 행위는 하지 마세요. 여성이 카디건을 걸치고 있다면 그걸 벗겨내고 가슴을 만지려들지 마세요. 그 여성은 추위를 느껴서 카디건을 입고 있는 건지도 모르니까요. 만일 당신의 무게에 짓눌려서 여성의 맨엉덩이와 맨다리가 솔잎과 솔방울에 쓸리고 있다면 그 여성에게서 물러나세요.[485]

재판장 에런 퍼스키는 터너에게 6개월 형을 선고했다. 이렇게 관대한 판결은 오심이라는 의견이 빗발쳤고, 결국 퍼스키를 대상으로 주민소환 투표가 실시되었다.[486]

대다수 남성은 브록 터너처럼 행동하지 않는다. 그리고 상당수 남성은 칼 프레드릭 아른트와 피터 존슨처럼 용감하지 않다. 위험을 무릅쓰

테스토스테론

고 다른 남성을 제압하려다가는 크게 다칠 수도 있다. 앞서 살펴봤듯이 성차는 극단적인 상황에서 가장 많이 나타나며, 성폭력과 다른 사람을 돕기 위해 위험을 무릅쓰는 행위도 극단적인 상황에 포함된다.

남성이 여성보다 위험을 무릅쓰고 영웅적인 행동을 하는 경향이 강하다는 고정관념은 옳다. 여성도 수박만 한 크기의 아기를 아보카도만 한 통로로 낳는 엄청난 일을 일상적으로 해낸다는 점에서 공로를 인정받아야 하지만, 다른 사람을 돕기 위해 용감하게 나서는 행위는 남성이 앞서가는 영역 중 하나다.

1904년 이래로 미국과 캐나다에서는 죽음을 무릅쓰고 타인을 구한 약 1,000여 명이 카네기 영웅 메달을 수여받았다. 이중 약 10퍼센트가 여성이었다. 메달을 받은 사람들은 물에 빠진 사람이나 화재 현장에 있던 사람, 동물의 습격을 받은 사람 등을 구했다. 2020년 수상자 중에는 55세의 버스 기사 윈스턴 더글러스 씨가 있다. 더글러스 씨는 평소처럼 버스를 운행하다가 한 남성이 길을 건너는 중년 여성을 칼로 찌르는 장면을 눈앞에서 목격했다. 그는 버스를 세우고 뛰어내려 남성에게 달려들었고, 남성의 칼은 더글러스 씨를 찌르려던 중 부러졌다. 더글러스 씨의 신속한 대응 덕분에 피해자는 목숨을 건졌다. 2020년 수상자 중 유일한 여성인 욜란다 로빈슨 아이섬 씨는 세 아들을 구하려고 불이 난 집에 다시 들어갔다가 변을 당하고 말았다.[487]

이러한 성별 불균형은 성차별에서 비롯된다고 주장하는 사람도 있을 것이다!

다행스럽게도 요즘 사람들은 예전보다 성별 불균형을 쉽게 지나치지 않는다. 카네기 영웅 메달을 심사하는 사람들은 다수가 남성이기는 하지만 그중 3분의 1은 여성이다. 그리고 심사위원들은 후보자의 성별에 대해서 뭔가 손을 쓸 수 있는 방법이 많지 않으며 후보자 중에는 남성이 압도적으로 많다. 다시 한 번 말해두지만, 우리는 지금 행동상의 성차가 상대적으로 크게 나타나는 극단적인 상황에 대해서 이야기하고 있다. 여성 역시 종합격투기나 자동차경주 같은 위험한 스포츠에 참여할 뿐만 아니라 목숨을 걸고 다른 사람을 돕기도 한다. 하지만 여러 문화권을 둘러봐도 새롭고 강렬하고 전율이 느껴지는 활동이나 모험심이 가득하고 신체적 위험을 무릅쓰는 활동을 추구하는 쪽은 주로 남성이다.[488] 아마도 이것은 테스토스테론의 영향 때문일 것이다.

샤넬 밀러는 자신을 구해준 영웅들에게 감사 인사를 남겼다. "실제로 만나지는 못했지만 무엇보다 저를 구해준 두 분께 감사드립니다.[489] 저는 자전거 두 대와 함께 잠이 듭니다. 제 이야기 속에 두 영웅이 있었다는 걸 잊지 않으려고 침대 머리맡에 자전거 두 대를 붙여놓았습니다."

샤넬 밀러 사건이 발생하고 나서 2년 뒤, 기자 로넌 패로Ronan Farrow는 〈뉴요커〉에 영화제작자 하비 와인스타인의 성폭행 혐의를 제기하는 기사를 실었다. 이 기사는 여러 남성이 성범죄로 줄줄이 고발당하는 시발점이 되었다.

미투 운동

2017년, 와인스타인의 영향력은 독보적이었다. 패로의 말을 인용하자면 "와인스타인이 제작한 영화는 〈펄프 픽션〉에서 〈셰익스피어 인 러브〉에 이르기까지 오스카상 후보자를 300명 이상 배출했다. 와인스타인은 시상식 때마다 스필버그 다음으로 감사 인사를 가장 많이 받는 사람이었다." 〈뉴요커〉는 미라 소르비노, 로재나 아켓, 아시아 아르젠토를 비롯한 여배우 13명이 와인스타인을 성폭력과 성추행 혐의로 고소했다고 보도했다.[490] 와인스타인을 고소하는 사람의 숫자는 순식간에 불어났다. 미투 운동은 그렇게 시작되었다.

2020년 들어 와인스타인이 뉴욕에서 강간죄로 기소돼 20년 형을 받았을 무렵에는 미투 운동을 통해 유명 남성 수백 명의 범죄 행위가 밝혀졌다. 그중에는 코미디언 루이 C.K도 있었다. 그에게는 여성들 앞에서 자위하는 버릇이 있었으며, 때로 그는 사무실에서 회의를 하면서도 자위를 했다. 그는 아랫사람을 좌지우지하는 사람이 아랫사람에게 자기 음경을 봐주겠냐고 물으면, 아랫사람은 그러겠다고 할 수밖에 없음을 뒤늦게야 깨달았다.[491]

미투 운동을 통해 폭로된 사건이나 샤넬 밀러 성폭행 사건에서 가장 먼저 눈에 들어오는 점은 이런 사건이 그다지 놀랍지 않다는 것이다. 폭로된 사건에서는 대체로 볼품없고 나이가 많은 남성 권력자가 지위를 악용하고 필요한 수단을 동원해 젊고 매력적인 여성들과 잇달아 성관계를 가졌고, 샤넬 밀러 성폭행 사건에서는 한 젊은 남학생이 거부 의사를 밝히지 못하는 젊은 여학생을 상대로 자신의 욕구를 해소했다.

그러나 만약 여성에게 이와 유사한 혐의가 줄줄이 제기된다면 우리는 깜짝 놀랄 것이다. 여성이 언론, 정치, 산업계에서 높은 자리에 오르는 비율은 남성에 비해 훨씬 낮지만 여성 역시 자신의 지위를 이용해 자신이 원하는 것을 얻는 모습을 보인다. 단 대체로 이들은 남성을 잇달아 노리개로 삼아 강제로 성관계를 맺거나 자위행위를 시키거나 하지는 않는다. 여성이 길바닥에 의식을 잃고 쓰러진 남성의 성기를 만지작거리다가 연행되었다는 이야기를 들어본 적이 있는가?

내가 아는 대다수 남성은 와인스타인이나 브록 터너처럼 행동하지 않는다. 와인스타인 사건은 특이한 사례이기는 하지만 와인스타인을 타고나게 이상한 사람으로 취급하기는 어렵다. 와인스타인은 권력, 특권 의식, 기질, 성욕, 기회가 버무려지면서 완벽한 약탈자로 거듭났다. 테스토스테론은 성욕과 성관계 상대를 찾고자 하는 욕구를 높인다. 한 남성에게 주어진 권력, 문화의 실패, 피해자의 무기력이 효과를 발휘하면 몇몇 사람이 밟았던 그 길이 열린다. 하지만 우리는 그 길에 장애물을 놓아 둘 수 있다.

미투 운동은 우리 사회를 한층 발전시켰으며 앞으로도 그런 흐름이 지속되기를 바란다.[492] 이 책에서 내내 강조했듯 남성의 행동에 변화를 가져오기 위해서 테스토스테론 수치를 떨어뜨릴 필요는 없다. 태도와 문화를 바꾸는 것으로도 효과가 나타날 수 있다. 스티븐 핑커가 《지금 다시 계몽》에서 보여줬듯이 "미국에서 아내와 여자 친구를 상대로 강간과 성폭력을 저지르는 비율은 지난 수십 년에 걸쳐 낮아지고 있으며 현재 이 수치는 가장 높았던 때에 비해 4분의 1 수준으로 줄었다."[493] 그 원인은 남성의 테스토스테론 수치가 감소했기 때문이 아니다. 우리가 알고 있는 대로라면 남성의 성욕에는 변화가 없으며, 변한 것은 권력을 손에 넣은 일부 남성의 특권 의식이다.

사회의 보상과 처벌, 그리고 칭찬과 비난은 인간의 행동에 영향을 미친다. 아직 우리는 갈 길이 멀다. 하지만 테스토스테론을 이해해나가

테스토스테론

는 것은 긍정적 변화를 이끌어내는 사회구조 개혁에 도움을 줄 것이다.

테스토스테론과 성별

이 세상에 똑같은 동물은 없다. 일란성쌍둥이조차 다른 점이 있다. 환경의 차이와 유전자 발현 변이, 그리고 발달 과정에서 나타나는 임의적인 효과 때문에 개체 간에는 반드시 차이가 생긴다. 하지만 우리 중에 일란성쌍둥이로 태어나는 사람은 많지 않다. 일란성쌍둥이가 아닌 사람은 고유한 DNA를 타고나며, 이 때문에 사람들 사이에는 차이가 나타난다.[494] 그런데 이러한 유전적 차이에도 불구하고 사람은 대체로 매우 흡사해 보인다. 인류는 크게 보면 남성과 여성 두 가지 형태로 나뉜다. 이것은 Y염색체에 존재하는 SRY 유전자에 조그마한 차이가 있기 때문에 나타나는 현상이다. SRY 유전자가 없다면 우리 몸은 거의 모두 여성으로 발달한다.[495]

사람이 이처럼 남성과 여성 두 형태로 태어나는 것은 한 사람의 인생이 갖는 가치에는 아무런 영향을 미치지 않는다. 또 1, 2차 성징이 성염색체와 일치하지 않는다고 해도, 그것은 한 사람의 인생이 갖는 가치에 영향을 미치지 않는다. 사회의 성별 기대치에서 벗어난 사람들에 대해서도 같은 이야기를 할 수 있다.

앞서 살펴봤듯 SRY 유전자는 성별을 가른다. SRY 유전자의 활동이 고환의 생성으로 이어지고 그러면 테스토스테론 수치가 높아지기 때문이다.

남성의 테스토스테론은 주로 고환에서 생성되어 혈액을 타고 퍼지다가 뇌를 비롯한 온몸에 있는 안드로겐 수용체로 전달된다. 테스토스테론 열쇠가 안드로겐 수용체 자물쇠 속에 들어가고 나면 테스토스테론과 자물쇠 결합체가 세포핵으로 이동하는데, 그러면 세포핵에서 특정 유전자 요리법을 읽고 새로운 단백질을 구워내는 비율이 증가한다. 어느 유전자 요리법이 영향을 받을 것인지는 요리책의 어느 지면에 접근할 수 있느냐에 달려 있으며, 다시 이것은 세포 유형을 비롯한 몇 가지 요인에 달려 있다.

테스토스테론이 진화 과정에서 담당하는 주요 기능은 남성의 몸과 행동을 번식 행위에 적합하도록 조정하는 것이다. 이 목표를 위해 인간을 비롯한 여러 수컷 포유류는 생애 초기에 테스토스테론에 노출되며, 이는 훗날 사춘기에 활성화되는 신경 회로 발달에 영향을 미친다.

테스토스테론은 모든 것을 바꾼다. 테스토스테론은 모든 염색체의 유전자 발현 방식을 바꾼다.[496] 여성과 비교했을 때 남성의 수천 가지 유전자에서 비롯되는 단백질은 생성 방식이나 수량 면에서 차이를 보인다. 이렇게 생성된 단백질은 뇌와 몸에 영향을 미친다. 처음에는 태아기에, 그다음에는 출생 직후에 영향을 미치다가 사춘기에 이르러 폭발적인 변화를 이끌어낸다. 테스토스테론의 영향을 받은 몸과 행동은 다시 사회적 환경에 영향을 미치며, 이 과정은 우리가 죽을 때까지 이어지고 또 이어진다. 테스토스테론은 남성과 여성을 갈라놓는다.

테스토스테론의 강력한 효과

일부 테스토스테론 회의론자는 여성의 몸에서도 테스토스테론이 분비된다는 점을 들어, 테스토스테론을 남성호르몬이라고 하는 것은 옳지 않다고 주장한다. 하지만 테스토스테론은 남성의 몸을 만들고 유지하는 역할을 하기 때문에 남성호르몬이라는 명칭은 테스토스테론이 하는 일을 정확하게 담아내고 있다.

지금껏 설명했듯이 테스토스테론의 효과는 깊고도 넓다. 남자아이들이 거친 놀이를 좋아하는 성향, 다른 남성과 경쟁하고자 하는 욕구, 높은 성욕과 새로운 성관계 상대를 선호하는 성향, 여성 대비 뛰어난 운동 능력은 모두 테스토스테론에서 비롯된 것이다. 아직 테스토스테론의 전모가 명확하게 밝혀지지는 않았지만, 테스토스테론은 성적 지향에도 어느 정도 영향을 미친다. 태아기에 테스토스테론에 많이 노출된 여성은 동성애 성향을 더 강하게 보인다. 또 태아기의 테스토스테론 노출도는 직업 선호도와 같은 다른 종류의 성차와도 관련이 있다.

건강한 남녀의 테스토스테론 수치에는 격차가 있다. 남성의 테스토스테론 수치가 여성보다 10~20배 높다. 특히 사춘기에는 남성의 테스토스테론 수치가 여성의 그것보다 약 30배 높다. 남성의 테스토스테론 수치는 태아의 자그마한 고환이 몸속에 들어 있을 때부터 시작해서 일생에 걸쳐 변한다. 테스토스테론 수치는 몸속에서 일어나는 내부 작용뿐 아니라 몸 밖에서 일어나는 외부 작용에도 영향을 받는다.

테스토스테론 수치는 사회적 환경에 따라 짧은 시간 안에 변할 수 있다. 적절한 체격과 환경이 갖춰진 상태라면, 싸움의 승패에 따라 테스토스테론 수치가 오르내리는 것은 수컷이 주어진 상황에 적응하도록 도움을 준다. 승자는 자신이 거둔 성공을 십분 활용하는 동시에 도전자가 싸움을 걸어올지도 모르는 상황에 대비해야 하고, 패자는 더욱 몸을 사리고 다음번에는 자신과 체구가 비슷한 상대를 택하거나 물러서야 한다. 이처럼 단기간에 일어나는 변화가 미치는 효과는 테스토스테론뿐만 아니라 각 개체의 기질에 따라서도 달라진다. 또 안드로겐 수용체의 밀도와 활성도의 영향도 받으며, 이것은 다시 유전자의 영향을 받는다. 테스토스테론이 미치는 효과는 사람에 따라 다르게 나타난다. 유전자, 지위, 기질, 건강, 현재의 사회적 상황이 모두 커다란 영향을 미친다.

테스토스테론은 우리 뇌와 행동에 직접적으로 작용해서 사회적 환경에 영향을 미치기도 하지만, 간접적으로 사회적 환경에 영향을 미치기도 한다. 낮은 목소리, 커다란 체구, 우람한 근육과 같은 신체적 특성은 사회적 상호작용에 커다란 영향을 미칠 수 있다. 트랜스젠더가 되면서 테스토스테론 수치가 크게 변한 사람들은 이러한 사실을 너무나도 잘 안다.

아빠가 되어 육아에 참여하면 테스토스테론 수치에 장기적으로 변화가 나타난다. 테스토스테론 수치를 높게 유지하려면 그만한 대가를 치러야 한다. 이 때문에 수컷이 자신의 에너지를 짝짓기 경쟁이 아니라 가족의 건강 증진에 사용해야 하는 시기가 되면 테스토스테론 수치가 인간, 참새, 사슴, 가시도마뱀 할 것 없이 낮아지는 경향을 보인다.

테스토스테론

용의자는 테스토스테론

범죄 수사 과정에서 목격자 진술, 현장에 남은 DNA, 용의자 진술 중 어느 한 가지 증거에만 의존하는 것은 어리석은 행동이다. 목격자는 잘못 봤을 수 있고, DNA 샘플은 오염되어 있을 수 있으며, 용의자의 진술은 강압에 의한 것일 수 있다.

자동차에서 덜거덕거리는 소리가 날 때나 요리가 제대로 되지 않을 때, 그리고 누군가가 내 트위터를 차단했을 때 다수의 독립된 근거를 모아 특정 가설을 입증해볼 수 있다. 과학에서도 마찬가지다. 그리고 나는 이 책을 통해 다수의 독립된 근거가 어떤 식으로 테스토스테론과 관련된 결론을 정당화하는 쪽으로 수렴해가는지를 보여주고자 했다.

첫 번째 근거는 진화론이다. 진화론은 과학계에서 여느 이론 못지않게 탄탄하게 입증된 이론이다. 우리는 다른 종과 마찬가지로 진화를 거쳐 지금에 이르렀다. 인간의 성적 이형성이 주로 성선택에 의한 결과물이라는 주장에는 뚜렷한 근거가 있다. 진화는 짝짓기 상대의 획득 능력을 질적으로 또는 양적으로 높이는 방향으로 진행된다. 남성과 여성은 번식과 관련해서 관심사가 비슷하기는 하지만 똑같지는 않다. 포유류가 가지는 생물학적 제약 때문에 여성은 번식 과정에서 부담을 훨씬 많이 져야 한다. 여성은 아이를 낳는 과정에서 시간과 에너지를 많이 쏟아부어야 하는 반면, 남성은 여성보다 훨씬 적게 투자하고서도 목적을 이룰 수 있다.

남성도 여성과 마찬가지로 훌륭한 배우자감을 두고 경쟁을 펼치는 행위로부터 이득을 얻지만 여기에는 몇 가지 중요한 차이점이 있다. 남성은 지위를 높이는 것이 번식에 유리하다. 신체적 공격성과 같이 직접적인 형태의 경쟁은 남성의 지위를 높이는 과정에 도움이 된다. 또한 남성은 여성에 비해 성욕이 훨씬 높고 새로운 성관계 상대를 선호한다. 이러한 특성은 모두 테스토스테론과 관련이 있다.

두 번째 근거는 행동내분비학이다. 행동내분비학은 아르놀트 베르톨트가 거세한 닭에 고환을 이식했던 19세기로부터 먼 길을 걸어왔다. 그동안 우리는 호르몬의 화학적 구조라든가 호르몬이 수용체와 반응해서 유전자 전사에 영향을 미치는 과정 등을 알아냈다. 호르몬이라는 분자 덩어리가 우리 몸에서 마법을 부리는 생화학적 원리를 자세히 이해하게 된 것이다.

세 번째 근거는 완전안드로겐무감응증후군이나 선천성부신증식증과 같은 선천성질환이다. 연구자들은 두 질환을 통해 대자연이 남성호르몬 노출도에 대폭 변화를 주면 어떤 일이 일어나는지를 알게 되었다. 관련 연구에 따르면 테스토스테론은 남성화를 이끌어내는 강력한 요인이다.

네 번째 근거는 고대 중국의 환관이나 16세기 이탈리아의 카스트라토 양성 과정에서 인위적으로 이뤄진 실험들이다. 이와 관련된 최근 사례로는 성전환 치료의 일환으로 테스토스테론 수치를 높이거나 낮추는 것이 있다.

이런 근거들이 있기는 하지만 앞서 소개했듯이 이런 근거들에 대한 대안 가설이 존재한다. 가장 대표적인 예로 공격성에서 성차가 나타나는 이유를 사회화로 보는 가설이 있다. 그러나 사회화 가설은 테스토스테론에 기반을 둔 진화론적 주장의 맞수가 되지 않는다. 심리학자 스티브 스튜어트윌리엄스Steve Stewart-Williams는 이 같은 상황을 다음과 같이 깔끔하게 요약했다.

테스토스테론

사회화 이론은 사춘기에 나타나기 시작하는 공격성의 성차를 어떻게 설명할까? 사춘기가 되면 성별 사회화 과정이 급격하게 증가하는 것일까? 성별 사회화 과정은 우리가 모르는 어떤 이유로 인해 모든 문화권과 성별 이형성이 있는 여러 종에게서 정확하게 동일한 연령대에 발생하는 것일까? 성별 사회화의 급증이 사춘기에 남성의 테스토스테론이 급증하는 것과 똑같은 시기에 발생하는 것은 그저 우연의 일치일까?[497]

테스토스테론 회의론

대중지에는 테스토스테론을 깎아내리는 기사가 많다. 이런 기사는 테스토스테론의 역할이 과대평가되었다거나 생물학적 원인으로는 심리와 행동상의 성차를 설명하지 못한다고 주장한다. 예컨대 2020년에 〈뉴요커〉는 기자인 페기 오렌스타인Peggy Orenstein의 신작 《소년과 성: 접속, 사랑, 포르노, 동의 및 새로운 남성성을 탐색하는 젊은 남성Boys & Sex: Young Men on Hookups, Love, Porn, Consent, and Navigating the New Masculinity》을 주제로 "남성성은 구원받을 수 있는가?"라는 제목의 저자 인터뷰를 가졌다. 인터뷰에서 오렌스타인이 젊은 남성은 "운동 능력, 우월성, 공격성, 부, 성적 쟁취"가 필요하고 그런 것을 중요하게 여긴다고 하자 대담자는 생물학적 원인 때문에 그런 것이냐고 물었다.

아니요. 사람은 기르는 대로 자라거든요. 주변을 둘러보세요. 우리가 어떤 흙으로 빚어졌든, 우리 모습은 어릴 때 가족이나 대중매체로부터 보고 들은 대로 형성돼요. (…) 아이들은 대중매체로부터 남성의 특권과 여성의 성적 대상화와 관련된 메시지를 끊임없이 전달받죠. 우리는 오래전부터 이런 메시지가 여자아이들의 자존감과 인지력을 떨어뜨려 그들을 외모 지상주의로 몰아넣는다는 걸 깨달았어요. 남자아이들 역시 그와 똑같은 분위기 속에서 자라는데 어떤 면에서는 그 정도가 더 심하죠.[498]

테스토스테론이 중요한 역할을 한다고 생각하는 사람들은 비웃음을 사는 입장에 놓일 때가 많다. 〈가디언〉에 실린 《테스토스테론 렉스》의 서평을 살펴보자.[499] 이런 대목이 나온다 "테스토스테론이 남성의 키를 키우고 목소리를 낮추고 털을 자라게 한다면, 테스토스테론이 신체에 미치는 효과와 관련된 지식을 바탕으로 리더십이나 폭력성, 높은 성욕과 같은 다른 남성적 기질 역시 테스토스테론이 이끌어낸다고 생각하기 쉽다."

하지만 서평은 이 책의 저자가 이와 같은 생각이 '허구'임을 보여준다는 내용으로 이어진다. 이 글에 따르면 폭력성과 성욕이 강한 리더는 사회화의 결과로 나타나는 것이지 테스토스테론이 뇌에 작용한 결과로 나타는 것이 아니다. 남성으로 태어나 테스토스테론의 효과가 몸에 나타나는 사람들은 태어난 첫날부터 다른 방식으로 대접받으며 공격성과 가벼운 성관계, 특권 의식을 갖는 방향으로 사회화가 이루어진다는 것이다.

단순히 남성 또는 여성으로 태어났다고 해서 저절로 사회적 의미의 남성 또는 여성으로 거듭나는 것은 아니다. (…) 하지만 우리가 남성 또는 여성으로 인식되는 순간부터 사람들은 장난감이나 책, 역할 모델을 비롯해 은근슬쩍 영향을 주는 수많은 방법으로 우리를 남성 또는 여성으로 만들어가기 시작한다.

이 글을 쓴 기자는 남성 또는 여성의 몸으로 태어나면 저절로 사회적 의미의 남성 또는 여성으로 거듭난다는 생각이 옳지 않다고 봤다. 맞다! 어느 사회든 남성이라고 해서 모두가 남성성이라는 틀에 들어맞는 것은 아니며, 이는 여성도 마찬가지다. 도대체 누가 그런 식으로 생각할까? 진지한 과학자 중에서 유전자나 호르몬, 생식기만으로 복잡한 행동에서 나타나는 성차를 설명할 수 있다고 주장하는 사람은 아무도 없다. 앞서 공격성을 다루면서 살펴봤듯이 문화는 의심의 여지없이 중요한 요소이며, 성 관련 문제에도 커다란 영향을 미친다.

테스토스테론이 남성의 기질과 성향에 중대한 영향을 미친다고 말하는 사람들은 왜 사람들로부터 반감을 크게 살 때가 많을까? 그 이유는 크게 세 가지가 걱정되기 때문인 듯하다. 첫째는 테스토스테론을 숙명으로 받아들이게 될 수 있기 때문이다. 둘째는 남성의 행동이 자연스러운 것이며 따라서 올바른 것으로 용인되어야 한다는 인상을 주기 때문이다. 셋째는 테스토스테론을 핑계로 남성에게 면죄부가 주어질 수 있기 때문이다.

테스토스테론 숙명론

〈가디언〉의《테스토스테론 렉스》서평을 보면, 이를 쓴 기자는 만약 테스토스테론이 성별을 가른다면 남성의 지나친 행동을 통제할 방법이 없겠다고 생각한 듯하다. "호르몬이 남성 또는 여성을 만들고 우리의 모습이 호르몬 분비에 따라 형성되는 것이라면, 남성이 지배하는 사회에 종지부를 찍으려는 노력은 물거품으로 돌아가거나 오히려 역풍을 맞을 수 있다."[500]

여기서 강조하고 싶은 점이 있다. 만약 결론적으로 테스토스테론이 우리의 숙명이라면, 이건 우울감에 빠져들 만한 이유가 될 수는 있겠지만 그렇다고 해서 이 책의 결론을 거부해야 할 이유는 아니다! 내가 대학을 막 졸업했을 때 우리 아버지는 불치병인 췌장암을 진단받으셨고 나는 목 놓아 울고 말았다. 그렇지만 나는 의사들이 틀렸다는 식으로 반응하지 않았다. 때로 우리는 나쁜 소식을 접하기 마련이다.

하지만 테스토스테론이 숙명이라는 소식은 사실 나쁜 소식이 아니며, 우리는 이 상황을 바꿀 수 있다. 건강한 사람의 경우 일부 사례를 제외하면 어떤 유전자나 호르몬이 일방적으로 특정한 행동을 유발하거나 특정한 결과를 낳지는 않는다. 예를 들어 우리 가족 중 몇몇은 우울증에 휩싸였고 나도 그중 하나였다. 나는 우울증에 취약한 유전자를 타고난 듯했지만 내가 느끼는 우울감은 내 행동 방식으로부터 커다란 영향을 받는다. 운동을 하고, 가족을 먼저 생각하고, 일에 매진하자 그런 생활이 내게 큰 도움이 되었다(이건 우울증을 겪는 사람 모두에게 적용할 수 있는 이야기는 아니다). 유전적으로 2형당뇨병이 생길 우려가 있는 사람들도 생활 습관과 환경을 바꾸면 그 병을 겪지 않는 경우가 많다. 따라서 이들은 이런 습관을 이어가도록 신경 써야 한다.

우울증이 내게 미치는 영향, 그리고 우울증과 관련된 기질을 알아가는 것은 우울증 개선에 도움이 됐다. 나는 내가 우울한 기질을 타고났으며, 환경을 바꾸는 것만으로는 타고난 기질을 고칠 수 없다는 것을 안다. 내가 계속해서 조심하면서 관심을 기울이지 않으면 우울증은 다시 돌아올 것이다.

하지만 환경을 바꾸면 우리 몸속의 작용, 다시 말해 유전자의 발현 방식이나 호르몬 수치 및 활성도는 달라질 수 있고, 이를 깨닫는 것은 큰 의미가 있다. 예를 들어 내가 매일 운동을 한다면 내 도파민 수치에는 변화가 생길 것이고, 설탕 섭취를 줄인다면 혈당 수치가 치솟지 않을 것이다. 그리고 내가 남성이고 권투 시합에 나선다면 내 테스토스테론 수치는 치솟을 것이다. 유전자와 환경의 힘이 어떤 식으로 엮여서 상호작용하는지를 배우면 특정 행동이 나타나는 이유를 이해할 때 도움이 될 뿐만 아니라, 우리에게 유익한 심리적·사회적 변화를 더 수월하게 이끌어낼 수 있을 것이다.

테스토스테론과 자연주의적 오류

진화와 유전자, 호르몬을 남성의 바람직하지 못한 행동의 주요 원인으로 꼽는 시선에 거부감을 갖는 이유는 또 있다. 만약 그런 요인이 폭력과 성폭력의 뿌리라면 남성이 보이는 최악의 행동은 자연스러운 것으로 받아들여야 하지 않을까? 또 사회적 지위 추구 성향이 남성에게서 더 많이 나타나는 것이 진화와 테스토스테론에서 비롯된 결과라면, 이 같은 결과는 남성과 여성 사이의 불평등을 정당화하는 게 아닐까?

나는 여러분이 그렇지 않다고 생각하기를 바란다. 하지만 이 질문에 '그렇지 않다'고 생각한 사람도 자신의 논리적 사고에 지나친 자신감을 품어서는 안 된다. 우리가 좋게 보는 기질이나 행동과 관련해서는 '자연이 옳다nature is good'는 식의 생각이 더 설득력 있게 들릴 수 있기 때문이다. 사람은 자신이 인정하는 행동을 마주할 때는 생물학적 관점을 포용하는 경향을 보인다. 이런 특성은 레이디 가가의 인기곡 〈Born This Way〉에도 잘 나타난다. 레이디 가가는 우리가 레즈비언이든, 트랜스젠더든, 게이든, 이성애자든 "신은 실수를 하지 않으며" 우리는 "이렇게 태어났기 때문에" 아름답다고 말한다. 만약 여기에 이렇게 길러졌기 때문이라는 가사가 들어간다면 노래의 느낌이 확 달라질 것이다.

이 노래는 성소수자의 성가로 자리매김했다. 한 게이 남성은 미국 공영 라디오에 출연해 이 노래를 듣고 난 소감을 들려줬다. 그는 평소 사회로부터 배척받는 느낌을 받아오던 터였다. "나는 이렇게 태어났고 타고난 성향은 어쩌지 못한다는 생각이, 갑자기 나 혼자만의 생각이 아닌 게 되었어요. 온 세상이 그 마음을 이해하게 되었구나 하는 기분이 들었죠."[501]

만약 동성애가 '동성애 유전자'에서 비롯된다거나 인간 이외의 여러 동물에게서 발견된다면, 이런 지식은 곧 동성애는 자연의 산물이므로 사람들로부터 인정받아야만 한다는 생각으로 이어질 것이다. 요즘은 트랜스젠더를 바라보는 시선에서도 이와 비슷한 생각을 엿볼 수 있다. 만약

테스토스테론

트랜스젠더 남성이 호르몬이나 유전적 이유로 남성의 몸에 여성의 뇌를 갖추고 있다면, 트랜스젠더는 자연의 산물이므로 동성애와 마찬가지로 사람들로부터 인정받아야 한다는 것이다.

이런 식의 사고방식은 자연주의적 오류naturalistic fallacy라는 지적을 받기도 한다. 스티븐 핑커가 《빈 서판》에서 말했듯이 자연주의적 오류는 "자연에서 일어나는 일은 무엇이든 옳다는 믿음"이다. 여기에 "오류"라는 말이 붙은 데는 그럴 만한 이유가 있다. 말라리아와 같은 자연 질병은 좋을 게 없다. 자연은 경이로 가득하지만 그 속에는 아주 끔찍한 것도 많다. 어떤 사람이 게이로 태어났든 게이가 되기로 선택했든 아니면 양육의 결과로 게이가 되었든, 게이가 된 과정은 게이가 된 것이 좋은지 나쁜지와는 아무런 관련이 없다. 남성의 공격성과 영웅적 행위에 대해서도 같은 이야기를 할 수 있다. 스티븐 핑커는 이 점을 일목요연하게 설명한다.

> 진화의 산물에는 도덕적으로 칭찬할 만한 점이 하나도 없다는 사실을 깨닫는 순간, 우리는 자연적 특성을 인정하는 것이 그것을 용납하는 행위나 다름없다는 두려움 없이 인간의 심리를 있는 그대로 설명할 수 있다. 영화 〈아프리카의 여왕〉에서 캐서린 헵번은 험프리 보가트에게 이렇게 말한다. "올넛 씨, 자연은 이 세상에서 우리가 딛고 올라서야 하는 것이에요."

내분비학자들은 어떤 이유에선지 대체로 자연적 오류에 영향을 받지 않는 듯하다. 아마도 그들은 기질적으로 감상적이지 않고 고지식할 것이다. 셰리 베렌바움Sheri Berenbaum은 펜실베이니아 주립대학교 심리학

10장 | 테스토스테론에 주목해야 할 시간

과 교수로, 발달기 뇌에 작용하는 남성호르몬이 행동에 미치는 영향을
연구해왔다. 그녀는 이렇게 말한다.

> 우리는 생물학적 차이를 거부하려 하기보다는, 뇌와 행동의 성차
> 를 근거로 차별이나 차등 대우를 주장하는 행위가 터무니없는 짓
> 이라는 걸 보여줘야 한다.[502]

나는 그녀의 말에 전적으로 동의한다.

테스토스테론과 면죄부

성차를 생물학적으로 설명하는 것에 거부감을 갖는 이유가 마지막으로
하나 더 있다. 사람들은 남성의 거친 행동을 유발하는 원인이 테스토스
테론이라는 믿음이 퍼지면 이것이 남성들에게 면죄부를 주는 결과로 이
어질 수 있다고 걱정한다. 이런 우려에는 근거가 있다. 사람들은 어떤 행
동의 원인이 환경이 아니라 유전자를 비롯한 개인의 내적 조건에 있다면
조금 더 관대한 태도를 보이기 때문이다.[503] 물론 항상 그런 것은 아니지
만 말이다.

재판정에서는 간혹 스테로이드 과다 복용으로 인한 '로이드 분노'를
방어막으로 삼는 경우가 있다. 1988년, 보디빌더 호레이스 윌리엄스는
히치하이커를 참혹하게 살해한 죄로 기소되었다. 당시 그는 근육을 키우
기 위해 합성 남성호르몬을 다량 투여하던 중이었다. 윌리엄스의 변호인

은 스테로이드 복용으로 인한 정신이상을 주장했다. 하지만 변호인의 주장은 받아들여지지 않았다. 배심원은 윌리엄스가 그와 반대되는 선택을 할 수 있었다고 판단했다. 윌리엄스는 1급 살인죄로 40년 형을 선고받았다. 변호인은 재판 결과에 다음과 같이 유감을 표했다. "윌리엄스의 폭력 행위는 스테로이드에 의한 것이 분명합니다. 윌리엄스는 폭력적인 사람이 아닙니다. 스테로이드 때문에 제정신이 아니었던 겁니다."[504]

유전자나 호르몬, 신경전달물질 또는 아침 식사 메뉴가 어떤 행동의 핑곗거리가 될 수 있느냐는 질문은 자유의지 및 책임과 맞물려 있는 상당히 철학적인 문제여서 이 책의 주제를 벗어날 뿐만 아니라 내 전문 영역도 아니다. 그렇지만 이런 주장은 테스토스테론과 전혀 관련이 없기 때문에 나는 이런 주장을 마음 편히 무시할 수 있다. 데몬 페어리스가 취객과 싸운 이유가 그저 누군가가 자신의 지위에 도전한다는 생각에 혈액 속 테스토스테론 수치가 높아졌기 때문이라고 생각해보자. 그게 페어리스에게 핑곗거리가 될 수 있을까? 음, 아무래도 거기에는 뭔가 생화학적인 설명이 덧붙여져야 할 것 같다. 만약 페어리스가 주먹을 날렸다면 그건 마법이 아니라 그의 뇌 속에서 어떤 충동을 일으키거나 결정을 내리는 활동이 일어난 것이다. 그러니 이번에는 행동의 원인을 테스토스테론이 아니라 뇌와 관련된 X라는 요인이라고 생각해보자. 그렇다면 페어리스와 취객 사이의 싸움은 X 때문에 일어난 것이 된다. 하지만 그렇다고 해서 그게 페어리스에게 핑곗거리가 될 수 있을까?

테스토스테론이 남성의 도를 넘는 행동에 핑곗거리가 되어준다는 걱정은 사실 테스토스테론과는 아무런 관련이 없다. 흔히들 특정 행동을 유발하는 생화학적 원인이 당사자에게 핑곗거리가 되지 않을까 하고 걱정을 한다.[505] 하지만 그걸 문제 삼는다면 그 문제에서 자유로울 사람은 아무도 없다.

대학원 토론 수업에서 얻은 교훈

내가 대학원 토론 수업에서 겪었던 일로 되돌아가보자. 나는 랜디 손힐의 논문을 읽고 속이 뒤집어지는 것 같았다. 손힐은 밑들이벌레의 강간을 출발점으로 삼아 인간이 강간을 하도록 진화했다는 가설을 제기했다. 내 의견을 얘기할 차례가 되었을 때 나는 이 논문의 저자가 멍청이인 것 같다고 말했다.

그때를 돌이켜보거나 학생들에게 그 이야기를 전할 때마다 내 마음속에는 갖가지 감정이 밀려온다. 불 보듯 뻔하게 보여야 할 것이 그때는 안 보이고 나중에 가서야 보일 때가 있는데, 지금 생각해보면 그때 나는 다소 난감한 상황에 놓여 있었다. 여성에게 강간은 쉽지 않은 주제다. 대다수 여성은 강간을 두려워하며 실제로 강간을 당하는 여성이 많다. 나역시 그랬다.

대학원 토론 수업을 듣던 당시 나는 35세였고, 오래전에 성폭행 트라우마를 겪은 경험이 있었다. 나는 남성과 테스토스테론을 주제로 글을 쓰면서야 깨달았다. 내가 테스토스테론의 작용 원리를 그토록 간절하게 배우고 싶었던 이유는 남성들과의 난처한 경험 때문이었다. 그렇다고 해서 그런 경험이 모두 나빴던 건 아니다. 더러 내게 상처를 준 남성도 있었지만 나를 지지하고 격려해준 남성이 그보다 훨씬 많았다.

나는 인간의 강간 행위를 진화로 설명하는 가설을 왜 거부했을까? 그 가설은 마치 강간을 자연스러운 행위이자 용납할 수 있는 행위로 둔갑시키는 듯했고, 나는 그 점이 못마땅했다. 하지만 진화생물학을 비롯한 기본 지식을 쌓고 나서는 내가 내린 결론이 틀렸다는 것을 깨달았다. 그렇다고 해서 손힐이 제시한 가설이 옳다는 뜻은 아니다. 그저 내게 감정을 배제하고 관련 근거를 평가할 수 있는 능력이 생겼다는 뜻이다. 근거를 평가하는 능력은 내게 커다란 힘이 되어주었다.

토론 수업 동안 나는 화가 치밀었다기보다는 눈물이 핑 돌면서 뭔가 적절한 말을 찾고자 애를 쓰고 있었다. 만약 토론에서 다룰 주제를 미리 알았더라면 그런 상황은 벌어지지 않았을지도 모른다. 그랬다면 미리 마음을 다잡거나 아예 수업에 참석하지 않았을 수도 있다. 한편 담당 교수는 고통스러워하는 내 모습을 보고 티슈를 건네며 토론 주제를 슬쩍 다른 방향으로 이끌 수 있었다. 하지만 그는 그런 모습을 보이지 않았다. 어쩌면 영국인다운 기질 때문인지도 모르겠지만, 어쨌거나 그는 내가 마음을 가라앉히고 계속 토론에 참여해야만 한다고 생각하는 듯했다. 나는 그때 감정에 휘둘리지 않은 채로 논문의 주장과 근거를 평가해야 했다. 내 말을 오해하지 말기를 바란다. 나는 지금도 화가 난다. 하지만 내가 화를 내야 할 상대는 좋은 의도로 연구를 진행한 논문 저자가 아니라 다른 사람이었다.

지금 와서 그 순간을 되돌아보면 우선 감사하다는 생각부터 든다. 가면증후군(자신의 성공을 노력이 아닌 운으로 여기는 심리 상태—옮긴이주)을 겪는 여러 학생과 마찬가지로 나는 내가 하버드 대학교나 그 토론 수업의 일원이라는 사실을 마음속 깊이 받아들이지 못했다. 하지만 그 자리

10장 | 테스토스테론에 주목해야 할 시간

에는 내가 존경하는 교수님이 계셨고, 그분은 인내심을 갖고 내가 과학
자답게 행동하기를 기대하셨다. 덕분에 나는 하버드 대학교에서 얻은 가
장 값진 교훈 중 하나를 더할 나위 없이 효과적으로 얻을 수 있었다.

모든 남자를 미워해야 할까?

그렇다면 남성이 전 세계의 권력을 쥐고 있을 뿐 아니라 폭력과 성폭행
다수를 저지르는 현실 앞에서 우리는 어떻게 대응해야 할까? 2018년, 노
스이스턴 대학교 사회학과 교수인 수재나 다누타 월터스Suzanna Danuta
Walters는 〈워싱턴 포스트〉에 기고한 글을 통해 한 가지 방법을 제안한다.

> 전 세계 대다수 지역의 여성은 성폭력을 경험하며, 성폭력을 당할
> 우려는 여성의 크고 작은 선택에 영향을 미친다. 게다가 남성의 폭
> 력은 사랑하는 사람을 공격하거나 성폭행하는 수준에 그치지 않
> 고 테러나 총기 난사 사건의 형태로 나타나기도 한다. 여성이 고임
> 금 직종과 정계, 재계, 교육계 등에서 지도자가 되는 사례는 많지
> 않다.

> 이 글의 제목은 "우리는 왜 남자를 미워할 수 없는가?"[506]다. 이 질문
에 대한 글쓴이의 생각은 '미워할 수 있다'는 것이다. 사실 남자를 미워하
는 것은 그들이 저지르는 온갖 만행에 대한 정당한 반응이다. 월터스는
톡 쏘아붙인다. "우리에게는 남자를 미워할 자격이 있다. 남자들은 우리

테스토스테론

를 부당하게 대해왔다."

나는 〈워싱턴 포스트〉가 인류의 절반을 비방하는 글을 실었다는 사실이 안타깝기는 하지만, 우리 나라 사람들에게 그런 생각을 자유로이 표현할 수 있는 권리가 있다는 점은 기쁘다. 당연히 월터스의 글은 온갖 논란과 비난을 불러일으켰고, 월터스는 남성들로부터 섬뜩한 협박을 받았다. 하지만 그녀에게는 든든한 지원군이 있었다.

요즘은 젊은 여성에게 꿈을 크게 가지고 맹렬하고 굳세고 지혜롭고 강인한 사람이 되라고 권하는 책도 많고, 그런 기질을 갖춘 여성의 업적을 기리는 책도 많다. 젊은 여성에게 꿈을 크게 품으라고 권하는 것은 좋은 일이다. 반면 남성은 유해한 성향을 타고난다며 존재 자체로 비난의 대상이 되고 있다. 남성에게 그런 성향이 있다는 것은 사실이다. 물론 학자로서 정확하게 표현하자면 '평균적으로'라는 말을 덧붙여야 하겠지만 말이다. 그러나 남성에게는 남성만이 타고나는 장점이 있다는 사실 또한 잊어서는 안 된다. 때로 남성은 누가 봐도 뻔한 사실을 자기만 아는 것처럼 거들먹거리기도 하지만, 자기 목숨을 내놓고 타인을 구하는가 하면 위험한 직종을 도맡다시피 한다. 우간다 정글에서 8개월 동안 내 길동무가 되어주던 남성들은 나를 지켜주고 이끌어줬다. 그들이 없었다면 나는 이 책을 쓰지 못했을 것이다.

그렇다면 우리는 성폭행과 기타 문제 행동을 일삼는 남성의 성향에 어떻게 대응해나가야 할까? 이건 남성들 스스로에게도 중요한 문제다. 남성이 저지르는 폭력의 주요 피해자는 바로 남성이기 때문이다. 여성만 피해를 보는 것이 아니다. 한 가지 방법은 문제 파악에 도움을 주는 과학을 깎아내리지 않는 것이다. 남성이나 혈류 속 테스토스테론을 미워하는 것은 좋은 방법이 아니다. 우리는 몇몇 효과적인 수단을 이미 알고 있다. 내가 살아오는 동안, 그리고 지난 몇 년 동안 우리 사회는 엄청난 진전을 이뤄냈다. 과학자는 성차의 생물학적 원인을 파헤친 방대한 연구 성과를 기자와 대중에게 널리 알릴 수 있고, 또 그렇게 해야만 한다. 이와 관련된 연구는 대단히 흥미로울 뿐만 아니라 우리 삶을 바꿔놓을 수 있다. 나는 재능과 배려심을 겸비한 스승으로부터 과학을 배웠고, 그러면서 나 자신을 이해할 때뿐 아니라 인간 행동의 경이롭고 걱정스러운 한 측면을 이해하는 수단으로써 과학을 애용하게 되었다.

물론 과학 이외에도 우리 자신을 이해할 수 있는 방법은 또 있다. 책, 음악, 미술, 시, 여행, 사람, 그리고 우리에게 새로운 관점을 열어주는 사상 등은 모두 인간이라는 존재에 대한 가르침을 준다. 하지만 과학은 무엇보다 우리가 날마다 접하는 엄청난 양의 정보를 현명하게 처리하는 도구가 되어준다. 훌륭한 사상이 올바르지 못한 과학과 뒤섞일 때라든가 선동 행위나 음모론이 훌륭한 자료보다 영향력을 더 많이 발휘할 때는 뭔가 심각한 사태가 벌어졌다.

다시 정글 속으로

1장에서 만났던 이모소를 다시 떠올려보자. 이모소는 암컷 침팬지 아우탐바에게 폭력을 휘두르는 우두머리 수컷이었다. 이모소는 권력자였고 테스토스테론 수치가 평균보다 높았다. 이모소는 자신에게 우호적인 세력을 형성하는 것과 더불어 상대가 복종하지 않으면 곧장 본때를 보여줌으로써 우두머리 수컷 지위를 획득했다. 특히 이모소는 다 자란 암컷에게 모질게 굴었다. 이모소의 입장에서 볼 때 이것은 진화적으로 크게 유리한 전략이다.

아우탐바와 이모소가 실어 나르는 유전자는 인간 유전자와 별반 다르지 않고, 침팬지의 행동에는 여러모로 인간 행동과 비슷한 구석이 많다. 이모소가 아우탐바에게 휘두른 폭력이 놀라운 이유 중 하나는 그것이 인간 행동과 무척 흡사하다는 사실이다. 침팬지는 물고기나 곤충과 달리 인간과 동떨어진 존재가 아니다.

그날 이후로 나는 인간이 어떤 면에서 침팬지와 구별되게 다른지에 대해 많은 것을 배우고 생각해왔다. 내가 얻은 결론은 크게 두 가지다.

첫째, 인간에게서 나타나는 성차는 침팬지를 비롯한 여러 종과 비교했을 때 적은 편이다. 가장 큰 이유를 꼽자면 어린아이는 부모가 모두 있을 때 잘 자라고, 남성 간 경쟁은 침팬지나 붉은사슴, 도마뱀 같은 종의 수컷 간 경쟁에 비해 격렬하지 않다는 것이다. 둘째, 우리 인간은 진화를 거치며 뇌가 크게 발달한 덕분에 자신이 내린 결정을 곱씹을 수 있는 능력을 얻었다. 더불어 매우 정교한 사회를 발달시켰다.[507] 사회는 지식을 생성하고 보관하는 역할을 담당했으며, 지식은 후세에 전달되면서 더욱 확장되었다. 침팬지와 달리 인간은 자신의 진화적 기원과 진화에서 비롯된 신체의 생화학적 작용에 대해서 배울 수 있다. 이렇게 배운 지식은 침팬지는 누릴 수 없는, 우리 스스로에 대한 통제력을 부여한다.

남성을 다시 생각하다
....

남녀가 동등한 뇌를 타고나야만 동등한 권리를 누릴 수 있다는 고리타분한 생각은 이제 그만 접어두자. 남성과 여성, 남자아이와 여자아이는 서로 다르다. 그리고 그 차이는 태아기부터 남성호르몬에 노출되는 정도가 다른 것에 커다란 영향을 받는다. 물론 개인차는 존재한다. 내 아들 그리핀은 트럭 장난감에는 전혀 관심이 없었고, 나는 옆집 친구의 바비 인형을 망가뜨리기 일쑤였다. 하지만 그럼에도 일관된 패턴은 존재한다.

그리핀이 어렸을 때 나는 내 아이가 트럭 같은 남자 장난감에 관심을 갖지 않는 이유가 궁금했다. 그리핀은 남자아이의 장난감을 갖고 놀수도 있었고 여자아이의 장난감을 갖고 놀 수도 있었다. 나와 내 남편에게는 어느 쪽이든 상관이 없었다. 실제로 그리핀은 이곳 케임브리지에 있는 학교를 다니던 초기에 여자아이처럼 놀아도 된다고 권장받았다. 하지만 그리핀은 친구들과 엎치락뒤치락하면서 놀거나 악당과 영웅을 주제로 만화를 그리고 싶어 했다. 나는 놀이 성향에 대한 연구 자료를 통해 아이들의 일반적인 성향과 선택에 반응하는 법을 배웠다. 우리 부부는 가능한 한 열린 마음으로 아이의 선택을 지지해주고자 했다. 우리가 아무리 원한다 해도 아이는 우리가 원하는 대로 자라지 않을 것이기 때문이었다.

그리고 이제 사춘기가 다가오고 있다. 나는 아이의 몸과 마음에 찾아올 강렬하고 매력적인 변화를 두고 아이와 이야기를 나누게 되기를 고대하고 있다. 나는 내가 알고 있는 테스토스테론 관련 지식을 바탕으로, 사춘기에 느낄 감정이 그리핀의 여성스러운 면과 동떨어진 것일 수 있

테스토스테론

겠지만 그건 아무 문제가 되지 않는다는 걸 알려줄 생각이다. 남성 특유의 감정은 해롭지 않으며 그런 감정을 품는다고 해서 그리핀이 불량해지는 것도 아니다. 중요한 것은 행동이며, 그리핀은 행동을 자제할 줄 안다. 우리는 그리핀이 남을 존중하고 배려하는 선택을 내리도록 이끌 것이다. 그리핀은 내게 남자아이로 거듭나는 과정을 알려주었으며, 앞으로는 성인 남성으로 거듭나는 과정도 알려줄 것이다. 바라는 게 있다면, 그리핀이 남자든 여자든 고정관념에 얽매이지 않고 직업과 생활 방식을 자유로이 고르는 세상에서 살아가면 좋겠다. 그리핀은 무용수나 엔지니어, 간호사, 초등학교 교사, 전업주부가 될 수 있다. 또 발톱에 매니큐어를 칠할 수도 있고 종합격투기를 연마할 수도 있다.

앞서 설명했듯 그리핀은 자신의 몸에서 생성되는 테스토스테론 때문에 여성과는 여러모로 달라질 것이다. 남성이 된다는 것은 아름다운 일이다. 하지만 내 아들은 모든 남성과 마찬가지로 자신의 테스토스테론을 책임감 있게 누려야 한다.

감사의 글

집필 과정에 도움을 주신 모든 분께 감사드리기에는 지면이 너무 짧네요! 이 책의 구상 단계에서부터 많은 분이 도움을 주셔서 제게는 감사의 글을 쓰는 것이 쉽지만은 않은 일이었습니다. 혹시 지면이나 제 기억력이 모자라서 미처 언급하지 못한 분이 있다면 양해 부탁드립니다.

리처드 랭엄 교수는 관련 경험이 없는 제가 우간다에서 야생 침팬지 연구를 할 수 있게끔 어려운 결정을 내려주셨습니다. 그때 겪은 경험이 이 책의 밑거름이 되었습니다. 리처드 교수를 친구이자 멘토로 삼는 것은 좋은 일인 만큼 어려움도 뒤따랐습니다. 제 지식과 글솜씨와 말솜씨가 모두 부족하게 느껴졌기 때문입니다. 사람들은 그럴 때 그의 말을 알아들은 척 고개를 끄덕이거나, 그를 슬슬 피하거나, 자기 기량을 향상시키는 길을 택하게 될 것입니다. 저 역시 그런 행동들을 했고, 그 과정에서 더 나은 과학자가 될 수 있었습니다. 리처드 랭엄 교수께 감사한 마음은 이루 다 말할 수 없습니다. 그가 이 책 출간 과정에서 가장 큰 도움을 준 분 중 하나라면, 댄 리버먼Dan Liberman은 가까이에서 저를 가장 많이 응원해준 사람 중 하나입니다. 댄은 제가 꼭 책을 써야 하고 또 그렇게 할 수 있다고 믿어줬습니다. 출간 제안서가 연거푸 퇴짜를 맞아 제 스스로 글쓰기 재능이 없다고 낙담했을 때도 댄은 저를 포기하지 않았습니다. 댄, 한없이 잔소리를 해주고 격려해줘서 고마워요.

출판 에이전트 맥스 브록먼Max Brockman은 뛰어난 안목으로 제 출간 제안서에 두 번 퇴짜를 놔줬습니다. 그 전까지 제가 써본 긴 글은 논문뿐이었기에 출간 제안서 통과, 집필, 사진 선택, 편집 등의 출간 과정을 전혀 몰랐습니다. 항상 즐겁게 대해주고, 이 책이 세상에 나올 수 있도록 법과 회계 관련 일까지 훌륭하게 처리해준 맥스와 출판 에이전시의 모든 임직원에게 감사 인사 전합니다.

출판사 홀트의 편집자 매디 존스Maddie Jones는 코로나 사태로 여건이 좋지 않은 상황에서도 책이 명확하고 짜임새 있게 쓰여지도록 인내심을 갖고 길잡이가 되어주었습니다. 더불어 제 책이 출간되는 과정을 처음부터 끝까지 지켜봐준 질리언 블레이크Gillian Blake와 세레나 존스Serena Jones, 그리고 출간 초기 단계에서 편집 작업을 능숙하게 진행해준 토비 레스터Toby Lester에게도 고맙다는 말 전합니다. 참고 자료와 주석 작업을 도와준 앤 맥과이어Anne Mcguire에게 감사합니다. 그리고 꼼꼼하게 책을 읽어준 두 독자에게도 감사 인사 전합니다.

안티오크 대학교의 댄 프리드먼Dan Friedman 교수는 제 지도교수이자 멘토로서 제게 생각하는 법과 글쓰기, 연구 생활의 즐거움을 알려주셨습니다. 프리드먼 교수님, 제게 그러셨듯이 저도 제 학생들에게 너그러운 사람이 되려고 노력하고 있습니다. 조세핀 윌슨 교수님, 덕분에 인간 행동을 유발하는 생물학적 특성에 관심을 갖게 되었습니다. 제 삶을 바꾼 그 강의 시간은 평생토록 잊지 못할 겁니다.

우간다 현지 보조원으로서 자료 수집과 통행로 청소를 도와주시고

테스토스테론

또 저를 가르치고 보호해준 존 바르워게자, 크리스토퍼 카통골레Christopher Katongole, 프랜시스 무구루시Francis Mugurusi, 도너 무항이Donor Muhangyi, 크리스토퍼 무룰리Christopher Muruuli, 피터 투헤어웨Peter Tuhairwe에게 감사드립니다.

피터 엘리슨 교수는 저를 호르몬의 세계로 이끌었고, 내분비계 및 그것과 인간 행동의 관계에 대한 지식 대부분을 가르쳐주셨습니다(랜디 넬슨Randy Nelson의 훌륭한 교재《행동내분비학 입문An Introduction to Behavioral Endocrinology》과 함께). 그런 지식을 배우고 가르치는 일은 제 삶에서 가장 큰 즐거움 중 하나였습니다. 교수님은 항상 제가 연구자이자 선생으로서 더 높은 단계에 이르고, 저와 다른 생각을 존중하게끔 귀감이 되어주셨습니다. 스티브 코슬린Steve Kosslyn 교수는 저를 연구실로 데려가 즐겁게 두뇌 회전을 시켜주셨고, 테스토스테론 측정 일을 맡기셨습니다. 연구와 논문 작업을 제 생각보다 훨씬 즐겁게 진행할 수 있는 환경을 만들어주셨습니다. 조언과 격려를 아끼지 않으신 피터 엘리슨 교수님과 스티브 코슬린 교수님께 감사드립니다.

브라이언 헤어Brian Hare와 크리스 차브리스Chris Chabris에게도 인사 전합니다. 비좁은 공간에서 무수히 많은 시간을 같이 보낼 사람을 제가 직접 골랐다면, 저는 아마도 이 두 사람을 고르지 못했을 것입니다. 비좁은 대학원 연구실에서 함께 지낼 동료가 지정된 건 제게 아주 다행스러운 일이었습니다. 두 사람과 더불어 농담이나 시시콜콜한 이야기를 주고받기도 하고, 머리를 맞대 연구를 진행하고 생산적인 토론과 활기찬 대화를 나누며 인생에서 가장 행복한 추억을 만들었습니다. 두 사람은 집필 과정에서도 도움을 줬습니다. 우정과 격려, 그리고 연구실에서 나눈 즐

감사의 글

거운 추억에 대해 감사 인사 전합니다. 테런스 버넘Terrance Burnham, 바버라 스미스Barbara Smith, 주디스 플린Judith Flynn, 매슈 매킨타이어Matthew Mcintyre에게 전합니다. 그 시절에 핸드폰이 없어서 좋았어요. 아무런 증거가 남지 않았잖아요. 제니퍼 셰퍼드Jennifer Shephard, 윌리엄 톰슨William Thompson, 샘 몰턴Sam Moulton, 그리고 코슬린 연구실에 있던 모든 분께 감사드립니다. 수전 립슨Susan Lipson에게도 인사 전합니다. 연구실에서 단독으로 연구하는 재능은 누구에게나 주어지는 게 아닙니다(저도 그렇고요). 수전은 성인군자 같은 인내심을 발휘했고, 수전이 없었다면 제 논문에 쓸 테스토스테론 연구 자료도 구하지 못했을 것입니다. 그리고 자린 마찬다Zarin Machanda가 멀리 떠나지 않아서 다행이었습니다. 마찬다, 당신은 제 일상과 연구 생활에 큰 도움을 줬습니다. 새로운 지식과 이야깃거리가 어찌나 넘쳐흐르던지! 당신이 없었으면 연구실 생활을 제대로 해내지 못했을지도 몰라요. 모든 걸 술술 돌아가게 해준 제임스 풀너James Poolner, 맬러리 맥코이Mallory McCoy, 특히 멕 린치Meg Lynch에게서 감사 인사 전합니다. 보고 싶을 거예요.

이 책은 학과장 조 헨리히Joe Henrich 교수와 생명과학부 학장 로건 맥카티Logan McCarty 교수의 도움이 없었다면 출간되지 못했을 겁니다. 저를 격려해주고 글쓰기에만 집중할 수 있게 배려해주셔서 감사합니다.

펠릭스 번Felix Byrne에게 이 책에 실릴 그림을 부탁(더 정확하게는 요구)했을 때, 그나 저나 우리가 무슨 일로 계약을 맺는 건지 잘 알지 못했습니다. 펠릭스는 영국 바스 외곽의 자그마한 마을에 살고 있기에 다양한 그래프나 분비샘 및 통로 등 각 기관의 정확한 모습에 대해 자세한 이야기를 주고받기란 쉽지 않았습니다. 그가 끈기와 재능으로 빚어낸 독창적인

　　　　　　　　　　　　　　　　　　　　테스토스테론

그림들은 이 책에 생기를 더해주었습니다.

　　강변에서 맥주를 마시며 팀 클러턴브록의 케임브리지 동료들과 그 일대를 둘러보는 시간은 황홀했습니다. 팀, 그 소중한 기억을 만들어줘서 고맙고 책에 도움을 줘서 감사해요. 그리고 무엇보다 조세핀 펨버턴 Josephine Pemberton과 연결해준 것도요. 펨버턴 덕분에 럼에 다녀올 수 있었어요. 모리스 부부에게도 감사 인사 전합니다. 두 분은 럼에서 묵게 해주시고 위즈덤 일레븐과 수사슴, 암사슴, 두 분의 자녀를 제게 소개해주셨습니다. 사슴의 짝짓기와 폭력성도 그랬지만 멋진 숙소, 그리고 두 분의 넉넉한 마음씨와 전문 지식 역시 기대 이상이었습니다. 피오나 기네스 Fiona Guinness에게도 감사하다는 말 전합니다. 맛있는 과일 디저트를 만들어주셨고, 사슴에 대한 그 누구보다 해박한 지식을 전해주셨습니다.

　　1장에 등장하는 제니는 제가 겪어본 사람 중 가장 용감했으며, 성 발달 차에 대해 그 어떤 책이나 논문보다 많은 걸 알려줬습니다. 제니, 도와줘서 고마워요. 9장에 등장하는 앨런, 칼리스티, 사샤, 그리고 스텔라는 모두 자신의 삶을 저와 우리 독자에게 활짝 열어 보여주었습니다. 이분들이 아니었다면 성전환이나 제3의 성과 관련된 이야기를 써 내려가기 어려웠을 겁니다. "성전환과 테스토스테론" 장에 생기를 불어넣어주고, 이 책에 참여해주셔서 진심으로 감사드립니다. 여러분과 함께 작업할 수 있어서 기뻤습니다. 데몬 페어리스에게도 인사 전합니다. 7장은 당신의 개인적인 경험담 덕분에 강렬하게 시작합니다. 당신의 말과 경험담을 사용하도록 허락해주셔서 감사합니다.

　　몇몇 분이 이 책에 대한 논평을 써주셨습니다. 스티븐 핑커 교수에게 이 책의 한 장에 대한 간단한 논평을 부탁하자, 며칠 뒤 책 전반의 내용과

감사의 글

문체에 대해 상세하고도 포괄적인 글을 몇 페이지에 걸쳐 보내주셨습니다. 그 글을 오타를 바로잡아주셨고, 적절한 형용사를 쓸데없이 수정하지 말라고 조언해주셨습니다. 핑커 교수님, 너르고 친절한 마음과 늘 과학적 근거가 이끄는 길을 따라가며 모범을 보여주셔서 감사드립니다. 기계공학자인 나의 오빠 마이크 후븐Mike Hooven은 이 책을 읽고 배관이 그저 집에 덧붙이는 '부속물'이 아니라는 점을 일깨워줬습니다. 리처드 랭엄은 이 책의 몇몇 장을 읽고 상세하게 의견을 들려줬습니다. 제 멋진 제자 클로에 에커트Chloe Ekhert와 안나 마주르Anna Mazur는 연구를 맡아줬을 뿐만 아니라 민감하고 의견이 엇갈릴 만한 내용 앞에서 고맙게도 반대 의견을 제시해주곤 했습니다. 더불어 귀중한 논평을 전해준 (알파벳 순) 제이 마이클 베일리J. Michael Bailey, 조이스 벤슨Joyce Benson, 앤드루 베리Andrew Berry, 데이비드 헤이그David Haig, 데이비드 핸델스먼David Handelsman, 프레드 후븐Fred Hooven, 마틴 멀러Martin Muller, 조세핀 펨버턴, 조나 밴스Jonna Vance에게 마음의 빚을 졌습니다.

　여러 가지 형태로 도움을 준 (알파벳 순) 브리짓 알렉스Bridet Alex, 코렌 아피셀라Coren Apicella, 사이먼 배런 코헨Simon Baron-Cohen, 쉴러 베일러Schuyler Bailar, 리처드 브리비스카스Richard Bribiescas, 칼리 버트Callie Burt, 재키 번Jackie Byrne, 래리 케이힐Larry Cahill, 테리 카펠리니Terry Capellini, 리처드 클라크Richard Clark, 도리언 콜맨Dorian Coleman, 크리스틴 데르콜레Christine D'Ercole, 어브 드보레Irv Devore, 피터 엘드리지Peter Eldredge, 멜리사 에머리 톰슨Melissa Emery Thompson, 프랜시스 푹스Frances Fuchs, 스티브 갱에스타드Steve Gangestad, 댄 길버트Dan Gilbert, 루크 글로와키Luke Glowacki, 애비 하스후븐Abby Haas-Hooven, 몰리 하스 후븐Molly Haas Hooven, 네드 홀Ned Hall, 조애너 하퍼Joanna

테스토스테론

Harper, 리처드 홀턴Richard Holton, 맥스웰 후븐 Maxwell Hooven, 애슐리 주드 Ashley Judd, 소니아 칼렌버그Sonya Kahlenberg, 캐런 크레이머Karen Kramer, 래 랭턴Rae Langton, 엘리너 리버먼Eleanor Lieberman, 앤드루 라이트 Andrew Light, 앨리 러브 Ally Love, 앤드루 매카피Andrew McAfee, 바버라 내터슨-호로비츠Barbara Natterson-Horowitz, 데이비드 페이지David Page, 데이비드 필빔David Pilbeam, 안토니아 프레스콧Antonia Prescott, 세라 리처드슨Sarah Richardson, 코디 릭스비Cody Rigsby, 다이앤 로젠펠드Diane Rosenfeld, 제인 로젠츠바이크Jane Rosenzweig, 엘리자베스 로스Elizabeth Ross, 메리엘렌 루볼로Maryellen Ruvolo, 마크 사이아 Mark Saia, 빌 세가라Bill Segarra, 헤더 섀턱헤이돈Heather Shattuck-Heidorn, 젠 셔먼Jenn Sherman, 마틴 서벡Martin Surbeck, 이브 발레라Eve Valera, 이언 월리스Ian Wallace, 데이비드 와츠David Watts, 크리스틴 웨브Christine Webb, 마이클 윌슨 Michael Wilson, 빅토리아 워버Victoria Wobber, 에밀리 요페Emily Yoffe에게 감사드립니다.

책 한 권을 쓰기까지 정말 많은 분의 도움을 받았습니다. 하이디 하스Heidi Hass는 가장 어려운 시기에 제게 와주셨습니다. 수전Susan, 더크Dirk, 토머스Thomas, 그리고 그레타 케크너Greta Koechner에게 특별히 고마운 마음을 전합니다. 우리에게는 독일에 새로운 근거지가 생겼습니다! 안드레아 아베글렌Andrea Abegglen과 바브Barb는 제가 집필에 매진할 수 있도록 따스하고 아름답고 안락한 장소를 마련해줬습니다. 웬디 해링턴Wendy Harrington, 맷Matt과 에디 매너드Edie Menard, 여러분은 제게 가족이나 다름없습니다. 케이티 퍼킨슨Katie Perkinson, 휴고Hugo와 맥스웰 트라페Maxwell Trappe, 앰버Amber와 말런Marlon과 콘래드 쿠즈믹Conrad Kuzmick, 제인 로젠츠바이크 Jane Rosenzweig, 데이비드David와 샘 바버Sam Barbe, 감사합니다. 캐서린 세인

비트겐슈타인Katherine Sayn-Wittgenstein, 새들과 산책을 다녀올 수 있게 해줘서 고마워요. 션 켈리Sean Kelly, 비밀 사무소를 사용하게 해줘서 감사했어요. 네드 홀Ned Hall, 바버라 포포로홀Barbara Popolow-Hall, 견과류와 칠면조 요리 잘 먹었어요.

내 제자들! 여러분과 더불어 가르치고 연구하고 배우는 생활을 할수 있어서 영광입니다. 많은 친구가 내게 남들과 달라서 생기는 고충을 털어놓기도 하고, 나와 함께 지내며 달라졌거나 달라지고 있는 삶에 대해 얘기해줬습니다. 섹스와 젠더, 호르몬에 대한 내 생각과 의견을 물어오기도 했고요. 여러분과 함께 지내면서 내 삶도 생각도 더 풍성해졌습니다. 나는 참 좋은 직업을 갖고 있네요.

내가 하버드 대학교에서 가르치는 대다수 학생은 성숙하고 책임감 있고 기틀이 잡혀 있는 우등생이며, 어린 시절의 대부분을 그렇게 지내왔습니다. 나는 (좋게 말해서) 어린 시절을 그렇게 보내지 못해서 벌어진 격차를 메우고자 날마다 부단히 노력해야 했습니다. 잭과 마리 코트 씨는 어린 제게 사랑으로, 가족으로 다가와 격려해주셨고, 내가 노력할 수 있는 자리로 가게끔 도와주셨습니다.

제 아버지 존 G. 후븐John G. Hooven에게 감사드립니다. 마사Martha와 스티브 리처드슨Steve Richardson은 아버지가 돌아가시고 나서 그 빈자리를 채워주셨고, 제 아이에게 할아버지, 할머니가 되어주셨습니다. 프랜시스Frances와 나오미 푹스Naomi Fuchs, 마이크Mike와 프레드Fred와 존 후븐John Hooven에게 전해요. 난 참 운이 좋은 여동생이에요. 아운Aun에게도 사랑하는 마음을 전합니다. 그리고 내 아들 그리핀, 참 미안하구나! 책 쓰기 작업이 이제는 정말로 끝이 났단다. 엄마가 놀아주지도 못하고 재밌는 이

테스토스테론

야기도 못 들려줬는데 잘 참아줘서 고마워.

마지막으로 남편 알렉스 번Alex Byrne에게도 고맙다는 말 전합니다. 저는 참 운이 좋게도 저처럼 성에 관심이 많은 사람과 결혼할 수 있었습니다. 남편은 집에서 편집자 역할을 맡아줬고, 활발한 토론을 이끌어줬습니다. 남편은 철학자이자 키가 큰 남성입니다. 나는 그 어느 쪽도 아니죠. 그런데도 우리는 내 글을 향상시키는 단어와 아이디어에서 다섯 번 중 세 번쯤은 서로 의견이 통했습니다. 여보, 다들 그렇게 말하지만 당신이 없었다면 난 정말로 이 책을 끝마치지 못했을 거예요.

색인

색인

테스토스테론

테스토스테론

테스토스테론

테스토스테론

주석

1장

1   R. J. Nelson and L. J. Kriegsfeld, *An Introduction to Behavioral Endocrinology*, 5th ed. (Sunderland, MA: Sinauer Associates, 2017), 73–74, 554, 703.

2   Martin N. Muller and Richard W. Wrangham, "Dominance, Aggression and Testosterone in Wild Chimpanzees: A Test of the 'Challenge Hypothesis,'" *Animal Behaviour* 67, no. 1 (2004): 113–23;116 for methods of urine collection, preservation, and hormone analysis.

3   Eugene Linden, "The Wife Beaters of Kibale," *Time*, August 19, 2002, 56; Eugene Linden, *The Octopus and the Orangutan: More True Tales of Animal Intrigue, Intelligence, and Ingenuity* (New York: E. P. Dutton, 2002), 112.

4   Richard W. Wrangham and Dale Peterson, *Demonic Males: Apes and the Origins of Human Violence* (Boston: Houghton Mifflin Harcourt, 1996).

5   Martin N. Muller, Sonya M. Kahlenberg, Melissa Emery Thompson, and Richard W. Wrangham, "Male Coercion and the Costs of Promiscuous Mating for Female Chimpanzees," *Proceedings of the Royal Society B: Biological Sciences* 274, no. 1612 (2007): 1009–14, and Joseph T. Feldblum, Emily E. Wroblewski, Rebecca S. Rudicell, Beatrice H. Hahn, Thais Paiva, Mine Cetinkaya-Rundel, Anne E. Pusey, and Ian C. Gilby, "Sexually Coercive Male Chimpanzees Sire More Offspring," *Current Biology*

24, no. 23 (2014): 2855–60.

6   Human Rights Watch, "Human Rights Watch World Report 2000—Uganda," December 1, 1999, https://www.refworld.org/docid/3ae6a8c924.html.

7   Neil MacFarquhar, "8 Tourists Slain in Uganda, Including U.S. Couple," *New York Times*, March 3, 1999.

8   Danielle Kurtzleben, "Trump and the Testosterone Takeover of 2016," National Public Radio, October 1, 2016, https://www.npr.org/2016/10/01/494249104/trump-and-the-testosterone-takeover-of-2016.

9   Andrew Sullivan, "#MeToo and the Taboo Topic of Nature," *New York Magazine*, January 19, 2018.

10   Gad Saad, "Is Toxic Masculinity a Valid Concept?," Psychology Today blog, March 8, 2018, https://www.psychologytoday.com/us/blog/homo-consumericus/201803/is-toxic-masculinity-valid-concept.

11   Neal Gabler, "The Testosterone Fueled Presidency," Huffington Post, August 16, 2017, https://www.huffpost.com/entry/the-testosterone-fueled-presidency_b_59949cd3e-4b056a2b0ef029c.

12   Emerald Robinson, "The Collapse of the Never-Trump Conservatives," American Spectator, June 29, 2018.

13   Leon Seltzer, "Male Sexual Misconduct and the Testosterone Curse," Psychology Today blog, November 29, 2017, https://www.psychologytoday.com/us/blog/evolution-the-self/201711/male-sexual-misconduct-and-the-testosterone-curse.

14   Rachel E. Morgan and Barbara A. Oudekerk, "Criminal Victimization, 2018," BCJ 253043, Bureau of Justice Statistics, U.S. Department of Justice, September 2019, https://www.bjs.gov/content/pub/pdf/cv18.pdf; David C. Geary, Male, Female: The Evolution of Human Sex Differences, 3rd ed. (Washington, DC: American Psychological Association, 2021), 433–37; National Highway Traffic Safety Administration, "Comparison of Crash Fatalitiesby Sex and Age Group" (Washington, DC: National Center for Statistics and Analysis, 2008); Monica Hesse, "We Need to Talk About

Why Mass Shooters Are Almost Always Men," Washington Post, August 5, 2019.

15 남성은 거의 대부분의 특성에서 여성보다 편차를 많이 보이지만 초등학생의 읽기 능력에는 편차가 적어 통계적으로 무의미한 영역 중 하나다. Ariane Baye and Christian Monseur, "Gender Differences in Variability and Extreme Scores in an International Context," Large-Scale Assessments in Education 4, no. 1 (2016): 1–16. 지능지수를 비롯한 인지 능력에서 나타나는 성차를 확인하고 싶다면 다음의 자료를 참조하라. Alan Feingold, "Sex Differences in Variability in Intellectual Abilities: A New Look at an Old Controversy," Review of Educational Research 62, no. 1 (1992): 61–84.

16 Rebecca M. Jordan-Young and Katrina Karkazis, Testosterone: An Unauthorized Biography (Cambridge, MA: Harvard University Press, 2019), 54; and Rebecca M. Jordan-Young, "How to Kill the 'Zombie Fact' That Testosterone Drives Human Aggression," paper presented at the Women in the World: Time for a New Paradigm for Peace conference, University of Maryland, September 2019, 22.

17 As the American Psychological Association puts it: American Psychological Association, "Harmful Masculinity and Violence," In the Public Interest Newsletter, September 2018, https://www.apa.org/pi/about/newsletter/2018/09/harmful-masculinity.

18 "Hey Skinny!...Yer Ribs Are Showing!" Digital image, The Official Website of: Charles Atlas. Charles Atlas LTD. Accessed January 15, 2020. 아틀라스 광고가 이상적인 남성상을 반영하고 고취하는 방식을 여러 학자가 분석했다. 그중 하나를 살펴보려면 다음을 참조하라. Jacqueline Reich, " 'The World's Most Perfectly Developed Man': Charles Atlas, Physical Culture, and the Inscription of American Masculinity," Men and Masculinities 12, no. 4 (2010): 444–61.

19 Randy Thornhill, "Rape in Panorpa Scorpionflies and a General Rape Hypothesis," Animal Behaviour 28, no. 1 (1980): 52–59. 남성은 여성보다 몸집이 크다. 손힐의 말에 따르면 "남성이 아버지로서 자원을 제공하지 못하는 상황에 처했을 때 몸집이 클수록 강간에 성공할 확률이 높기 때문이다." (57). 손힐과 팔머의 강간 가설 전문을 보고 싶다면 다음 자료를 참조하라. Randy Thornhill and Craig T. Palmer, A Natural History of Rape: Biological Bases of Sexual Coercion (Cambridge, MA: MIT Press,

2001); Jerry A. Coyne and Andrew Berry, "Rape as an Adaptation," Nature 404, no. 6774 (2000): 121–22.

20 Justin Storbeck and Gerald L. Clore, "Affective Arousal as Information: How Affective Arousal Influences Judgments, Learning, and Memory," Social and Personality Psychology Compass 2, no. 5 (2008): 1824–43.

21 Lawrence Summers, "Full Transcript: President Summers' Remarks at the National Bureau of Economic Research, Jan. 14 2005," Harvard Crimson, February 18, 2005, https://www.thecrimson.com/article/2005/2/18/full-transcript-president-summers-remarks-at/.

22 Alan Finder, "President of Harvard Resigns, Ending Stormy 5-Year Tenure," New York Times, February 22, 2006.

23 Sara Rimer and Patrick D. Healy, "Furor Lingers as Harvard Chief Gives Details of Talk on Women," New York Times, February 18, 2005.

24 James Damore, "Google's Ideological Echo Chamber," July 2017, https://assets.documentcloud.org/documents/3914586/Googles-Ideological-Echo-Chamber.pdf.

25 Lee Jussim, Geoffrey Miller, and Debra W. Soh, "The Google Memo: Four Scientists Respond," Quillette, August 17, 2017, https://quillette.com/2017/08/07/google-memo-four-scientists-respond/; Debra Soh, "No, the Google Manifesto Isn't Sexist or Anti-Diversity. It's Science," Globe and Mail (Toronto), August 8, 2017; Glenn Stanton, "The Science Says the Google Guy Was Right About Sex Differences," Federalist, August 11, 2017, https://thefederalist.com/2017/08/11/science-says-google-guy-right-sex-differences/; Megan Molteni and Adam Rogers, "The Actual Science of James Damore's Google Memo," Wired, August 15, 2017, https://www.wired.com/story/the-pernicious-science-of-james-damores-google-memo/; Brian Feldman, "Here Are Some Scientific Arguments James Damore Has Yet to Respond To," New York Magazine, August 11, 2017.

26 Gina Rippon, "What Neuroscience Can Tell Us About the Google Diversity Memo," The Conversation, August 14, 2017, https://theconversation.com/what-neuroscience-

can-tell-us-about-the-google-diversity-memo-82455. 지나 리폰은 다모어의 글이 "기술 업계에 종사하는 여성이 적은 이유를 생물학적 차이에서 찾는다"라고 주장했지만 다모어는 생물학이 전부라는 식의 발언을 한 적이 없다. 또한 리폰은 적성과 관심사에서 나타나는 성차는 "두 갈래로 깔끔하게 나뉘지 않고 일정한 범위에 걸쳐서 나타난다는 식으로 반론을 내놓았다. 하지만 다모어는 이와 반대되는 이야기를 한 적도 없다.

27 Daisuke Wakabayashi, "Contentious Memo Strikes Nerve Inside Google and Out," New York Times, August 8, 2017.

28 Daisuke Wakabayashi and Nellie Bowles, "Google Memo Author Sues, Claiming Bias Against White Conservative Men," New York Times, January 8, 2018.

29 Angela Saini, Inferior: How Science Got Women Wrong and the New Research That's Rewriting the Story (Boston: Beacon Press, 2017).

30 Charles Darwin, The Descent of Man, and Selection in Relation to Sex, 2 vols. (London: John Murray, 1871), vol. 1, 564.

31 David F. Feldon, James Peugh, Michelle A. Maher, Josipa Roksa, and Colby Tofel-Grehl, "Time-to-Credit Gender Inequities of First-Year PhD Students in the Biological Sciences," CBE—Life Sciences Education 16, no. 1 (2017), article 4. 2017년 기준으로 생물학 박사 학위를 취득한 사람의 52.5퍼센트가 여성이었지만 이중 관련 분야에서 종신 재직권을 얻은 여성은 30~35퍼센트밖에 되지 않았다.

32 Gertrud Pfister, "The Medical Discourse on Female Physical Culture in Germany in the 19th and Early 20th Centuries," Journal of Sport History 17, no. 2 (1990): 191.

33 Adam S. Cohen, "Harvard's Eugenics Era," Harvard Magazine, March–April 2016, https://harvardmagazine.com/2016/03/harvards-eugenics-era.

34 Publisher's description, back cover of Cordelia Fine, Testosterone Rex: Myths of Sex, Science, and Society (London: Icon Books, 2017).

35 Publisher's description, W. W. Norton, Fine, Testosterone Rex, https://www.wwnorton.co.uk/books/9780393082081-testosterone-rex.

36 "Cordelia Fine's Explosive Study of Gender Politics Wins 30th Anniversary Royal

Society Insight Investment Science Book Prize," Royal Society, news, September 19, 2017, https://royalsociety.org/news/2017/09/cordelia-fine-wins-30th-anniversary-royal-society-insight-investment-science-book-prize/.

37   Fine, Testosterone Rex, publisher's description.

38   Gina Rippon, The Gendered Brain: The New Neuroscience That Shatters the Myth of the Female Brain (New York: Random House, 2019), 353.

39   Saini, *Inferior*, 28.

40   Saini, *Inferior*, 10.

41   과학과 이성이 사회의 진보를 이끌어낸 과정을 보고 싶다면 스티븐 핑커의 《지금 다시 계몽-이성, 과학, 휴머니즘, 그리고 진보를 말하다》를 참조하라(New York: Viking, 2018).

2장

42   Virag Sharma, Nikolai Hecker, Juliana G. Roscito, Leo Fourster, Bjoern I. Langer, and Michael Hiller, "A Genomics Approach Reveals Insights into the Importance of Gene Losses for Mammalian Adaptations," Nature Communications 9, no. 1 (2018): 1215-19.

43   Damayanthi Durairajanayagam, Rakesh K. Sharma, Stefan S. du Plessis, and Ashok Agarwal, "Testicular Heat Stress and Sperm Quality," in Male Infertility, ed. Stefan S. du Plessis, Ashok Agarwal, and Edmund S. Sabanegh Jr. (New York: Springer, 2014), 105-25.

44   Sharma et al., "A Genomics Approach Reveals Insights."

45   Aristotle, "History of Animals," in Complete Works of Aristotle, vol. 1, rev. Oxford translation, ed. Jonathan Barnes (Princeton, NJ: Princeton University Press, 1984), 981.

46   Angela Giuffrida, "Sistine Chapel Breaks 500-Year Gender Taboo to Welcome Sopra-

no into the Choir," Guardian, November 18, 2017.

47 Meyer M. Melicow, "Castrati Singers and the Lost 'Cords,' " Bulletin of the New York Academy of Medicine 59, no. 8 (1983): 744.

48 Robert B. Crawford, "Eunuch Power in the Ming Dynasty," T'oung Pao 49, no. 1 (1962): 115–48; Eberhard Nieschlag and Susan Nieschlag, "The History of Testosterone and the Testes: From Antiquity to Modern Times," in Lee B. Smith, Testosterone: From Basic Research to Clinical Applications (New York: Springer, 2017), 1–19.

49 G. Carter Stent, "Chinese Eunuchs," Journal of North-China Branch of the Royal Asiatic Society 10(1877): 143.

50 Yinghua Jia, The Last Eunuch of China: The Life of Sun Yaoting (Beijing: China Intercontinental Press, 2008), 8.

51 Jean D. Wilson and Claus Roehrborn, "Long-Term Consequences of Castration in Men: Lessons from the Skoptzy and the Eunuchs of the Chinese and Ottoman Courts," Journal of Clinical Endocrinology and Metabolism 84, no. 12 (1999): 4324–31. 전통적으로 중국의 환관은 고환과 음경을 함께 제거했지만 문화와 시대에 따라 음경을 고환과 함께 제거하지 않기도 했다. Kathryn M. Ringrose, "Eunuchs in Historical Perspective," History Compass 5, no. 2 (2007): 495–506.

52 Stent, "Chinese Eunuchs," 177.

53 Jia, Last Eunuch of China, 8.

54 Lynn Loriaux, A Biographical History of Endocrinology (Ames, IA: Wiley-Blackwell, 2016).

55 Arnold Adolph Berthold, "The Transplantation of Testes," trans. D. P. Quiring, Bulletin of the History of Medicine 16, no. 4 (1944): 399–401, 401.

56 Berthold, "Transplantation of Testes," 401 (my emphasis).

57 스코틀랜드 외과의 존 헌터John Hunter는 몇몇 강연에서 베르톨트와 비슷한 연구 결과를 보고했지만 이와 관련된 논문을 남긴 적은 없다. Alvaro Morales, "The Long and Tortuous History of the Discovery of Testosterone and Its Clinical Application," Journal of Sexual Medicine 10, no. 4 (2013): 1178–93; Garabed Eknoyan, "Emergence of

the Concept of Endocrine Function and Endocrinology," Advances in Chronic Kidney Disease 11, no. 4 (2004): 371–76.

58   Setti S. Rengachary, Chaim Colen, and Murali Guthikonda, "Charles-Edouard Brown-Sequard: An Eccentric Genius," Neurosurgery 62, no. 4 (2008): 954–64.

59   Merriley Borell, "Organotherapy, British Physiology, and Discovery of the Internal Secretions," Journal of the History of Biology 9, no. 2 (1976): 235–68.

60   C. E. Brown-Sequard, "Note on the Effects Produced on Man by Subcutaneous Injections of a Liquid Obtained from the Testicles of Animals," Lancet 134, no. 3438 (1889): 105–107.

61   Erica R. Freeman, David A. Bloom, and Edward J. McGuire, "A Brief History of Testosterone," Journal of Urology 165, no. 2 (2001): 371–73.

62   Andrea J. Cussons, John P. Walsh, Chotoo I. Bhagat, and Stephen J. Fletcher, "Brown-Sequard Revisited: A Lesson from History on the Placebo Effect of Androgen Treatment," Medical Journal of Australia 177, no. 11 (2002): 678–79.

63   Eberhard Nieschlag and Susan Nieschlag, "The History of Discovery, Synthesis and Development of Testosterone for Clinical Use," European Journal of Endocrinology 180, no. 6 (2019): R201–R212.

64   J. D. Kaunitz and Y. Akiba, "Duodenal Bicarbonate: Mucosal Protection, Luminal Chemosensing and Acid-Base Balance," Alimentary Pharmacology and Therapeutics 24, no. s4 (2006): 169–76.

65   William Maddock Bayliss and Ernest Henry Starling, "The Mechanism of Pancreatic Secretion," Journal of Physiology 28, no. 5 (1902): 322, 325–53.

66   J. H. Henriksen and O. B. Schaffalitzky de Muckadell, "Secretin, Its Discovery, and the Introduction of the Hormone Concept," Scandinavian Journal of Clinical and Laboratory Investigation 60, no. 6 (2000): 463–72; "The Nobel Prize in Physiology or Medicine 1904," The Nobel Prize, https://www.nobelprize.org/prizes/medicine/1904/summary/.

67   John Henderson, "Ernest Starling and 'Hormones': An Historical Commentary," Jour-

테스토스테론

nal of Endocrinology 184, no. 1 (2005): 5-10.

68 스탈링과 베일리스가 처음으로 호르몬의 존재와 작용을 발견한 과정을 살펴보고자 한다면 다음 자료를 참조하라. Henriksen and Schaffalitzky de Muckadell, "Secretin," 463-72.

69 Morales, "The Long and Tortuous History of the Discovery of Testosterone and Its Clinical Application"; and Eberhard Nieschlag and Susan Nieschlag, "Testosterone Deficiency: A Historical Perspective," Asian Journal of Andrology 16, no. 2 (2014): 161-68.

70 Nieschlag and Nieschlag, "Testosterone Deficiency."

71 Lucia Lanciotti, Marta Cofini, Alberto Leonardi, Laura Penta, and Susanna Esposito, "Up-to-Date Review About Minipuberty and Overview on Hypothalamic-Pituitary-Gonadal Axis Activation in Fetal and Neonatal Life," Frontiers in Endocrinology 9 (2018), article 410. 남성의 경우 테스토스테론은 출산 직후인 영아기에도 잠깐 높아져서 생후 3개월 무렵까지 높은 수준을 유지한다. 여아에게서도 비슷한 현상이 나타나기는 하지만 수치가 높아지는 것은 에스트로겐이다. 작은 사춘기라고 부르는 이 시기는 생식기관의 성숙과 신경계의 성별 분화를 위한 중요한 시기로 점점 인정받고 있다. 작은 사춘기의 발달과 관련해서는 아직 알아가야 할 것이 많다.

3장

72 Ieuan A. Hughes, John D. Davies, Trevor I. Bunch et al., "Androgen Insensitivity Syndrome," Lancet 380, no. 9851 (2012): 1419-28. 완전안드로겐무감응증후군이 나타날 확률은 10만 명당 1~5명 정도로 추정된다.

73 포유류의 경우, 생식세포(난자와 정자)와 적혈구 세포를 제외한 모든 세포에 상염색체 22쌍(번호가 매겨진 염색체)과 성염색체 1쌍이 들어있다. 성염색체는 XY 혹은 XX이며 각 염색체는 한쪽 부모로부터 하나씩 물려받는다. 감수분열은 모세포로부터 생식세포가 생성되는 과정이다. 감수분열이 이뤄지는 동안 각 성세포에 들어 있는 아빠

의 염색체와 엄마의 염색체가 교차하면서 DNA 정보를 교환하면 한 쌍의 염색체에 엄마와 아빠의 DNA가 섞여들게 된다. 그러고 나면 한 쌍의 염색체에서 떨어져 나온 단일 염색체가 새로 생성된 난자나 정자 세포에 전달된다. (한 쌍의 염색체가 아닌 단일 염색체는 반수 세포라고 부른다.) 수정을 통해 생식세포들이 결합하면, 각 부모로부터 한 쪽씩 얻은 23쌍의 염색체로 이뤄진 새로운 세포가 형성된다. 이 이배체 세포가 빠르게 분열해 양쪽 부모의 DNA가 들어 있는 다량의 이배체 세포를 만들면 배반포를 거쳐 배아가 생성된다.

74 Steven L. Salzberg, "Open Questions: How Many Genes Do We Have?," BMC Biology 16, no. 1 (2018), article 94. 우리는 아직 인간의 유전체 안에 정확히 몇 개의 유전자가 들어 있는지 알지 못한다. 추정치는 시간이 갈수록 줄고 있으며 최근에는 2만~2만 5,000개로 추정하고 있다. 유전자라는 용어는 다른 뜻으로 쓰이기도 하지만 주로 DNA의 일부 구간으로서 RNA로 전사되었다가 단백질로 번역되거나 RNA로 전사되기는 하지만 단백질로 번역되지는 않는 것을 말한다. 이 비번역 RNA는 유전자의 발현을 조절하는 기능을 수행하는 것으로 밝혀졌으며, 다른 기능도 밝혀지고 있는 중이다.

75 이와 관련해서 Y염색체 연구 권위자 데이비드 페이지David Page MIT 교수의 뛰어난 연구 성과를 다룬 글을 보고 싶다면 다음 자료를 참조하라. Bijal Trivedi, "Profile of David C. Page," Proceedings of the National Academy of Sciences 103, no. 8 (2006): 2471-73.

76 Bruce Alberts, Alexander Johnson, Julian Lewis, Martin Raff, Keith Roberts, and Peter Walter, "Chromosomal DNA and Its Packaging in the Chromatin Fiber," in Molecular Biology of the Cell, 4th ed. (New York: Garland Science, 2002).

77 Melvin L. DePamphilis, Christelle M. de Renty, Zakir Ullah, and Chrissie Y. Lee, " 'The Octet': Eight Protein Kinases That Control Mammalian DNA Replication," Frontiers in Physiology 3 (2012), article 368.

78 Helena Sim, Anthony Argentaro, and Vincent R. Harley, "Boys, Girls and Shuttling of SRY and SOX9," Trends in Endocrinology & Metabolism 19, no. 6 (2008): 213-22.

79 파리, 물고기, 이끼에서부터 인간에 이르기까지 여러 유기체의 성결정 과정에서 나타

테스토스테론

나는 다양하고 복합적인 면을 포괄적으로 다룬 자료를 찾는다면 다음을 참조하라. Doris Bachtrog, Judith E. Mank, Catherine L. Peichel et al., "Sex Determination: Why So Many Ways of Doing It?," PLOS Biology 12, no. 7 (2014): e1001899.

80 Joan Roughgarden, Evolution's Rainbow: Diversity, Gender, and Sexuality in Nature and People (Berkeley: University of California Press, 2013), 23.

81 간혹 남성인데 XY염색체가 없고, 여성인데 XX염색체가 없는 경우가 있다. 드물게 감수분열(성세포 혹은 정자와 난자를 생성하는 과정) 중에 성결정 영역 유전자가 Y염색체에서 다른 염색체(주로 X염색체)로 이동될 수 있다. 만약 성결정 영역 유전자가 아버지로부터 전달받은 X염색체에 존재한다면, 이 사람은 XX염색체를 가진 남성이 된다. 왜냐하면 성결정 영역 유전자는 난소가 아니라 고환이 발달하도록 이끌기 때문이다. 이렇게 XX염색체를 가진 남성은 대개 제대로 된 생식 기능 발휘에 필요한 Y염색체가 없기 때문에 생식능력이 없다. Ahmad Majzoub, Mohamed Arafa, Christopher Starks, Haitham Elbardisi, Sami Al Said, and Edmund Sabanegh, "46 XX Karyotype During Male Fertility Evaluation: Case Series and Literature Review," Asian Journal of Andrology 19, no. 2 (March–April 2017): 168–72.

82 완전안드로겐무감응증후군과 불완전안드로겐무감응증후군에 대해서 더 알고 싶다면 다음 자료를 참조하라. Hughes et al., "Androgen Insensitivity Syndrome."

83 Thomas M. Williams and Sean B. Carroll, "Genetic and Molecular Insights into the Development and Evolution of Sexual Dimorphism," Nature Reviews Genetics 10, no. 11 (2009): 797–804; Cho-Yi Chen, Camila Lopes-Ramos, Marieke L. Kuijjer, Joseph N. Paulson, Abhijeet R. Sonawane, Maud Fagny, John Platig et al., "Sexual Dimorphism in Gene Expression and Regulatory Networks Across Human Tissues," BioRxiv (2016): 082289.

84 Shehzad Basaria, "Androgen Abuse in Athletes: Detection and Consequences," Journal of Clinical Endocrinology and Metabolism 95, no. 4 (2010): 1533–43.

85 완전안드로겐무감응증후군 환자가 고환을 유지해야 할지 말아야 할지를 결정하는 문제는 판단을 내리기가 쉽지 않다. 역사적으로 여러 의사가 완전안드로겐무감응증후군 여성들에게 고환에 악성종양이 생길 가능성이 높으니 잠복고환을 제거하라고

권해왔다. 하지만 지금은 이런 방식에 의문부호가 붙고 있다. 완전안드로겐무감응 증후군이 있는 여러 여성이 이런 수술을 꺼리며 자신에게 필요한 호르몬(주로 에스트로겐)을 인위적으로 투입하기보다는 자신의 몸에서 나오도록 하는 방법을 택하기 때문이다. 이런 여성들은 잠복고환을 정기적으로 검진받는 것이 좋다. M. Cools and L. Looijenga, "Update on the Pathophysiology and Risk Factors for the Development of Malignant Testicular Germ Cell Tumors in Complete Androgen Insensitivity Syndrome," Sexual Development 11, no. 4 (2017): 175–81; and U. Dohnert, L. Wunsch, and O. Hiort, "Gonadectomy in Complete Androgen Insensitivity Syndrome: Why and When?," Sexual Development 11, no. 4 (2017): 171–74.

86 남성의 테스토스테론이 에스트로겐으로 변해 남성을 여성화시키지 않는 이유가 궁금할지도 모르겠다. 완전 안드로겐 무감응 증후군이 있는 여성의 에스트로겐 수치는 일반 남성 수준이어서 일반 여성에 비해 한참 낮다. 그럼에도 이렇게 낮은 에스트로겐 수치가 완전 안드로겐 무감응 증후군이 있는 여성을 남성화가 아니라 여성화시킬 수 있는 이유는 완전 안드로겐 무감응 증후군의 경우에는 에스트로겐이 남성호르몬의 영향에서 완전히 벗어나서 효과를 발휘할 수 있기 때문이다. 일반적으로 높은 수치의 남성호르몬은 낮은 수치의 에스트론이 발휘하는 효과를 무위로 돌려 신체가 여성적으로 발달하는 것을 막는다. U. Doehnert, S. Bertelloni, R. Werner, E. Dati, and O. Hiort, "Characteristic Features of Reproductive Hormone Profiles in Late Adolescent and Adult Females with Complete Androgen Insensitivity Syndrome," Sexual Development 9, no. 2 (2015): 69–74; and Dimitrios T. Papadimitriou, Agnes Linglart, Yves Morel, and Jean-Louis Chaussain, "Puberty in Subjects with Complete Androgen Insensitivity Syndrome," Hormone Research in Paediatrics 65, no. 3 (2006): 126–31.

87 Anne Fausto-Sterling, Myths of Gender: Biological Theories About Women and Men, rev. ed. (New York: Basic Books, 2008), 137.

88 놀이 성향에서 나타나는 성차, 그중에서도 특히 남자아이들이 악당과 관련된 놀이에 사로잡히는 경향에 대해서 궁금하다면 다음을 참조하라. Joyce F. Benenson, Warriors and Worriers: The Survival of the Sexes (New York: Oxford University Press, 2014), 27–40; 놀이 성향에서 나타나는 성차를 전반적으로 다룬 자료를 살펴보려면 다음을

참조하라. David C. Geary, Male, Female: The Evolution of Human Sex Differences, 3rd ed. (Washington, DC: American Psychological Association, 2021), 309–23.

89 Benenson, Warriors and Worriers, 27–41.

90 Janet A. DiPietro, "Rough and Tumble Play: A Function of Gender," Developmental Psychology 17, no. 1 (1981): 50–58; Anthony D. Pellegrini, "The Development and Function of Rough-and-Tumble Play in Childhood and Adolescence: A Sexual Selection Theory Perspective," in Play and Development: Evolutionary, Sociocultural and Functional Perspectives, ed. Artin Goncu and Suzanne Gaskins (Mahwah, NJ: Lawrence Erlbaum, 2007); Yumi Gosso, Emma Otta, and Maria de Lima Salum e Morais, "Play in Hunter-Gatherer Society," in The Nature of Play: Great Apes and Humans, ed. Anthony D. Pellegrini and Peter K. Smith (New York: Guilford Press, 2004), 231; David C. Geary, "Evolution and Developmental Sex Differences," Current Directions in Psychological Science 8, no. 4 (1999): 115–20; and Sheina Lew-Levy, Adam H. Boyette, Alyssa N. Crittenden, Barry S. Hewlett, and Michael E. Lamb, "Gender-Typed and Gender-Segregated Play Among Tanzanian Hadza and Congolese BaYaka Hunter-Gatherer Children and Adolescents," Child Development 91, no. 4 (2020): 1284–301.

91 Fausto-Sterling, Myths of Gender, 137.

92 R. M. Jordan-Young, Brain Storm: The Flaws in the Science of Sex Differences (Cambridge, MA: Harvard University Press, 2011), 291.

93 Gina Rippon, The Gendered Brain: The New Neuroscience That Shatters the Myth of the Female Brain (New York: Random House, 2019), xix.

94 Lise Eliot, "Neurosexism: The Myth That Men and Women Have Different Brains," Nature 566, no. 7745 (2019): 453–54.

95 Diana Mettadewi Jong, Aman B. Pulungan, Bambang Tridjaja Aap, and Jose R. L. Batubara, "5-alpha-reductase Deficiency: A Case Report," Paediatrica Indonesiana 43, no. 6 (2003): 234-40.

96 Berenice B. Mendonca, Rafael Loch Batista, Sorahia Domenice, Elaine M. F. Costa, Ivo J. P. Arnhold, David W. Russell, and Jean D. Wilson, "Steroid 5α-Reductase 2 Deficiency," Journal of Steroid Biochemistry and Molecular Biology 163 (2016): 206-11.

97 테스토스테론과 디하이드로테스토스테론이 5알파-환원효소 결핍증에서 어떤 역할을 하는지 알고 싶다면 다음 자료를 참조하라. Julianne Imperato-McGinley and Y.-S. Zhu, "Androgens and Male Physiology the Syndrome of 5α-Reductase-2 Deficiency," Molecular and Cellular Endocrinology 198, no. 1-2 (2002): 51-59.

98 John C. Achermann and Ieuan A. Hughes, "Pediatric Disorders of Sex Development," in Williams Textbook of Endocrinology, 13th ed., ed. Shlomo Melmed, Kenneth Polonsky, P. Larsen, and Henry Kronenberg (Philadelphia: Elsevier Health Sciences, 2016), ch. 23.

99 Julianne Imperato-McGinley, Ralph E. Peterson, Teofilo Gautier, and Erasmo Sturla, "Androgens and the Evolution of Male-Gender Identity Among Male Pseudohermaphrodites with 5α-Reductase Deficiency," New England Journal of Medicine 300, no. 22 (1979): 1236.

100 Imperato-McGinley et al., "Androgens and the Evolution of Male-Gender Identity," 1237.

101 Vivian Sobel and Julianne Imperato-McGinley, "Gender Identity in XY Intersexuality," Child and Adolescent Psychiatric Clinics of North America 13, no. 3 (2004): 611.

102 Peggy T. Cohen-Kettenis, "Gender Change in 46 XY Persons with 5α-Reductase-2 Deficiency and 17β-Hydroxysteroid Dehydrogenase-3 Deficiency," Archives of Sexual Behavior 34, no. 4 (2005): 399-410; and Rafael Loch Batista and Berenice Bilharinho Mendonca, "Integrative and Analytical Review of the 5-Alpha-Reductase Type 2 De-

ficiency Worldwide," Application of Clinical Genetics 13 (2020): 83–96.

103 Ruth Bleier, J. A. Keelan, Julianne Imperato-McGinley, and Ralph E. Peterson, "Why Does a Pseudohermaphrodite Want to Be a Man?," correspondence, New England Journal of Medicine 301, no. 15 (1979): 839–40.

104 BBC, "The Extraordinary Case of the Guevedoces," BBC News Magazine, September 15, 2015, https://www.bbc.com/news/magazine-34290981.

105 As of December 2020, Julianne Imperato-McGinley, Luis Guerrero, Teofilo Gautier, and Ralph E. Peterson, "Steroid 5α-Reductase Deficiency in Man: An Inherited Form of Male Pseudohermaphroditism," Science 186, no. 4170 (1974): 1212–15는 구글 학술 검색에 따르면 1,488회 인용되었다.

106 Imperato-McGinley et al., "Androgens and the Evolution of Male-Gender Identity," 1235.

107 Bleier et al., "Why Does a Pseudohermaphrodite Want to Be a Man?," 840.

108 Ruth Bleier, Science and Gender: A Critique of Biology and Its Theories on Women (New York: Pergamon Press, 1984), 109.

109 Frank A. Beach, "Sexual Attractivity, Proceptivity, and Receptivity in Female Mammals," Hormones and Behavior 7, no. 1 (1976): 105–38.

110 R. J. Nelson and L. J. Kriegsfeld, An Introduction to Behavioral Endocrinology, 5th ed. (Sunderland, MA: Sinauer Associates, 2017), 283–84.

111 로도시스 자세와 올라타는 자세를 프로그래밍 하는 호르몬의 역할에 대해서는 다음 자료를 참조하라. Arthur P. Arnold, "The Organizational-Activational Hypothesis as the Foundation for a Unified Theory of Sexual Differentiation of All Mammalian Tissues," Hormones and Behavior 55, no. 5 (2009): 570–78.

112 Nelson and Kriegsfeld, Introduction to Behavioral Endocrinology, 216–22.

113 Nelson and Kriegsfeld, Introduction to Behavioral Endocrinology, 120–21.

114 William C. Young, Robert W. Goy, and Charles H. Phoenix, "Hormones and Sexual Behavior," Science 143, no. 3603 (1964): 212–18 (my emphasis).

115 Charles H. Phoenix, Robert W. Goy, Arnold A. Gerall, and William C. Young, "Or-

ganizing Action of Prenatally Administered Testosterone Propionate on the Tissues Mediating Mating Behavior in the Female Guinea Pig," Endocrinology 65, no. 3 (1959): 369–82.

116 Arnold, "The Organizational–Activational Hypothesis as the Foundation for a Unified Theory of Sexual Differentiation of All Mammalian Tissues."

117 Phoenix et al., "Organizing Action of Prenatally Administered Testosterone Propionate."

118 Bleier et al., "Why Does a Pseudohermaphrodite Want to Be a Man?," 840.

119 R. W. Goy and J. A. Resko, "Gonadal Hormones and Behavior of Normal and Pseudohermaphroditic Nonhuman Female Primates," Recent Progress in Hormone Research 28 (1972): 707–33.

120 이것은 근접 설명과 궁극 설명의 차이를 설명하는 한 가지 방법이다. 또 다른 방법도 있다. 근접 설명은 현상이 일어나기 직전에 발생한 원인을 설명하는 것이고, 궁극 설명은 먼 과거에 발생한 원인을 설명하는 것이라고 보면 된다. 근접 설명과 궁극 설명은 혼동하기 쉽지만 엄연히 다르다. David Haig, "Proximate and Ultimate Causes: How Come? and What For?," Biology and Philosophy 28, no. 5 (2013): 781–86.

121 D. H. Thor and W. J. Carr, "Sex and Aggression: Competitive Mating Strategy in the Male Rat," Behavioral and Neural Biology 26, no. 3 (1979): 261–65.

122 Anne Campbell, "Staying Alive: Evolution, Culture, and Women's Intrasexual Aggression," Behavioral and Brain Sciences 22, no. 2 (1999): 203–14.

123 Anthony P. Auger and Kristin M. Olesen, "Brain Sex Differences and the Organization of Juvenile Social Play Behavior," Journal of Neuroendocrinology 21, no. 6 (2009): 519–25.

124 Dorothy Einon and Michael Potegal, "Enhanced Defense in Adult Rats Deprived of Playfighting Experience as Juveniles," Aggressive Behavior 17, no. 1 (1991): 27–40; and Aileen D. Gruendel and William J. Arnold, "Influence of Preadolescent Experiential Factors on the Development of Sexual Behavior in Albino Rats," Journal of Comparative and Physiological Psychology 86, no. 1 (1974): 172–78.

테스토스테론

125 Celia Moore, "Maternal Behavior of Rats Is Affected by Hormonal Condition of Pups," Journal of Comparative and Physiological Psychology 96, no. 1 (1982): 123–29.

126 Celia L. Moore, "Maternal Contributions to the Development of Masculine Sexual Behavior in Laboratory Rats," Developmental Psychobiology 17, no. 4 (1984): 347–56; and Lynda I. A. Birke and Dawn Sadler, "Differences in Maternal Behavior of Rats and the Sociosexual Development of the Offspring," Developmental Psychobiology 20, no. 1 (1987): 85–99.

127 Annamarja Lamminmaki, Melissa Hines, Tanja Kuiri-Hanninen et al., "Testosterone Measured in Infancy Predicts Subsequent Sex-Typed Behavior in Boys and in Girls," Hormones and Behavior 61, no. 4 (2012): 611–16.

128 James G. Pfaus, Tod E. Kippin, and Genaro Coria-Avila, "What Can Animal Models Tell Us About Human Sexual Response?," Annual Review of Sex Research 14, no. 1 (2003): 1–63.

129 R. Schweizer, G. Blumenstock, K. Mangelsdorf et al., "Prevalence and Incidence of Endocrine Disorders in Children: Results of a Survey in Baden-Wuerttemberg and Bavaria (EndoPrIn BB) 2000–2001," Klinische Padiatrie 222, no. 2 (2010): 67–72; P. W. Speiser, W. Arlt, R. J. Auchus, L. S. Baskin, G. S. Conway, D. P. Merke, H. F. L. Meyer-Bahlburg et al., "Congenital Adrenal Hyperplasia Due to Steroid 21-Hydroxylase Deficiency: An Endocrine Society Clinical Practice Guideline," Journal of Clinical Endocrinology and Metabolism 103, no. 11 (2018): 4043–88.

130 남성에게서 나타나는 선천성부신증식증은 놀이 성향이나 성적 지향, 직업 선호도와 같은 성별 행동에 영향을 미치지 않는 듯하지만 남성의 공간 능력을 비롯한 인지력에 영향을 미치는 듯하다(반면 선천성부신증식증은 여성의 공간 능력에는 영향을 미치지 않는 듯하다). 다음의 자료를 참조하라. Marcia L. Collaer and Melissa Hines, "No Evidence for Enhancement of Spatial Ability with Elevated Prenatal Androgen Exposure in Congenital Adrenal Hyperplasia: A Meta-Analysis," Archives of Sexual Behavior 49, no. 2 (2020): 395–411.

131 Sheri A. Berenbaum and Adriene M. Beltz, "Sexual Differentiation of Human Behavior: Effects of Prenatal and Pubertal Organizational Hormones," Frontiers in Neuroendocrinology 32, no. 2 (2011): 183–200.

132 Rafał Podgorski, David Aebisher, Monika Stompor, Dominika Podgorska, and Artur Mazur, "Congenital Adrenal Hyperplasia: Clinical Symptoms and Diagnostic Methods," Acta Biochimica Polonica 65, no. 1 (2018): 25–33.

133 William R. Charlesworth and Claire Dzur, "Gender Comparisons of Preschoolers' Behavior and Resource Utilization in Group Problem Solving," Child Development 58, no. 1 (1987): 191–200.

134 Joyce F. Benenson, Warriors and Worriers: The Survival of the Sexes (New York: Oxford University Press, 2014), 45–51; and Amanda J. Rose and Karen D. Rudolph, "A Review of Sex Differences in Peer Relationship Processes: Potential Trade-offs for the Emotional and Behavioral Development of Girls and Boys," Psychological Bulletin 132, no. 1 (2006): 98–131.

135 Eleanor E. Maccoby, The Two Sexes: Growing Up Apart, Coming Together (Cambridge, MA: Harvard University Press, 1999): 27; Joyce F. Benenson, Nicholas H. Apostoleris, and Jodi Parnass, "Age and Sex Differences in Dyadic and Group Interaction," Developmental Psychology 33, no. 3 (1997): 538–43.

136 Beverly I. Fagot, "Consequences of Moderate Cross-Gender Behavior in Preschool Children," Child Development 48, no. 3 (1977): 902–7.

137 Elizabeth V. Lonsdorf, "Sex Differences in Nonhuman Primate Behavioral Development," Journal of Neuroscience Research 95, no. 1–2 (2017): 213–21; Joyce F. Benenson, "Sex Differences in Human Peer Relationships: A Primate's-Eye View," Current Directions in Psychological Science 28, no. 2 (2019): 124–30; Janice M. Hassett, Erin R. Siebert, and Kim Wallen, "Sex Differences in Rhesus Monkey Toy Preferences Parallel Those of Children," Hormones and Behavior 54, no. 3 (2008): 359–64; Beatrice Whiting and Carolyn Pope Edwards, "A Cross-Cultural Analysis of Sex Differences in the Behavior of Children Aged Three Through 11," Journal of Social Psychology 91,

no. 2 (1973): 171–88; and Jac T. M. Davis and Melissa Hines, "How Large Are Gender Differences in Toy Preferences? A Systematic Review and Meta-Analysis of Toy Preference Research," Archives of Sexual Behavior 49, no. 2 (2020): 373–94.

138 Rong Su, James Rounds, and Patrick Ian Armstrong, "Men and Things, Women and People: A Meta-Analysis of Sex Differences in Interests," Psychological Bulletin 135, no. 6 (2009): 859–84.

139 Vickie L. Pasterski, Mitchell E. Geffner, Caroline Brain, Peter Hindmarsh, Charles Brook, and Melissa Hines, "Prenatal Hormones and Postnatal Socialization by Parents as Determinants of Male-Typical Toy Play in Girls with Congenital Adrenal Hyperplasia," Child Development 76, no. 1 (2005): 264–78.

140 Rebecca M. Jordan-Young, "Hormones, Context, and 'Brain Gender': A Review of Evidence from Congenital Adrenal Hyperplasia," Social Science and Medicine 74, no. 11 (2012): 1738–44.

141 Adriene M. Beltz, Jane L. Swanson, and Sheri A. Berenbaum, "Gendered Occupational Interests: Prenatal Androgen Effects on Psychological Orientation to Things Versus People," Hormones and Behavior 60, no. 4 (2011): 313–17; and Sheri A. Berenbaum, "Beyond Pink and Blue: The Complexity of Early Androgen Effects on Gender Development," Child Development Perspectives 12, no. 1 (2018): 58–64.

142 예컨대 최근 보스턴 아동 병원은 간성 성향이 있는 아이들이 불필요한 수술을 받지 않도록 하기 위해서 아직 이해력과 판단 능력이 부족한 아동에 대해서는 생식기 수술을 실시하지 않기로 했다. 이 병원 의사들은 간성 성향이 있는 아이들을 상대로 음경과 비슷할 정도 커다란 음핵을 절제하는 수술이나 질과 비슷하게 생긴 부위에 질 성형술을 실시하는 행위를 하지 않기로 했다. Shefali Luthra, "Boston Children's Hospital Will No Longer Perform Two Types of Intersex Surgery on Children," USA Today, October 22, 2020.

143 Jordan-Young, "Hormones, Context, and 'Brain Gender.' "

144 Hugh Lytton and David M. Romney, "Parents' Differential Socialization of Boys and Girls: A Meta-Analysis," Psychological Bulletin 109, no. 2 (1991): 267–96.

145 Celina C. C. Cohen-Bendahan, Cornelieke van de Beek, and Sheri A. Berenbaum, "Prenatal Sex Hormone Effects on Child and Adult Sex-Typed Behavior: Methods and Findings," Neuroscience and Biobehavioral Reviews 29, no. 2 (2005): 353-84. 부모들이 일반적인 딸보다 선천성부식증식증이 있는 딸에게 남자 장난감을 갖고 놀도록 더 많이 장려한다는 자료를 보고 싶다면 다음 자료를 참조하라. 단, 이 자료의 저자들은 태아기에 남성호르몬에 노출되는 것 역시 성별 장난감 성향에 영향을 미친다고 결론 내린다. Wang I. Wong, Vickie Pasterski, Peter C. Hindmarsh, Mitchell E. Geffner, and Melissa Hines, "Are There Parental Socialization Effects on the Sex-Typed Behavior of Individuals with Congenital Adrenal Hyperplasia?," Archives of Sexual Behavior 42, no. 3 (2013): 381-91.

146 Kay Bussey and Albert Bandura, "Influence of Gender Constancy and Social Power on Sex-Linked Modeling," Journal of Personality and Social Psychology 47, no. 6 (1984): 1292-302.

147 Melissa Hines, "Prenatal Testosterone and Gender-Related Behaviour," European Journal of Endocrinology 155, suppl. 1 (2006): S115-S121.

148 Melissa Hines, "Prenatal Endocrine Influences on Sexual Orientation and on Sexually Differentiated Childhood Behavior," Frontiers in Neuroendocrinology 32, no. 2 (2011): 170-82; Melissa Hines, "Human Gender Development," Neuroscience and Biobehavioral Reviews 118 (2020): 89-96; 하지만 상관관계가 없다는 연구 내용을 보고 싶다면 다음 자료를 참조하라. Rebecca Christine Knickmeyer, Sally Wheelwright, Kevin Taylor, Peter Raggatt, Gerald Hackett, and Simon Baron-Cohen, "Gender-Typed Play and Amniotic Testosterone," Developmental Psychology 41, no. 3 (2005): 517-58.

149 성호르몬 수치에서 나타나는 성차 이외에도 우리 행동에 직접적으로 영향을 미치는 신체적 요소는 더 있다. 성별에 따라 Y염색체 유무만 다른 것이 아니라 보유하고 있는 X염색체의 숫자도 다르다. 최근 실시된 몇몇 연구에 따르면 X염색체 유전자의 양과 Y염색체 유전자의 발현에서 나타나는 차이가 발달상 중요한 시기에 뇌를 비롯한 신체기관의 발달과 기능에 성 특정적인 효과를 발휘한다. 다음 자료를 참조하라. Daniel M. Snell and James M. A. Turner, "Sex Chromosome Effects on Male–Female

Differences in Mammals," Current Biology 28, no. 22 (2018): R1313–R24; Arthur P. Arnold, "Sexual Differentiation of Brain and Other Tissues: Five Questions for the Next 50 Years," Hormones and Behavior 120 (2020): 104691.

비생식기관에서 일어나는 Y염색체 유전자 발현에 대해서는 다음 자료를 참조하라. Alexander K. Godfrey, Sahin Naqvi, Lukaš Chmatal, Joel M. Chick, Richard N. Mitchell, Steven P. Gygi, Helen Skaletsky, and David C. Page, "Quantitative Analysis of Y-Chromosome Gene Expression Across 36 Human Tissues," Genome Research 30, no. 6 (2020): 860–73.

뇌에서 일어나는 Y염색체 유전자 발현에 대해서는 다음 자료를 참조하라. Ivanka Savic, Louise Frisen, Amirhossein Manzouri, Anna Nordenstrom, and Angelica Linden Hirschberg, "Role of Testosterone and Y Chromosome Genes for the Masculinization of the Human Brain," Human Brain Mapping 38, no. 4 (2017): 1801–14.

X염색체 유전자 발현에서 나타나는 성차와 그로 인한 질병의 성차에 대해서는 다음 자료를 참조하라. Haiko Schurz, Muneeb Salie, Gerard Tromp, Eileen G. Hoal, Craig J. Kinnear, and Marlo Moller, "The X Chromosome and Sex-Specific Effects in Infectious Disease Susceptibility," Human Genomics 13, no. 1 (2019): 1–12.

5장

150 Claire Watson, "Semenya Humiliated: Athletics Chief," Reuters, August 20, 2009, https://af.reuters.com/article/idAFJOE57J0NP20090820.

151 Christopher Clarey and Gina Kolata, "Gold Awarded amid Dispute over Runner's Sex," New York Times, August 20, 2009.

152 Karolos Grahmann, "Savinova Stripped of London Games 800m Gold for Doping," Reuters, February 10, 2017.

153 William Lee Adams, "Could This Women's World Champ Be a Man?," Time, August

21, 2009.

154 "Makeover for SA Gender-Row Runner," BBC News, September 8, 2009, http://news. bbc.co.uk/2/hi/8243553.stm; Tracy Clark-Flory, "Sex Test Runner Gets a Girly Makeover," Salon, September 8, 2009, https://www.salon.com/2009/09/08/runnermakeover/.

155 "We have to see if she has an advantage": "Caster Semenya: Anatomy of Her Case," Telegraph (UK), July 6, 2010.

156 the IAAF introduced new regulations: Rick Maese, "Court Rules Olympic Runner Caster Semenya Must Use Hormone-Suppressing Drugs to Compete," Washington Post, May 1, 2019.

157 There is no evidence that the regulations were meant to target Semenya in particular. The IAAF at the time was evaluating the cases of other similar intersex athletes.

158 "IAAF Response to Swiss Federal Tribunal's Decision," World Athletics, Monaco, press release, July 31, 2019, https://www.worldathletics.org/news/press-release/ swiss-federal-tribunal-decision.

159 Jacob Bogage, "Caster Semenya Blocke from Defending 800 Title at Worlds After Swiss Court Reverses Ruling," Washington Post, July 30, 2019.

160 David J. Handelsman, Angelica L. Hirschberg, and Stephane Bermon, "Circulating Testosterone as the Hormonal Basis of Sex Differences in Athletic Performance," Endocrine Reviews 39, no. 5 (2018): 803–29.

161 " 'But Seriously,' Tennis Great John McEnroe Says He's Seeking 'Inner Peace,' " Weekend Edition Sunday, National Public Radio, June 25, 2017, https://www.npr. org/2017/06/25/534149646/but-seriously-tennis-great-john-mcenroe-says-hes-seeking-inner-peace.

162 Cindy Boren, "Serena Williams vs. John McEnroe: It's Game, Set, Match Serena with a Nude Vanity Fair Cover to Boot," Washington Post, June 27, 2017.

163 Evan Hilbert, "Serena Williams on Playing Andy Murray: 'I'd Lose 6−0, 6−0,' " CBS Sports, August 23, 2013.

테스토스테론

164 던지기 능력 및 운동 능력 전반에서 나타나는 성차를 더 폭넓게 알고 싶다면 다음 자료를 참조하라. David J. Epstein, The Sports Gene: Inside the Science of Extraordinary Athletic Performance (New York: Current, 2014), 56–74.

165 Jerry Thomas quoted in Tamar Haspel, "Throw Like a Girl? With Some Practice, You Can Do Better," Washington Post, September 10, 2012.

166 Øyvind Sandbakk, Guro Strøm Solli, and Hans-Christer Holmberg, "Sex Differences in World-Record Performance: TheInfluence of Sport Discipline and Competition Duration," InternationalJournal of Sports Physiology and Performance 13, no. 1 (2018): 2–8; and Beat Knechtle et al., "Women Outperform Men in Ultra-Distance Swimming: The Manhattan Island Marathon Swim from 1983 to 2013," International Journal of Sports Physiology and Performance 9, no. 6 (2014): 913–24.

167 David J. Handelsman, "Sex Differences in Athletic Performance Emerge Coinciding with the Onset of Male Puberty," Clinical Endocrinology 87, no. 1 (2017): 68–72.

168 Sandbakk, Solli, and Holmberg, "Sex Differences in World-Record Performance."

169 "Season Top Lists: 100 Meters Men, 100 Meters Women," World Athletics (2019), accessed August 15, 2020, https://www.worldathletics.org/records/toplists/sprints/100-metres/outdoor/men/senior/2019?regionType=world&timing=electronic&windReading =regular&page=23&bestResultsOnly=true. 2019년 국제육상경기연맹이 주최한 100미터 대회에 출전한 선수는 남성이 약 8,100명이었고 여성이 약 5,470명이었다. 자메이카 선수 셜리 앤 프레이저는 2019년 최고 기록인 10초 71을 기록했고, 크리스티안 콜먼은 9초 76을 기록했다. 프레이저가 기록한 10초 71보다 기록이 더 좋은 남성 선수는 성인부에 2,100명, 20세 이하 중에는 500명이 있었다.

170 Fred Dreier, "Q&A: Dr. Rachel McKinnon, Masters Track Champion and Transgender Athlete," VeloNews, October 15, 2018, https://www.velonews.com/news/qa-dr-rachel-mckinnon-masters-track-champion-and-transgender-athlete/.

171 Mindy Millard-Stafford, Ann E. Swanson, and Matthew T. Wittbrodt, "Nature Versus Nurture: Have Performance Gaps Between Men and Women Reached an Asymptote?," International Journal of Sports Physiology and Performance 13, no. 4 (2018):

530-35; Valerie Thibault, Marion Guillaume, Geoffroy Berthelot et al., "Women and Men in Sport Performance: The Gender Gap Has Not Evolved Since 1983," Journal of Sports Science and Medicine 9, no. 2 (2010): 214-23; 하지만 여성과 남성이 스포츠계에서 똑같은 기회와 보상을 누리기 전까지는 여성이 발휘하는 운동 능력의 한계를 알 수 없다는 주장을 살펴보려면 다음 자료를 참조하라. Laura Capranica, Maria F. Piacentini, Shona Halson et al., "The Gender Gap in Sport Performance: Equity Influences Equality," International Journal of Sports Physiology and Performance 8, no. 1 (2013): 99-103.

172 Millard-Stafford et al., "Nature Versus Nurture," International Journal of Sports Physiology and Performance 13, no. 4 (2018): 530-535. 올림픽 참가 선수들의 운동 능력에서 나타나는 성차를 확인하고 싶다면 다음 자료를 참조하라. Thibault et al., "Women and Men in Sports Performance," 214.

173 Beth Jones quoted in Sean Ingle, "Why Calls for Athletes to Compete as a Homogenised Group Should Be Resisted," Guardian, December 10, 2017.

174 Rebecca M. Jordan-Young and Katrina Karkazis, "Five Myths About Testosterone,"Washington Post, October 25, 2019.

175 Jordan-Young and Karkazis, "Five Myths About Testosterone."

176 Anthony C. Hackney and Amy R. Lane, "Low Testosterone in Male Endurance-Trained Distance Runners: Impact of Years in Training," Hormones 17, no. 1 (2018): 137-39; Javier Alves, Victor Toro, Gema Barrientos et al., "Hormonal Changes in High-Level Aerobic Male Athletes During a Sports Season," International Journal of Environmental Research and Public Health 17, no. 16 (2020): 5833; S. Bermon and P. Y. Garnier, "Serum Androgen Levels and Their Relation to Performance in Track and Field: Mass Spectrometry Results from 2127 Observations in Male and Female Elite Athletes," British Journal of Sports Medicine 51, no. 17 (2017): 1309-14, 위 자료는 테스토스테론 수치와 육상 종목 운동 능력 사이의 뚜렷한 상관관계를 보여준다.

177 본문에 언급했듯이 스테로이드 호르몬의 대표적인 활동 방식은 유전자 전사에 직접적으로 작용하는 유전체 작용이다. 하지만 스테로이드 호르몬은 이보다 빠른 방법으

로 작용할 수도 있는데, 그 원리는 아직 명확하게 밝혀지지 않았다. 비유전체 작용이라고 불리는 이 방법은 세포 안에 있는 세포핵이나 세포질에 있는 수용체가 아니라 세포막에 있는 단백질 수용체와 작용해 유전자 전사에 영향을 미친다. 비유전체 작용연구는 유전체 작용보다 빠른 속도로 우리 몸과 행동에 영향을 미치는 방법을 파헤치는 흥미로운 연구 분야다. 빠른 속도로 이뤄지는 스테로이드 호르몬의 비유전체 작용은 나중에 일어날 유전체 작용의 토대를 형성하기도 하는 듯하다. 남성호르몬을 비롯한 스테로이드 호르몬의 비유전체 작용과 관련해서는 다음 자료를 참조하라. Sandi R. Wilkenfeld, Chenchu Lin, and Daniel E. Frigo, "Communication Between Genomic and Non-Genomic Signaling Events Coordinate Steroid Hormone Actions," Steroids 133 (2018): 2–7.

178 Mathis Grossmann, "Utility and Limitations in Measuring Testosterone," in Testosterone: From Basic to Clinical Aspects, ed. Alexandre Hohl (Cham, Switzerland: Springer International, 2017), 97–107.

179 방사면역측정법이 여성의 테스토스테론 수치를 부풀리는 또 다른 이유는 혈액 속 미세 입자가 타액 샘플을 오염시킬 때가 많고 다시 이것이 테스토스테론 수치를 부풀리기 때문이다. 다음 자료를 참조하라. Katie T. Kivlighan, Douglas A. Granger, Eve B. Schwartz, Vincent Nelson, Mary Curran, and Elizabeth A. Shirtcliff, "Quantifying Blood Leakage into the Oral Mucosa and Its Effects on the Measurement of Cortisol, Dehydroepiandrosterone, and Testosterone in Saliva," Hormones and Behavior 46, no. 1 (2004): 39–46. 방사면역측정법으로 스테로이드 호르몬을 측정할 때 교차반응성 때문에 오류가 발생하고 측정치가 들쭉날쭉한 것과 관련해서는 다음 자료를 참조하라. Frank Z. Stanczyk, Michael M. Cho, David B. Endres, John L. Morrison, Stan Patel, and Richard J. Paulson, "Limitations of Direct Estradiol and Testosterone Immunoassay Kits," Steroids 68, no. 14 (2003): 1173–78.

180 Keith M. Welker, Bethany Lassetter, Cassandra Brandes et al., "A Comparison of Salivary Testosterone Measurement Using Immunoassays and Tandem Mass Spectrometry," Psychoneuroendocrinology 71 (2016): 180–88.

181 David A. Herold and Robert L. Fitzgerald, "Immunoassays for Testosterone in Women: Better Than a Guess?," Clinical Chemistry 49, no. 8 (2003): 1250-51.

182 Valerie Moal, Elisabeth Mathieu, Pascal Reyner et al., "Low Serum Testosterone Assayed by Liquid Chromatography-Tandem Mass Spectrometry. Comparison with Five Immunoassay Techniques," Clinica Chimica Acta 386, no. 1 (2007): 12-19.

183 Sari M. van Anders, Zach C. Schudson, Emma C. Abed et al., "Biological Sex, Gender, and Public Policy," Policy Insights from the Behavioral and Brain Sciences 4, no. 2 (2017): 194-201.

184 이와 비슷한 주장은 다음 자료에도 나타난다. Katrina Karkazis and Rebecca Jordan-Young, "Debating a Testosterone 'Sex Gap,'" Science 348, no. 6237 (2015): 858-60; and Cara Tannenbaum and Sheree Bekker, "Sex, Gender, and Sports," editorial, BMJ 364 (2019): 1120.

185 Allison Whitten, "Untangling Gender and Sex in Humans," Discover, July 23, 2020.

186 Handelsman, Hirschberg, and Bermon, "Circulating Testosterone as the Hormonal Basis of Sex Differences in Athletic Performance."

187 질량분석법으로 스테로이드 호르몬을 분석할 때도 침에 들어 있는 샘플보다 혈청에 들어 있는 샘플을 이용하는 것이 더 정확한 측정 결과로 이어진다. Tom Fiers, Joris Delanghe, Guy T'Sjoen, Eva Van Caenegem, Katrien Wierckx, and Jean-Marc Kaufman, "A Critical Evaluation of Salivary Testosterone as a Method for the Assessment of Serum Testosterone," Steroids 86 (2014): 5-9; B. G. Keevil, P. MacDonald, W. Macdowall, D. M. Lee, F. C. W. Wu, and NATSAL Team. "Salivary Testosterone Measurement by Liquid Chromatography Tandem Mass Spectrometry in Adult Males and Females," Annals of Clinical Biochemistry 51, no. 3 (2014): 368-78.

188 Handelsman, Hirschberg, and Bermon, "Circulating Testosterone as the Hormonal Basis of Sex Differences in Athletic Performance," 806.

189 그림 출처: Doriane L. Coleman, "Sex in Sport," Law and Contemporary Problems 80 (2017): 63-126, 원본 자료 출처: Richard V. Clark, Jeffrey A. Wald, Ronald S. Swerdloff, Christina Wang, Frederick C. W. Wu, Larry D. Bowers, and Alvin M. Matsumoto, "Large Divergence in Testosterone Concentrations Between Men and Women: Frame

테스토스테론

of Reference for Elite Athletes in Sex-Specific Competition in Sports, a Narrative Re-view," Clinical Endocrinology 90, no. 1 (2019): 15–22.

190 Valentina Rodriguez Paris and Michael J. Bertoldo, "The Mechanism of Androgen Ac-tions in PCOS Etiology," Medical Sciences (Basel, Switzerland) 7, no. 9 (2019): 1–12.

191 여러 가지 비의료적 이유로 거세 욕구가 있어서 자발적으로 환관이 되는 사람들이 있다. 다음 자료를 참조하라. Thomas W. Johnson, Michelle A. Brett, Lesley F. Roberts, and Richard J. Wassersug, "Eunuchs in Contemporary Society: Characterizing Men Who Are Voluntarily Castrated (Part I)," Journal of Sexual Medicine 4, no. 4 (2007): 930–45.

192 "IAAF Publishes Briefing Notes and Q&A on Female Eligibility Regulations," World Athletics, press release, May 7, 2019, https://www.worldathletics.org/news/press-re-lease/questions-answers-iaaf-female-eligibility-reg.

193 그림 출처: Coleman, "Sex in Sport," 원본 자료 출처: Clark et al., "Large Divergence in Testosterone Concentrations Between Men and Women."

194 Shalender Bhasin, Michael Pencina, Guneet Kaur Jasuju et al., "Reference Ranges for Testosterone in Men Generated Using Liquid Chromatography Tandem Mass Spec-trometry in a Community-Based Sample of Healthy Nonobese Young Men in the Framingham Heart Study and Applied to Three Geographically Distinct Cohorts," Journal of Clinical Endocrinology and Metabolism 96, no. 8 (2011): 2430–39; and S. Mitchell Harman, E. Jeffrey Metter, Jordan D. Tobin, Jay Pearson, and Marc R. Black-man, "Longitudinal Effects of Aging on Serum Total and Free Testosterone Levels in Healthy Men," Journal of Clinical Endocrinology and Metabolism 86, no. 2 (2001): 724–31. 나이와 관련해서 테스토스테론 수치가 떨어지는 현상이 늘 발견되는 것은 아니다. 특히 산업화가 덜 된 비서구 사회에서 그런 모습이 나타나며, 이들 지역에서는 대체로 남성의 테스토스테론 수치가 낮게 나타난다. Peter T. Ellison and Catherine Panter-Brick, "Salivary Testosterone Levels Among Tamang and Kami Males of Cen-tral Nepal," Human Biology 68, no. 6 (1996): 955–65; and Peter T. Ellison, Richard G. Bribiescas, Gillian R. Bentley et al., "Population Variation in Age-Related Decline in

Male Salivary Testosterone," Human Reproduction 17, no. 12 (2002): 3251–53. 남성
의 생애 주기에 따른 테스토스테론의 작용 양상은 다음 자료를 참조하라. Richard G.
Bribiescas, "Reproductive Ecology and Life History of the Human Male," American
Journal of Physical Anthropology 116, no. S33 (2001): 148–76.

195 Ana Paula Abreu and Ursula B. Kaiser, "Pubertal Development and Regulation," Lan-
cet: Diabetes and Endocrinology 4, no. 3 (2016): 254–64.

196 Karen L. Herbst and Shalender Bhasin, "Testosterone Action on Skeletal Muscle,"
Current Opinion in Clinical Nutrition & Metabolic Care 7, no. 3 (2004): 271–77;
and James G. MacKrell, Benjamin C. Yaden, Heather Bullock et al., "Molecular Tar-
gets of Androgen Signaling That Characterize Skeletal Muscle Recovery and Regener-
ation," Nuclear Receptor Signaling 13, no. 1 (2015): 1–19.

197 Phillip Bishop, Kirk Cureton, and Mitchell Collins, "Sex Difference in Muscular
Strength in Equally-Trained Men and Women," Ergonomics 30, no. 4 (1987): 675–
87; and J. C. Wells, "Sexual Dimorphism of Body Composition," Best Practice and
Research in Clinical Endocrinology and Metabolism 21, no. 3 (2007): 415–30.

198 소피아와 샘 모두 아동기에는 성장호르몬과 인슐린 유사 성장인자 1의 영향을 받아
뼈가 사춘기에 비해 느리게 자란다. 조직을 자라게 하는 두 호르몬은 아기가 어린이
로 자라도록 이끈다. 사춘기가 되면 성호르몬이 급속하게 증가하며 성장호르몬과 인
슐린 유사 성장인자 1의 역할을 돕기 때문에 뼈가 더 빠르게 자란다.

199 Daniela Merlotti, Luigi Gennari, Stolakis Konstantinos, and Nuti Ranuccio, "Aromatase
Activity and Bone Loss in Men," Journal of Osteoporosis 2011 (2011), article 230671.

200 Christine Wohlfahrt-Veje, AnnetteMouritsen, Casper P. Hagen et al., "Pubertal Onset
in Boys and Girls Is Influenced by Pubertal Timing of Both Parents," Journal of Clini-
cal Endocrinology and Metabolism 101, no. 7 (2016): 2667–74.

201 남성호르몬은 헤모글로빈 수치에 긍정적인 영향을 끼친다. 이것이 남성에게 미치
는 효과는 다음 자료를 참조하라. Shalender Bhasin, Linda Woodhouse, Richard
Casaburi et al., "Testosterone Dose-Response Relationships in Healthy Young Men,"
American Journal of Physiology-Endocrinology and Metabolism 281, no. 6 (2001):

1172–81. 성전환 치료의 일환으로 테스토스테론을 차단하거나 투여해 테스토스테 론 수치가 크게 변하는 것이 트랜스젠더에게 어떤 영향을 미치는지 알고 싶다면 다 음 자료를 참조하라. Denise Chew, Jemma Anderson, Katrina Williams, Tamara May, and Kenneth Pang, "Hormonal Treatment in Young People with Gender Dysphoria: A Systematic Review," Pediatrics 141, no. 4 (2018): e20173742.

202 Rebecca M. Jordan-Young and Katrina Karkazis, Testosterone: An Unauthorized Bi- ography (Cambridge, MA: Harvard University Press, 2019), 289 (my emphasis).

203 바신의 연구 과정을 되풀이한 연구 사례: Joel S. Finkelstein, Hang Lee, Sherri-Ann Burnett-Bowieet al., "Gonadal Steroids and Body Composition, Strength, and Sexual Function in Men," New England Journal of Medicine 369, no. 11 (2013): 1011–22; Stefan M. Pasiakos, Claire E. Berryman, J. Philip Karl et al., "Effects of Testosterone Supplementation on Body Composition and Lower-Body Muscle Function During Severe Exercise-and Diet-Induced Energy Deficit: A Proof-of- Concept, Single Cen- tre, Randomised, Double-Blind, Controlled Trial," EBioMedicine 46 (2019): 411–22.

204 S. Bermon, P. Y. Garnier, A. L. Hirschberg et al., "Serum Androgen Levels in Elite Female Athletes," Journal of Clinical Endocrinology and Metabolism 99, no. 11 (2014): 4328–35.

205 Handelsman, Hirschberg, and Bermon, "Circulating Testosterone as the Hormonal Basis of Sex Differences in Athletic Performance."

206 Magnus Hagmar, Bo Berglund, Kerstin Brismar, and Angelica L. Hirschberg, "Hyper- androgenism May Explain Reproductive Dysfunction in Olympic Athletes," Medicine and Science in Sports and Exercise 41, no. 6 (2009): 1241–48.

207 Doug Mills, "Caster Semenya Loses Case to Compete as a Woman in All Races," New York Times, May 1, 2019. 국제육상경기연맹의 성 발달 차 규정을 적용받는 선수는 XY염색체와 고환이 있고 테스토스테론 수치가 일반 남성 수준이어야 한다. "IAAF Publishes Briefing Notes and Q&A on Female Eligibility Regulations."

208 스포츠계가 성별 검사를 실시한 역사를 알고 싶다면 다음 자료를 참조하라. Joanna Harper, "Athletic Gender," Law and Contemporary Problems 80, no. 4 (2017): 98–

110.

209　Deborah Larned, "The Femininity Test: A Woman's First Olympic Hurdle," Womensports 3 (1976): 8, as cited in V. Heggie, "Testing Sex and Gender in Sports: Reinventing, Reimagining and Reconstructing Histories," Endeavour 34, no. 4 (December 2010): 157–63.

210　Anna Wiik, Tommy R. Lundberg, Eric Rullman et al., "Muscle Strength, Size and Composition Following 12 Months of Gender-Affirming Treatment in Transgender Individuals," Journal of Clinical Endocrinology and Metabolism 105, no. 3 (2019): e805–e813.

211　Court of Arbitration for Sport, Executive Summary, retrieved August 15, 2020, https://www.tas-cas.org/fileadmin/userupload/CASExecutiveSummary5794.pdf,2.

212　Court of Arbitration for Sport, Executive Summary, 6.

6장

213　"Red Deer," Isle of Rum website, Isle of Rum Community Trust, updated January 2020, http://www.isleofrum.com/wildlifedeer.php.

214　T. H. Clutton-Brock, S. D. Albon, R. M. Gibson, and F. E. Guinness, "The Logical Stag: Adaptive Aspects of Fighting in Red Deer (Cervus elaphus L.)," Animal Behaviour 27 (1979): 211–25.

215　붉은사슴은 몇몇 기질과 습관이 있어서 수컷이 암컷 무리를 지키기가 비교적 쉽다. 첫째, 붉은사슴은 공중이나 물속이 아니라 2차원 공간인 땅에 살기 때문에 3차원 공간에서 살아가는 동물에 비해 자원을 지키기가 쉽다. 바로 이 때문에 새나 물고기는 하렘을 거느리는 경우가 거의 없다. 새나 물고기는 다른 수컷이 거느리는 암컷 무리로 스리슬쩍 파고 들어갈 공간이 무척 많다! 그리고 붉은사슴 암컷들은 떼를 지어 모여 있다. 암컷 무리를 우선 모아야 하는 동물이라면 무리를 지키기가 어렵다. 2차원 공간과 3차원 공간이 성선택에 미치는 영향을 알고 싶다면 다음 자료를 참조하라. David

Puts, "Beauty and the Beast: Mechanisms of Sexual Selection in Humans," Evolution and Human Behavior 31 (May 1, 2010): 157–75.

216 Clutton-Brock et al., "The Logical Stag."

217 수사슴이 맞대결에 이르는 과정과 그로 인해 치르는 대가에 대해서 알고 싶다면 아래 책을 참조하라. Tim H. Clutton-Brock, Fiona E. Guinness, and Steve D. Albon, Red Deer: Behavior and Ecology of Two Sexes (Chicago: University of Chicago Press, 1982), 128–39.

218 David Reby, Karen McComb, Bruno Cargnelutti et al., "Red Deer Stags Use Formants as Assessment Cues During Intrasexual Agonistic Interactions," Proceedings of the Royal Society B: Biological Sciences 272, no. 1566 (2005): 941–47.

219 Clutton-Brock et al., "The Logical Stag."

220 Clutton-Brock et al., "The Logical Stag," 218–19.

221 드물게 수사슴끼리 뿔이 얽혀서 굶어 죽는 경우가 있다. Rebecca Nagy, "Fighting Bucks Get Their Horns Stuck Together," Roaring Earth, n.d., https://roaring.earth/fighting-bucks-get-stuck/.

222 수컷과 비교했을 때 번식에 성공한 암컷은 오랜 번식 기간에 걸쳐 자그마한 이점을 쌓아갈 것이다.

223 R. M. Gibson and F. E. Guinness, "Differential Reproduction Among Red Deer (Cervus elaphus) Stags on Rhum," Journal of Animal Ecology 49, no. 1 (1980): 199–208; and Roger Lewin, "Red Deer Data Illuminate Sexual Selection," Science 218, no. 4578(1982): 1206–8. 하렘 안에 있다고 해서 짝짓기 기간 동안 모든 암컷이 임신을 하는 것은 아니며, 하렘에 소속된 신분 또한 1년 내내 안정적인 것이 아니다.

224 Wisdom 11's paternity data from 2019 are from personal communication with Rum's research director, Josephine Pemberton.

225 암컷과 수컷 모두 서열이 높다고 해서 생식 성공률이 반드시 높아지는 것은 아니며, 서열은 여러 가지 전략 중 하나일 뿐이다. 다음 자료를 참조하라. Marlene Zuk, Sexual Selections: What We Can and Can't Learn About Sex from Animals (Berkeley: University of California Press, 2002), 124–28.

226 Clutton-Brock, Guinness, and Albon, Red Deer, 121–22.

227 계절에 따라 고환의 크기가 변하는 것과 관련해서는 다음 자료를 참조하라. A. F. Malo, E. R. S. Roldan, J. J. Garde et al., "What Does Testosterone Do for Red Deer Males?," Proceedings of the Royal Society B: Biological Sciences 276, no. 1658 (2008): 971–80. 테스토스테론 수치의 변화에 따른 고환의 무게는 다음 자료를 참조하라. G. A. Lincoln, "The Seasonal Reproductive Changes in the Red Deer Stag (Cervus elaphus)," Journal of Zoology 163, no. 1 (1971): 105–23; and G. A. Lincoln and R. N. B. Kay, "Effects of Season on the Secretion of LH and Testosterone in Intact and Castrated Red Deer Stags (Cervus elaphus)," Journal of Reproduction and Fertility 55, no. 1 (1979): 75–80.

228 Benjamin D. Charlton, David Reby, and Karen McComb, "Female Red Deer Prefer the Roars of Larger Males," Biology Letters 3, no. 4 (2007): 382–85.

229 S. Gomez, A. J. Garcia, S. Luna et al., "Labeling Studies on Cortical Bone Formation in the Antlers of Red Deer (Cervus elaphus)," Bone 52, no. 1 (2013): 506–15.

230 Malo et al., "What Does Testosterone Do for Red Deer Males?"; and Gomez et al., "Labeling Studies on Cortical Bone Formation."

231 E. Gaspar-Lopez, T. Landete-Castillejos, J. A. Estevez et al., "Seasonal Variations in Red Deer (Cervus elaphus) Hematology Related to Antler Growth and Biometrics Measurements," Journal of Experimental Zoology Part A: Ecological Genetics and Physiology 315, no. 4 (2011): 242–49; and David Granville Thomas, "The Hormonal Control of Hair Growth in the Red Deer (Cervus elaphus)" (PhD diss., University College London, 1997).

232 Malo et al., "What Does Testosterone Do for Red Deer Males?"

233 Mark L. Wolraich, David B. Wilson, and J. Wade White, "The Effect of Sugar on Behavior or Cognition in Children: A Meta-Analysis," JAMA 274, no. 20 (1995): 1617–21.

234 G. A. Lincoln, Fiona Guinness, and R. V. Short, "The Way in Which Testosterone Controls the Social and Sexual Behavior of the Red Deer Stag (Cervus elaphus),"

Hormones and Behavior 3, no. 4 (1972): 375-96.

235 성선택은 붉은사슴처럼 수컷 간 짝짓기 경쟁이 격렬한 종에게 강하게 작용하지만 암컷에게도 작용한다. 다음 자료를 참조하라. T. H. Clutton-Brock and Elise Huchard, "Social Competition and Selection in Males and Females," Philosophical Transactions of the Royal Society B: Biological Sciences 368, no. 1631 (2013): 20130074.

236 T. H. Clutton-Brock and G. A. Parker, "Potential Reproductive Rates and the Operation of Sexual Selection," Quarterly Review of Biology 67, no. 4 (1992): 437-56.

성선택을 폭넓게 다룬 자료를 보고 싶다면 다음 자료를 참조하라. David C. Geary, Male, Female: The Evolution of Human Sex Differences, 3rd ed. (Washington, DC: American Psychological Association, 2021), 67-140.

암컷과 수컷의 성차(와 그 결과로 나타나는 새끼에게 투자하는 자세에서 나타나는 성차)를 설명하는 주요 논문 중 하나는 다음과 같다. Robert Trivers, "Parental Investment and Sexual Selection," in Sexual Selection and the Descent of Man, 1871-1971, ed. Bernard Campbell, 136-79 (New York: Aldine de Gruyter, 1972).

새끼에게 투자하는 성차가 어떻게 짝짓기 전략으로 이어지는지를 알고 싶다면 다음 자료를 참조하라. Donald Symons, The Evolution of Human Sexuality (New York: Oxford University Press, 1979), 23-25.

포유류 중에는 새끼를 배 속에서 길러내지 않는 종도 있다. 오리너구리와 네 종류의 바늘두더지를 비롯한 단공류는 알을 낳는다. 하지만 이들은 여느 포유류와 마찬가지로 새끼에게 먹일 젖을 생산한다. 그리고 다양한 짝짓기 전략을 구사하기도 한다. 예를 들어 지느러미발도요의 경우 암컷은 알을 낳고 나면 수컷에게 알을 맡기며, 짝짓기 경쟁을 격렬하게 펼치는 쪽도 암컷이다. 일반적으로 생태계에서는 생식력이 있는 암수 비율 같은 요소가 짝짓기 전략에서 나타나는 성차의 특성과 강도에 커다란 영향을 미친다. 다음 자료를 참조하라. Clutton-Brock and Parker, "Potential Reproductive Rates and the Operation of Sexual Selection," for an overview.

237 Charles Darwin, On the Origin of Species by Means of Natural Selection, Or Preservation of Favoured Races in the Struggle for Life (London: John Murray, 1859), 87-88.

238 여러 종의 암컷 역시 짝짓기 경쟁에 적응하도록 진화해왔다. 암컷은 공격성을 맹렬하게 드러내기도 하고 정자가 우수한 상대를 고르는 전략을 취하기도 한다. 암컷은 무엇보다 우수한 유전자, 자원 조달력, 새끼에게 투자하는 자세를 보고 수컷을 선택한다. Kimberly A. Rosvall, "Intrasexual Competition in Females: Evidence for Sexual Selection?," Behavioral Ecology 22, no. 6 (2011): 1131–40.

239 Darwin, On the Origin of Species, 88. Again, since Darwin's time scientists have documented the active role that females take in not only mate choice but also mating competition.

240 Charles Darwin to Asa Gray, April 3 [1860], available through the Darwin Correspondence Project, Letter no. 2743, University of Cambridge, https://www.darwinproject. ac.uk/letter/DCP-LETT-2743.xml.

241 Charles Darwin, The Descent of Man, and Selection in Relation to Sex, 2 vols. (New York: D. Appleton, 1871), vol. 1, 422.

242 성선택 과정에서 암컷이 맡는 역할은 처음에는 인정받지 못하다가 결국에는 받아들여졌다. 이와 관련된 내용은 다음 자료를 참조하라. Zuk, Sexual Selections, 7–10.

243 암컷이 공격적인 전략을 사용하는 사례를 알고 싶다면 다음 자료를 참조하라. Zuk, Sexual Selections, 128–30

244 Jeffrey A. French, Aaryn C. Mustoe, Jon Cavanaugh, and Andrew K. Birnie, "The Influence of Androgenic Steroid Hormones on Female Aggression in 'Atypical' Mammals," Philosophical Transactions of the Royal Society B: Biological Sciences 368, no. 1631 (2013): 1–10.

245 Stephen E. Glickman, Gerald R. Cunha, Christine M. Drea, Alan J. Conley, and Ned J. Place, "Mammalian Sexual Differentiation: Lessons from the Spotted Hyena," Trends in Endocrinology and Metabolism 17, no. 9 (2006): 349–56. 점박이하이에나 암컷은 음경처럼 생긴 음핵에 난 구멍으로 출산, 배뇨, 짝짓기를 모두 실시한다. 이들은 질 개구부가 없는 유일한 암컷 포유류다.

246 T. H. Clutton-Brock, S. J. Hodge, G. Spong et al., "Intrasexual Competition and Sexual Selection in Cooperative Mammals," Nature 444, no. 7122 (2006): 1065–68.

테스토스테론

247 Michael C. Moore, "Testosterone Control of Territorial Behavior: Tonic-ReleaseIm-plants Fully Restore Seasonal and Short-Term Aggressive Responses in Free-Living Castrated Lizards," General and Comparative Endocrinology 70, no. 3 (1988): 450-59.

248 Michael C. Moore and Catherine A. Marler, "Effects of Testosterone Manipulations on Nonbreeding Season Territorial Aggression in Free-Living Male Lizards, Scelopo-rus jarrovi," General and Comparative Endocrinology 65, no. 2 (1987): 225-32.

249 Michael C. Moore, "Elevated Testosterone Levels During Nonbreeding-Season Terri-toriality in a Fall-Breeding Lizard, Sceloporus jarrovi," Journal of Comparative Physi-ology A 158, no. 2 (1986): 159-63. 계절에 따른 테스토스테론 수치의 변화는 다음 자료를 참조하라. Moore and Marler, "Effects of Testosterone Manipulations." 영역은 설정되었지만 공격성은 최고조에 이르지 않은 여름철에 테스토스테론을 조절하는 효과가 미치는 효과는 다음 자료를 참조하라. Moore, "Testosterone Control of Territorial Behavior," 457.

250 도마뱀과 같은 여러 계절번식동물은 다른 수컷이나 기온, 일광 노출 시간 등과 같은 환경적 요인에 크게 영향을 받는다.

251 John C. Wingfield, Sharon E. Lynn, and Kiran K. Soma, "Avoiding the 'Costs' of Tes-tosterone: Ecological Bases of Hormone-Behavior Interactions," Brain, Behavior and Evolution 57, no. 5 (2001): 239-51.

252 John C. Wingfield, Robert E. Hegner, Alfred M. Dufty, and Gregory F. Ball, "The 'Challenge Hypothesis': Theoretical Implications for Patterns of Testosterone Secre-tion, Mating Systems, and Breeding Strategies," American Naturalist 136, no. 6 (1990): 829-46.

253 Wingfield, Lynn, and Soma, "Avoiding the 'Costs' of Testosterone."

254 John C. Wingfield, Marilyn Ramenofsky, Robert E. Hegner, and Gregory F. Ball, "Whither the Challenge Hypothesis?," Hormones and Behavior 123 (2020): 104588.

255 Peter T. Ellison, On Fertile Ground: A Natural History of Human Reproduction (Cambridge, MA: Harvard University Press, 2009), 260.

256 인간은 남성의 싸움 능력과 재력을 재빨리 알아보도록 진화한 듯하다. 다음 자료를 참조하라. Aaron Sell, Leda Cosmides, John Tooby, Daniel Sznycer, Christopher von Rueden, and Michael Gurven, "Human Adaptations for the Visual Assessment of Strength and Fighting Ability from the Body and Face," Proceedings of the Royal Society B: Biological Sciences 276, no. 1656 (2009): 575−84.

257 Daemon Fairless, Mad Blood Stirring: The Inner Lives of Violent Men (Toronto: Random House Canada, 2018), 4−7.

258 American Psychological Association, "Harmful Masculinity and Violence," In the Public Interest newsletter, September 2018, https://www.apa.org/pi/about/newsletter/2018/09/harmful-masculinity.

259 Matthew Gutmann, "Testosterone Is Widely, and Wildly, Misunderstood," Psyche newsletter, Aeon, March 10, 2020, https://aeon.co/ideas/testosterone-is-widely-and-sometimes-wildly-misunderstood.

260 Peter Landesman, "A Woman's Work," New York Times, September 15, 2002.

261 여성이 연인이나 배우자에게 드러내는 공격성의 종류와 비율은 다음 자료를 참조하라. Helen Gavin and Theresa Porter, Female Aggression (Hoboken, NJ: John Wiley and Sons, 2014), 64−68.

262 John Archer, "Sex Differences in Aggression Between Heterosexual Partners: A Meta-Analytic Review," Psychological Bulletin 126, no. 5 (2000): 651−80; Sherry L. Hamby, "Measuring Gender Differences in Partner Violence: Implications from Research on Other Forms of Violent and Socially Undesirable Behavior," Sex Roles 52, no. 11−12 (2005): 725−42; and Murray A. Straus, "Dominance and Symmetry in Partner Violence by Male and Female University Students in 32 Nations," Children and Youth Services Review 30, no. 3 (2008): 252−75.

263 Leonardo Christov-Moore, Elizabeth A. Simpson, Gino Coude, Kristina Grigaityte, Marco Iacobini, and Pier Francesco Ferrari, "Empathy: Gender Effects in Brain and

Behavior," Neuroscience and Biobehavioral Reviews 46, pt. 4 (2014): 604−27.

264 Margo Wilson and Martin Daly, "Lethal and Nonlethal Violence Against Wives and the Evolutionary Psychology of Male Sexual Proprietariness," in Rethinking Violence Against Women, ed. Russell Dobash (Thousand Oaks, CA: Sage, 1998), 224; Chelsea M. Spencer and Sandra M. Stith, "Risk Factors for Male Perpetration and Female Victimization of Intimate Partner Homicide: A Meta−Analysis," Trauma, Violence, and Abuse 21, no. 3 (2020): 527−40.

265 Wilson and Daly, "Lethal and Nonlethal Violence Against Wives"; Nancy C. Jurik and Russ Winn, "Gender and Homicide: A Comparison of Men and Women Who Kill," Violence and Victims 5, no. 4 (1990): 227−42; Kenneth Polk and David Ranson, "The Role of Gender in Intimate Homicide," Australian and New Zealand Journal of Criminology 24, no. 1 (1991): 15−24; Lisa D. Brush, "Violent Acts and Injurious Outcomes in Married Couples: Methodological Issues in the National Survey of Families and Households," Gender and Society 4, no. 1 (1990): 56−67; Shilan Caman, Katarina Howner, Marianne Kristiansson, and Joakim Sturup, "Differentiating Male and Female Intimate Partner Homicide Perpetrators: A Study of Social, Criminological and Clinical Factors," International Journal of Forensic Mental Health 15, no. 1 (2016): 26−34.

266 John Archer and Sarah M. Coyne, "An Integrated Review of Indirect, Relational, and Social Aggression," Personality and Social Psychology Review 9, no. 3 (2005): 212−30. 뒷담화가 평판에 미치는 영향을 진화적 관점에서 살펴보고자 한다면 다음 자료를 참조하라. Richard Wrangham, The Goodness Paradox: The Strange Relationship Between Virtue and Violence in Human Evolution (New York: Pantheon, 2019), 135−36.

여성의 공격성 및 경쟁심 유형과 관련 있을 만한 호르몬을 살펴보고 싶다면 다음 자료를 참조하라. Thomas F. Denson, Siobhan M. O'Dean, Khandis R. Blake, and Joanne R. Beames, "Aggression in Women: Behavior, Brain and Hormones," Frontiers in Behavioral Neuroscience 12 (2018): 81.

267 여성이 직접적 공격보다 간접적 공격을 선호한다는 근거를 보고 싶다면 다음 자료를 참조하라. Joyce F. Benenson, Henry Markovits, Brittany Hultgren, Tuyet Nguyen, Grace Bullock, and Richard Wrangham, "Social Exclusion: More Important to Human Females Than Males," PLoS One 8, no. 2 (2013): e55851; Joyce F. Benenson, Henry Markovits, Melissa Emery Thompson, and Richard W. Wrangham, "Under Threat of Social Exclusion, Females Exclude More Than Males," Psychological Science 22, no. 4 (2011): 538–44; and Steven Arnocky and Tracy Vaillancourt, "Sexual Competition Among Women: A Review of the Theory and Supporting Evidence," in The Oxford Handbook of Women and Competition, ed. Maryanne L. Fisher, 25–39 (New York: Oxford University Press, 2017).

268 호르몬과 여성의 공격성은 다음 자료를 참조하라. Kristina O. Smiley, Sharon R. Ladyman, Papillon Gustafson, David R. Grattan, and Rosemary S. E. Brown, "Neuroendocrinology and Adaptive Physiology of Maternal Care," Current Topics in Behavioral Neuroscience 43 (2019): 161–210. 여성의 공격성 표출은 남성과 마찬가지로 신체 조건과 환경 조건에 달려 있으며, 두 조건은 성행위 그 자체보다 신경내분비계 조절에 더 큰 영향을 미치는 듯하다. Natalia Duque-Wilckens and Brian C. Trainor, "Behavioral Neuroendocrinology of Female Aggression," in Oxford Research Encyclopedias: Neuroscience, 1–55 (New York: Oxford University Press, 2017).

269 John Archer, "Sex Differences in Aggression in Real-World Settings: A Meta-Analytic Review," Review of General Psychology 8, no. 4 (2004): 291–322.

270 Richard W. Wrangham, "Two Types of Aggression in Human Evolution," Proceedings of the National Academy of Sciences 115, no. 2 (2018): 245–53; and A. Siegel and J. Victoroff, "Understanding Human Aggression: New Insights from Neuroscience," International Journal of Law and Psychiatry 32, no. 4 (2009): 209–15.

271 Wrangham, "Two Types of Aggression in Human Evolution." War is an exception; it is planned and thus "proactive."

272 Justin M. Carre, Cheryl M. McCormick, and Ahmad R. Hariri, "The Social Neuroendocrinology of Human Aggression," Psychoneuroendocrinology 36, no. 7 (2011):

935-44; and Wrangham, The Goodness Paradox.

273 Wenfeng Zhu, Xiaolin Zhou,and Ling-Xiang Xia, "Brain Structures and Functional Connectivity Associated with Individual Differences in Trait Proactive Aggression," Scientific Reports 9, no. 1 (2019): 1-12; Jilly Naaijen, Leandra M. Mulder, Shahrzad Ilbegi et al., "Specific Cortical and Subcortical Alterations for Reactive and Proactive Aggression in Children and Adolescents with Disruptive Behavior," Neuroimage: Clinical 27 (2020): 102344; and Meghan E. Flanigan and Scott J. Russo, "Recent Advances in the Study of Aggression," Neuropsychopharmacology 44, no. 2 (2019): 241-44.

274 Mark A. Schmuckler, "What Is Ecological Validity? A Dimensional Analysis," Infancy 2, no. 4 (2001): 419-36.

275 United Nations Office on Drugs and Crime, "Global Study on Homicide 2019," Booklet 1: Executive Summary, 2019, 22, https://www.unodc.org/unodc/en/data-and-analysis/global-study-on-homicide.html.

276 남성이 연인이나 배우자에게 폭력을 저지르는 이유를 진화적 관점에서 살펴보고 싶다면 다음 자료를 참조하라. James Alan Fox and Emma E. Fridel, "Gender Differences in Patterns and Trends in US Homicide, 1976-2015," Violence and Gender 4, no. 2 (2017): 37-43; and Margo Wilson and Martin Daly, "Coercive Violence by Human Males Against Their Female Partners," in Sexual Coercion in Primates and Humans: An Evolutionary Perspectiveon Male Aggression Against Females, ed. Martin N. Muller and Richard W. Wrangham, 271-91 (Cambridge, MA: Harvard University Press, 2009).

여성이 다른 여성을 죽이는 경우는 극히 드물다. 남성과 마찬가지로 여성이 다른 성별을 살해한다면 그 대상은 주로 연인이나 배우자다. 여성의 살인율은 남성과 비교했을 때 국가별로도 크게 차이가 나지 않는다. 남성의 범죄율은 내려갈 수 있는 여지가 많지만 여성의 범죄율은 이미 너무 낮아서 크게 내려갈 여지가 없다. 그래서 싱가포르나 스위스와 같이 살인율이 매우 낮은 나라의 살인율 성차는 남아프리카공화국이나 베네수엘라와 같이 살인율이 높은 나라에 비해 적다. 다음 자료를 참조하

라. "Global Study on Homicide 2019," United Nations Office on Drugs and Crime, Booklet 2: Homicide: Extent, Patterns, Trends and Criminal Justice Response, 2019.

Kirsten J. Russell and Christopher J. Hand, "Rape Myth Acceptance, Victim Blame Attribution and Just World Beliefs: A Rapid Evidence Assessment," Aggression and Violent Behavior 37 (2017): 153–60.

278 Federal Bureau of Investigation, "Table 42: Arrests by Sex," FBI 2018 Crime in the United States, Criminal Justice Information Services Division, n.d., https://ucr.fbi. gov/crime-in-the-u.s/2018/crime-in-the-u.s.-2018/topic-pages/tables/table-42.

279 Markku Heiskanen and Anni Lietonen, "Crime and Gender: A Study on How Men and Women Are Represented in International Crime Statistics," publication series no. 85, European Institute for Crime Prevention and Control, Helsinki, 2016, 59, https:// www.heuni.fi/material/attachments/heuni/reports/Ast1S7Egx/Crime_and_gender_ taitto.pdf; United Nations Office on Drugs and Crime, "Global Study on Homicide 2019," Booklet 1: Executive Summary, 2019, 22, https://www.unodc.org/unodc/en/ data-and-analysis/global-study-on-homicide.html.

전 세계인의 폭력과 공격성에서 나타나는 성차를 포괄적으로 메타 분석한 내용을 보고 싶다면 다음 자료를 참조하라. Archer, "Sex Differences in Aggression in Real-World Settings."

사기 범죄에서 나타나는 성차를 살펴보려면 다음 자료를 참조하라. Bruce Dorris, Report to the Nations: 2018 Global Study on Occupational Fraud and Abuse, Association of Certified Fraud Examiners (2018), https://s3-us-west-2.amazonaws. com/acfepublic/2018-report-to-the-nations.pdf.

280 John Archer, "The Reality and Evolutionary Significance of Human Psychological Sex Differences," Biological Reviews 94, no. 4 (2019): 1389.

281 Robert L. Cieri, Steven E. Churchill, Robert G. Franciscus, Jingzhi Tan, and Brian Hare, "Craniofacial Feminization, Social Tolerance, and the Origins of Behavioral Modernity," Current Anthropology 55, no. 4 (2014): 419–43.

282 Phillip L. Walker, "A Bioarchaeological Perspective on the History of Violence," An-

테스토스테론

nual Review of Anthropology 30, no. 1 (2001): 587; and Patricia Lambert, "Patterns of Violence in Prehistoric Hunter-Gatherer Societies of Coastal Southern California," in Troubled Times: Violence and Warfare in the Past, ed. David W. Frayer and Debra L. Martin, 87−89 (London: Routledge, 1998).

283 Nicole Hess, Courtney Helfrecht, Edward Hagen, Aaron Sell, and Barry Hewlett, "Interpersonal Aggression Among Aka Hunter-Gatherers of the Central African Republic," Human Nature 21, no. 3 (2010): 330−54.

284 Haider J. Warraich and Robert M. Califf, "Differences in Health Outcomes Between Men and Women: Biological, Behavioral, and Societal Factors," Clinical Chemistry 65, no. 1 (2019): 19−23.

285 놀이 성향에서 나타나는 성차 그리고 놀이와 호르몬에 대해서 알고 싶다면 다음 자료를 참조하라. Melissa Hines, Mihaela Constantinescu, and Debra Spencer, "Early Androgen Exposure and Human Gender Development," Biology of Sex Differences 6, no. 3 (2015); Vickie L. Pasterski, Mitchell E. Geffner, Caroline Brain, Peter Hindmarsh, Charles Brook, and Melissa Hines, "Prenatal Hormones and Postnatal Socialization by Parents as Determinants of Male-Typical Toy Play in Girls with Congenital Adrenal Hyperplasia," Child Development 76, no. 1 (2005): 264−78; D. Spencer, V. Pasterski, S. Neufeld et al., "Prenatal Androgen Exposure and Children's Aggressive Behavior and Activity Level," Hormones and Behavior 96 (2017): 156−65; Sheri A. Berenbaum, "Beyond Pink and Blue: The Complexity of Early Androgen Effects on Gender Development," Child Development Perspectives 12, no. 1 (2018): 58−64; and Sheri A. Berenbaum and Adriene M. Beltz, "Sexual Differentiation of Human Behavior: Effects of Prenatal and Pubertal Organizational Hormones," Frontiers in Neuroendocrinology 32, no. 2 (2011): 183−200.

286 Dale C. Spencer, "Narratives of Despair and Loss: Pain, Injury and Masculinity in the Sport of Mixed Martial Arts," Qualitative Research in Sport, Exercise and Health 4, no. 1 (2012): 117−37; and Robert O. Deaner and Brandt A. Smith, "Sex Differences in Sports Across 50 Societies," Cross-Cultural Research 47, no. 3 (2013): 268−309.

287 남녀의 심리적 측면에서 나타나는 성차는 다음 자료를 참조하라. Archer, "The Reality and Evolutionary Significance of Human Psychological Sex Differences." 비디오게임 선호도에서 나타나는 성차는 다음 자료를 참조하라. Kristen Lucas and John L. Sherry, "Sex Differences in Video Game Play: A Communication-Based Explanation," Communication Research 31, no. 5 (2004): 499–523; and Melissa Terlecki, Jennifer Brown, Lindsey Harner-Steciw et al., "Sex Differences and Similarities in Video Game Experience, Preferences, and Self-Efficacy: Implications for the Gaming Industry," Current Psychology 30, no. 1 (2011): 22–33. 폭력과 관련된 환상은 다음 자료를 참조하라. Susan Pollak and Carol Gilligan, "Images of Violence in Thematic Apperception Test Stories," Journal of Personality and Social Psychology 42, no. 1 (1982): 159–67; and Limor Goldner, Rachel Lev-Wiesel, and Guy Simon, "Revenge Fantasies After Experiencing Traumatic Events: Sex Differences," Frontiers in Psychology 10 (2019), article 886.

288 남녀의 생식 성공률에서 나타나는 편차의 크기는 결혼 제도를 비롯한 기타 요인에 의해 크게 달라진다. 생식 성공률에서 나타나는 성차는 일부다처제나 이혼과 재혼이 잦은 사회에서 가장 크게 나타난다. 다음 자료를 참조하라. Gillian R. Brown, Kevin N. Laland, and Monique Borgerhoff Mulder, "Bateman's Principles and Human Sex Roles," Trends in Ecology and Evolution 24, no. 6 (2009): 297–304.

289 Brown, Laland, and Borgerhoff Mulder, "Bateman's Principles and Human Sex Roles."

290 일부다처제 속에서 아내를 여럿 둔 남성은 생식이라는 측면에서 승자가 될 가능성이 크다. 다음 자료를 참조하라. Mhairi A. Gibson and Ruth Mace, "Polygyny, Reproductive Success and Child Health in Rural Ethiopia: Why Marry a Married Man?," Journal of Biosocial Science 39, no. 2 (2007): 287–303. 일부다처제를 채택한 국가는 상당히 많지만(전 세계 85퍼센트 국가가 일부다처제다) 그중 실제로 아내를 여럿 거느리는 남성은 7~14퍼센트에 불과하다. 일부일처제 사회에서는 배우자를 얻을 기회가 적기 때문에 결혼해서 정착을 하지 못해 불만인 남성이 많다. 이런 상황은 남성의 폭력 발생률이 높아지는 것과 관련이 있다. 반면 일부일처제 사회에서는 남성 간 폭력 발생이 낮고 성평등 지수 및 경제생산성이 높다. 이런 현상은 결혼한 남성과 아버지

테스토스테론

가 된 남성의 테스토스테론 수치가 낮아지는 것과 관련이 있는 듯하다.

291 결혼 제도와 양육 문화가 다양한 폭력 지수와 어떤 관련이 있는지를 알고 싶다면 다음 자료를 참조하라. Joseph Henrich, Robert Boyd, and Peter J. Richerson, "The Puzzle of Monogamous Marriage," Philosophical Transactions of the Royal Society B: Biological Sciences 367, no. 1589 (2012): 657–69.

292 Carre, McCormick, and Hariri, "The Social Neuroendocrinology of Human Aggression." 동물 실험을 실시해보면 테스토스테론 수치가 높은 상태에서 가해지는 서열, 평판, 자원, 짝짓기 기회에 대한 사회적 위협은 반응적 공격성을 높이는 요인으로 작용했다. 남성의 신경계 역시 이와 비슷하게 반응적 공격성을 보이도록 적응한 듯하다. 다음 자료를 참조하라. Wrangham, "Two Types of Aggression in Human Evolution."

293 테스토스테론 수치는 남성의 결혼 유무나 자식 유무뿐만 아니라 행동이나 식생활, 육아와 관련된 문화적 기준에 따라서도 변한다. 독신이면서 테스토스테론 수치가 높은 남성(일부다처제 사회에 더 많다)이 많은 사회는 폭력 발생률이 높다. 문화와 생물학이 깊이 엮여 있음을 보여주는 연구 사례는 다음 자료를 참조하라. Joseph Henrich, The Weirdest People in the World: How the West Became Psychologically Peculiar and Particularly Prosperous (New York: Farrar, Straus and Giroux, 2020), 268–83.

294 Martin N. Muller and Richard W. Wrangham, "Dominance, Aggression and Testosterone in Wild Chimpanzees: A Test of the 'Challenge Hypothesis,'" Animal Behaviour 67, no. 1 (2004): 113–23.

295 Martie G. Haselton and Kelly Gildersleeve, "Can Men Detect Ovulation?," Current Directions in Psychological Science 20, no. 2 (2011): 87–92; Geoffrey Miller, Joshua M. Tybur, and Brent D. Jordan, "Ovulatory Cycle Effects on Tip Earnings by Lap Dancers: Economic Evidence for Human Estrus?," Evolution and Human Behavior 28, no. 6 (2007): 375–81; Saul L. Miller and Jon K. Maner, "Scent of a Woman: Men's Testosterone Responses to Olfactory Ovulation Cues," Psychological Science 21, no. 2 (2010): 276–83; Steven W. Gangestad and Martie G. Haselton, "Human Estrus: Implications for Relationship Science," Current Opinion in Psychology 1 (2015): 45–51. 생리 주기에 따라 여성의 신체 기능과 행동에 나타나는 변화(배란 신호일 수 있다)는

위 자료를 참조하라.

296 다른 영장류와 달리 여성이 배란 사실을 감추도록 진화한 이유는 아직 제대로 밝혀지지 않았다. 한 가지 이론에 따르면 가임 가능성이 가장 높은 시기를 숨기면 새끼의 생존률이 높아진다. 새끼는 아직 작고 약해서 부모의 보살핌이 많이 필요하기 때문이다. 남성이 여성의 배란 사실을 알아차리지 못하는 것은, 남성이 성관계 상대의 곁을 지키며 자신의 번식 가능성을 높이고 경쟁자는 내쫓도록 만드는 계기로 작용한다. 남성과 여성 모두 남성이 자식에게 공을 더 들여 자식을 생존하게끔 만드는 견고한 유대 관계로부터 이득을 얻는다. 다음 자료를 참조하라. David C. Geary and Mark V. Flinn, "Evolution of Human Parental Behavior and the Human Family," Parenting 1, no. 1-2 (2001): 5-61. 숨겨진 배란과 관련해서 상반된 이론을 보고 싶다면 다음 자료를 참조하라. Beverly I. Strassmann, "Sexual Selection, Paternal Care, and Concealed Ovulation in Humans," Ethology and Sociobiology 2, no. 1 (1981): 31-40.

297 Ryan Schacht, Helen E. Davis, and Karen L. Kramer, "Patterning of Paternal Investment in Response to Socioecological Change," Frontiers in Ecology and Evolution 6 (2018), article 142.

298 사랑하는 사람과 가정을 꾸리거나 아버지가 된 남성의 테스토스테론 수치가 낮아지는 현상은 부부 관계나 아버지로서의 역할에 공을 들이는 것과 같은 여러 요인의 영향이지만 그 힘은 그다지 크지 않다. 다음 자료를 참조하라. Nicholas M. Grebe, Ruth E. Sarafin, Chance R. Strenth, and Samuele Zilioli, "Pair-Bonding, Fatherhood, and the Role of Testosterone: A Meta-Analytic Review," Neuroscience and Biobehavioral Reviews 98 (2019): 221-33. 다음 자료도 참조하라. Peter B. Gray, Timothy S. McHale, and Justin M. Carre, "A Review of Human Male Field Studies of Hormones and Behavioral Reproductive Effort," Hormones and Behavior 91 (2017): 52-67. 더 자세한 정보가 필요하다면 다음 자료를 참조하라. Lee T. Gettler, Thomas W. McDade, Alan B. Feranil, and Christopher W. Kuzawa, "Longitudinal Evidence That Fatherhood Decreases Testosterone in Human Males," Proceedings of the National Academy of Sciences 108, no. 39 (2011): 16194-99; and Christopher W. Kuzawa, Lee T. Gettler, Martin N. Muller, Thomas W. McDade, and Alan B. Feranil, "Fatherhood, Pairbonding and Testosterone in the Philippines," *Hormones and Behavior* 56, no. 4 (2009): 429–35. 아내가 있는 상태에서 외도를 하고자 하는 남성은 테스토스테론 수치가 높게 나타난다. 다음 자료를 참조하라. Matthew McIntyre, Steven W. Gangestad, Peter B. Gray et al., "Romantic Involvement Often Reduces Men's Testosterone Levels—But Not Always: The Moderating Role of Extrapair Sexual Interest," *Journal of Personality and Social Psychology* 91, no. 4 (2006): 642–51.

299 테스토스테론이 일생에 걸쳐 성장, 유지, 생식(짝짓기와 양육을 포함) 과정을 어떻게 조율하는지 살펴보려면 다음 자료를 참조하라. Richard G. Bribiescas, "Reproductive Ecology and Life History of the Human Male," *American Journal of Physical Anthropology* 116, no. S33 (2001): 148–76.

300 높은 지위와 성취욕에 따르는 이득: Joey T. Cheng, Jessica L. Tracy, and Joseph Henrich, "Pride, Personality, and the Evolutionary Foundations of Human Social Status," *Evolution and Human Behavior* 31, no. 5 (2010): 334–47; and Christopher Von Rueden, Michael Gurven, and Hillard Kaplan, "Why Do Men Seek Status? Fitness Payoffs to Dominance and Prestige," *Proceedings of the Royal Society B: Biological Sciences* 278, no. 1715 (2011): 2223–32. 남성은 여성보다 규모가 크고 위계가 뚜렷한 집단을 이루기 때문에 갈등 상황을 비교적 효율적으로 해결한다. Joyce F. Benenson and Richard W. Wrangham, "Cross-Cultural Sex Differences in Post-Conflict Affiliation Following Sports Matches," *Current Biology* 26, no. 16 (2016): 2208–12; and Chris Von Rueden, Sarah Alami, Hillard Kaplan, and Michael Gurven, "Sex Differences in Political Leadership in an Egalitarian Society," *Evolution and Human Behavior* 39, no. 4 (2018): 402–11.

301 Wrangham, *The Goodness Paradox*, 154–55; and Frank W. Marlowe, "Hunter-Gatherers and Human Evolution," *Evolutionary Anthropology* 14, no. 2 (2005): 54–67.

302 Knowledge of others in the wider society: Kim R. Hill, Brian M. Wood, Jacopo Baggio, A. Magdalena Hurtado, and Robert T. Boyd, "Hunter-Gatherer Inter-Band Interaction Rates: Implications for Cumulative Culture," *PloS One* 9, no. 7 (2014): e102806.

303 Percent in T decline across the day: Michael J. Diver, Komal E. Imtiaz, Aftab M. Ahmad, Jiten P. Vora, and William D. Fraser, "Diurnal Rhythms of Serum Total, Free and Bioavailable Testosterone and of SHBG in Middle-Aged Men Compared with Those in Young Men," Clinical Endocrinology 58, no. 6 (2003): 710–17.

304 Robert O. Deaner, Shea M. Balish, and Michael P. Lombardo, "Sex Differences in Sports Interest and Motivation: An Evolutionary Perspective," Evolutionary Behavioral Sciences 10, no. 2 (2016): 73.

305 Paul C. Bernhardt, James M. Dabbs Jr., Julie A. Fielden, and Candice D. Lutter, "Testosterone Changes During Vicarious Experiences of Winning and Losing Among Fans at Sporting Events," Physiology and Behavior 65, no. 1 (1998): 59–62.

306 John C. Wingfield, Marilyn Ramenofsky, Robert E. Hegner, and Gregory F. Ball, "Whither the Challenge Hypothesis?," Hormones and Behavior 123 (2020): 104588; and Donna L. Maney, "The Challenge Hypothesis: Triumphs and Caveats," Hormones and Behavior 123 (2020): 104663. 관련한 다음 자료를 참조하라. Joe Herbert, Testosterone: Sex, Power, and the Will to Win (New York: Oxford University Press, 2015), 109–29.

307 Rui F. Oliveira, Marco Lopes, Luis A. Carneiro, and Adelino V. M. Canario, "Watching Fights Raises Fish Hormone Levels," Nature 409, no. 6819 (2001): 475.

308 M. B. Solomon, M. C. Karom, A. Norvelle, C. A. Markham, W. D. Erwin, and K. L. Huhman, "Gonadal Hormones Modulate the Display of Conditioned Defeat in Male Syrian Hamsters," Hormones and Behavior 56, no. 4 (2009): 423–28.

309 Oliver C. Schultheiss, Kenneth L. Campbell, and David C. McClelland, "Implicit Power Motivation Moderates Men's Testosterone Responses to Imagined and Real Dominance Success," Hormones and Behavior 36, no. 3 (1999): 234–41; and Shawn N. Geniole and Justin M. Carre, "Human Social Neuroendocrinology: Review of the Rapid Effects of Testosterone," Hormones and Behavior 104 (2018): 192–205.

310 Christoph Eisenegger, Robert Kumsta, Michael Naef, Jorg Gromoll, and Markus Heinrichs, "Testosterone and Androgen Receptor Gene Polymorphism Are Associated

with Confidence and Competitiveness in Men," Hormones and Behavior 92 (2017): 93−102.

311 Merlin G. Butler and Ann M. Manzardo, "Androgen Receptor (AR) Gene CAG Tri-nucleotide Repeat Length Associated with Body Composition Measures in Non−Syn-dromic Obese, Non−Obese and Prader−Willi Syndrome Individuals," Journal of Assisted Reproduction and Genetics 32, no. 6 (2015): 909−15.

312 M. G. Packard, A. H. Cornell, and G. M. Alexander, "Rewarding Affective Properties of Intra−Nucleus Accumbens Injections of Testosterone," Behavioral Neuroscience 111, no. 1 (1997): 219−24; and Jeffrey Parrilla−Carrero, Orialis Figueroa, Alejandro Lugo et al., "The Anabolic Steroids Testosterone Propionate and Nandrolone, but Not 17alpha−Methyltestosterone, Induce Conditioned Place Preference in Adult Mice," Drug and Alcohol Dependence 100, no. 1−2 (2009): 122−27.

313 Tertia D. Purves−Tyson, Samantha J. Owens, Kay L. Double, Reena Desai, David J. Handelsman, and Cynthia S. Weickert, "Testosterone Induces Molecular Changes in Dopamine Signaling Pathway Molecules in the Adolescent Male Rat Nigrostriatal Pathway," PloS One 9, no. 3 (2014): e91151; and Cheryl A. Frye, "Some Rewarding Effects of Androgens May Be Mediated by Actions of Its 5α−Reduced Metabolite 3α−Androstanediol," Pharmacology, Biochemistry, and Behavior 86, no. 2 (2007): 354−67.

314 M. A. de Souza Silva, C. Mattern, B. Topic, T. E. Buddenberg, and J. P. Huston, "Dopaminergic and Serotonergic Activity in Neostriatum and Nucleus Accumbens Enhanced by Intranasal Administration of Testosterone," European Neuropsycho-pharmacology 19, no. 1 (2009): 53−63.

315 Shawn N. Geniole, Tanya L. Procyshyn, Nicole Marley et al., "Using a Psychophar-macogenetic Approach to Identify the Pathways Through Which—and the People for Whom—Testosterone Promotes Aggression," Psychological Science 30, no. 4 (2019): 481−94.

316 Robert M. Sapolsky, The Trouble with Testosterone: And Other Essays on the Biology

of the Human Predicament (New York: Scribner, 1998).

317 Baris O. Yildirim and Jan J. L. Derksen, "A Review on the Relationship Between Testosterone and the Interpersonal/Affective Facet of Psychopathy," Psychiatry Research 197, no. 3 (2012): 181−98.

318 Justin M. Carre, Susan K. Putnam, and Cheryl M. McCormick, "Testosterone Responses to Competition Predict Future Aggressive Behaviour at a Cost to Reward in Men," Psychoneuroendocrinology 34, no. 4 (2009): 561−70.

319 Katy Vincent, Catherine Warnaby, Charlotte J. Stagg, Jane Moore, Stephen Kennedy, and Irene Tracy, "Brain Imaging Reveals That Engagement of Descending Inhibitory Pain Pathways in Healthy Women in a Low Endogenous Estradiol State Varies with Testosterone," Pain 154, no. 4 (2013): 515−24; and J. C. Choi, Y.-H. Park, S. K. Park et al., "Testosterone Effects on Pain and Brain Activation Patterns," Acta Anaesthesiologica Scandinavica 61, no. 6 (2017): 668−75.

320 A. F. Dixson and J. Herbert, "Testosterone, Aggressive Behavior and Dominance Rank in Captive Adult Male Talapoin Monkeys (Miopithecus talapoin)," Physiology and Behavior 18, no. 3 (1977): 539−43.

321 Sapolsky, The Trouble with Testosterone, 154.

322 Kim Post, "Sapolsky Gives Lecture on Violence, Human Behavior," Triangle, Drexel University student newspaper, April 21, 2017, https://www.thetriangle.org/news/sapolsky-gives-lecture-violence-human-behavior/.

323 N. A. Bridges, P. C. Hindmarsh, P. J. Pringle, D. R. Matthews, and C. G. D. Brook, "The Relationship Between Endogenous Testosterone and Gonadotrophin Secretion," Clinical Endocrinology 38, no. 4 (1993): 373−78.

324 Robert M. Sapolsky, "Stress-Induced Elevation of Testosterone Concentrations in High Ranking Baboons: Role of Catecholamines," Endocrinology 118, no. 4 (1986): 1630−35; and Kathleen V. Casto and David A. Edwards, "Testosterone, Cortisol, and Human Competition," Hormones and Behavior 82 (2016): 21−37.

325 C. D. Foradori, M. J. Weiser, and R. J. Handa, "Non-Genomic Actions of Androgens,"

테스토스테론

Frontiers in Neuroendocrinology 29, no. 2 (2008): 169–81; and Cynthia A. Heinlein and Chawnshang Chang, "The Roles of Androgen Receptors and Androgen-Binding Proteins in Nongenomic Androgen Actions," Molecular Endocrinology 16, no. 10 (2002): 2181–87.

326 암컷 동물의 공격성과 테스토스테론에 대한 논의는 6장을 참조하라.

327 일부 연구자들은 이와 관련된 연구에서 여성이 배제되었다고 우려하며, 이들의 말대로 승자-패자 효과와 관련해서는 남성의 사례가 훨씬 더 많이 조사되고 있다. 이렇게 여성에 대한 연구가 부족한 이유는 이전에 승자-패자 효과를 여성에게서 찾아보려는 시도가 대체로 실패로 돌아갔기 때문이다. 여성의 테스토스테론은 연구하기가 까다롭다. 그 이유는 앞서 살펴본 대로 여성의 테스토스테론을 측정하기 어려운 탓도 있고 여성의 테스토스테론 수치가 생리 주기와 피임약 복용 여부에 따라 달라지는 탓도 있다. 따라서 이 점을 꼭 염두에 둬야 한다. 또 연구자들은 논문 출간을 위해서 확실한 결과를 얻고자 한다. (여성을 배제해야 한다는 말은 아니지만 연구 결과에 여성을 참여시키는 사례가 줄어드는 데는 그만한 이유가 있다.)

328 Shawn N. Geniole, Brian M. Bird, Erika L. Ruddick, and Justin M. Carre, "Effects of Competition Outcome on Testosterone Concentrations in Humans: An Updated Meta-Analysis," Hormones and Behavior 92 (2017): 37–50; and K. V. Casto, D. A. Edwards, M. Akinola, C. Davis, and P. H. Mehta, "Testosterone Reactivity to Competition and Competitive Endurance in Men and Women," Hormones and Behavior 123 (2020): 104655.

329 Casto et al., "Testosterone Reactivity to Competition."

330 E. Barel, S. Shahrabani, and O. Tzischinsky, "Sex Hormone/Cortisol Ratios Differentially Modulate Risk-Taking in Men and Women," Evolutionary Psychology 15, no. 1 (2017): 1–10; and Pranjal H. Mehta, Amanda C. Jones, and Robert A. Josephs, "The Social Endocrinology of Dominance: Basal Testosterone Predicts Cortisol Changes and Behavior Following Victory and Defeat," Journal of Personality and Social Psychology 94, no. 6 (2008): 1078–93.

331 Fairless, Mad Blood Stirring, 1.

332 Quoted in R. E. Nisbett, Culture of Honor: The Psychology of Violence in the South (Boulder, CO: Westview, 1996; Abingdon, UK: Taylor and Francis, 2018), 2.

333 스티븐 핑커 《우리 본성의 선한 천사 – 인간은 폭력성과 어떻게 싸워왔는가》(New York: Penguin, 2012), ch. 3, 104.

8장

334 James R. Wilson, Robert E. Kuehn, and Frank A. Beach, "Modification in the Sexual Behavior of Male Rats Produced by Changing the Stimulus Female," Journal of Comparative and Physiological Psychology 56, no. 3 (1963): 636.

335 More on the Coolidge effect: David M. Buss, The Evolution of Desire, rev. ed. (New York: Basic Books, 2003), 80; also Susan M. Hughes, Toe Aung, Marissa A. Harrison, Jack N. LaFayette, and Gordon G. Gallup Jr., "Experimental Evidence for Sex Differences in Sexual Variety Preferences: Support for the Coolidge Effect in Humans," Archives of Sexual Behavior (May 21, 2020), https://doi.org/10.1007/s10508-020-01730-x.

336 James G. Pfaus, "Dopamine: Helping Males Copulate for at Least 200 Million Years: Theoretical Comment on Kleitz-Nelson et al. (2010)," Behavioral Neuroscience 124, no. 6 (2010): 877–80.

337 M. Dean Graham and James G. Pfaus, "Differential Regulation of Female Sexual Behaviour by Dopamine Agonists in the Medial Preoptic Area," Pharmacology, Biochemistry, and Behavior 97, no. 2 (2010): 284–92.

338 Catriona Wilson, George C. Nomikos, Maria Collu, and Hans C. Fibiger, "Dopaminergic Correlates of Motivated Behavior: Importance of Drive," Journal of Neuroscience 15, no. 7 (1995): 5169–78.

339 Raul G. Paredes and Berenice Vazquez, "What Do Female Rats Like About Sex? Paced Mating," Behavioural Brain Research 105, no. 1 (1999): 117–27.

테스토스테론

340 Dennis F. Fiorino, Ariane Coury, and Anthony G. Phillips, "Dynamic Changes in Nucleus Accumbens Dopamine Efflux During the Coolidge Effect in Male Rats," Journal of Neuroscience 17, no. 12 (1997): 4849–55.

341 For a review of the roles of hormones and neurotransmitters in coordinating motivation and movements necessary for mating, focusing on coordinating the slow effects of T with the faster effects of dopamine and serotonin: Elaine M. Hull, John W. Muschamp, and Satoru Sato, "Dopamine and Serotonin: Influences on Male Sexual Behavior," Physiology and Behavior 83, no. 2 (2004): 291–307.

342 Pfaus, "Dopamine: Helping Males Copulate."

343 태아 발달기에 테스토스테론 수치가 높아지면서 신경계가 준비되면 도파민 수치가 뇌 속에서 제때에 맞춰 높아진다. 그러면 수컷 동물은 성체기에 성적 자극을 추구한다. 또 테스토스테론과 도파민은 짝짓기에 이르는 길이 단순한 목적지가 아니라 보상을 받는 길이 되도록 돕는다. 테스토스테론은 적절한 성적 자극이 있을 때 성행동의 주축이 되는 뇌 영역(내측 시삭전야)에서 도파민 수치가 상승하도록 신경 회로에 영향을 미친다. 수컷이 가임기 암컷을 목격하거나 암컷의 냄새를 맡으면, 높은 테스토스테론 수치가 내측 시삭전야에서 도파민 수치가 높아지도록 이끈다. 그러면 수컷은 탐색, 구애, 짝짓기에 필요한 행위를 할 가능성이 높아진다. 그리고 수컷은 그렇게 행동하는 것을 좋아할 것이다! 이처럼 테스토스테론이 신경계에 미치는 효과는 그것이 혈액 속에서 자취를 감춘다 해도 곧장 사라지지 않는다. 테스토스테론이 신경계에 미치는 효과는 종에 따라 수 주 이상 지속된다. 수컷 쥐는 거세를 당하면 몇 주 안에 성욕을 잃는다. 하지만 발정기 암컷이 있는 상태에서 도파민을 수컷 쥐의 뇌 속 적당한 영역에 투여해주면, 수컷은 최근에 테스토스테론에 노출된 적이 없다고 해도 암컷의 신호에 다시 반응하며 짝짓기에 커다란 관심을 보인다. 테스토스테론이 도파민 역할의 발판을 마련해주고 성행동을 하게끔 동기와 보상을 주면, 수컷은 새로운 짝짓기 상대에 관심을 갖게 되는 것이다. Margaret R. Bell and Cheryl L. Sisk, "Dopamine Mediates Testosterone-Induced Social Reward in Male Syrian Hamsters," Endocrinology 154, no. 3 (2013): 1225–34.

344 John Archer, "The Reality and Evolutionary Significance of Human Psychological Sex

Differences," Biological Reviews 94, no. 4 (2019): 1381–415.

345 L. Liu, J. Kang, X. Ding, D. Chen, Y. Zhou, and H. Ma, "Dehydroepiandroste-rone-RegulatedTestosterone Biosynthesis via Activation of the Erk1/2 Signaling Pathway in Primary Rat Leydig Cells," Cellular Physiology and Biochemistry 36, no. 5 (2015): 1778–92.

346 Athanasios Antoniou-Tsigkos, Evangelia Zapanti, Lucia Ghizzoni, and George Mastorakos, "Adrenal Androgens," EndoText, January 5, 2019, https://www.ncbi.nlm.nih.gov/books/NBK278929/. 남성의 부신에서 생성된 안드로겐은 총 테스토스테론 양의 5퍼센트를 차지하므로 남성화 효과에 크게 기여하는 요소가 아니다. 하지만 여성의 경우에는 부신에서 생성된 테스토스테론이 상당량을 차지해서 변화 주기에 따라 전체 테스토스테론의 3분의 2가 부신에서 생성되기도 한다. 부신 안드로겐이 차지하는 비율은 주기의 중간쯤에 이르러 약 40퍼센트로 감소하는데, 이때가 되면 난소에서 혈액으로 분비하는 테스토스테론의 양이 증가한다.

347 Benjamin C. Campbell, "Adrenarche and Middle Childhood," Human Nature 22, no. 3 (2011): 327.

348 Peter B. Gray, "Evolution and Human Sexuality," American Journal of Physical Anthropology 152 (2013): 94–118.

349 여기에서 언급한 연령대는 미국 자료에서 가져온 것이다. 사춘기 연령대에서 나타나는 성차는 어느 나라에서나 비슷하지만 정확한 나이는 나라마다 다르다. 비서구 사회의 사춘기 시기는 나라마다 커다란 차이를 보인다. 다음 자료를 참조하라. Rebecca Sear, Paula Sheppard, and David A. Coall, "Cross-Cultural Evidence Does Not Support Universal Acceleration of Puberty in Father-Absent Households," Philosophical Transactions of the Royal Society B 374, no. 1770 (2019): 20180124.

350 Natalie V. Motta-Mena and David A. Puts, "Endocrinology of Human Female Sexuality, Mating, and Reproductive Behavior," Hormones and Behavior 91 (2017): 19–35.

351 J. Dennis Fortenberry, "Puberty and Adolescent Sexuality," Hormones and Behavior 64, no. 2 (2013): 280–87; and Margaret R. Bell, "Comparing Postnatal Development of Gonadal Hormones and Associated Social Behaviors in Rats, Mice, and Humans,"

Endocrinology 159, no. 7 (2018): 2596-613.

352 청소년의 성행동은 사회경제적 지위와 민족성, 문화에 따라 다르게 나타난다. Stephen T. Russell, "Conceptualizing Positive Adolescent Sexuality Development," Sexuality Research and Social Policy 2, no. 3 (2005): 4.

353 Peter T. Ellison, "Endocrinology, Energetics, and Human Life History: A Synthetic Model," Hormones and Behavior 91 (2017): 97-106.

354 Bell, "Comparing Postnatal Development of Gonadal Hormones." Hormone levels on p. 2598.

355 남성의 사춘기에 테스토스테론이 분비되는 시기는 제2의 조직화 기간으로 보이며, 이 시기에는 태아기에 조직화된 신경 구조가 한층 더 깊이 형성된다. 테스토스테론이 남성의 성행동을 활성화시키기 위해 작용하는 곳이 바로 이곳이다. 다음 자료를 참조하라. Kalynn M. Schulz, Heather A. Molenda-Figueira, and Cheryl L. Sisk, "Back to the Future: The Organizational-Activational Hypothesis Adapted to Puberty and Adolescence," Hormones and Behavior 55, no. 5 (2009): 597-604.

356 Ruth Mazo Karras, "Active/Passive, Acts/Passions: Greek and Roman Sexualities," American Historical Review 105, no. 4 (2000): 1250-65.

357 Max Bearak and Darla Cameron, "Here Are the 10 Countries Where Homosexuality May Be Punished by Death," Washington Post, June 16, 2016.

358 Joyce J. Endendijk, Anneloes L. van Baar, and Maja Deković, "He Is a Stud, She Is a Slut! A Meta-Analysis on the Continued Existence of Sexual Double Standards," Personality and Social Psychology Review 24, no. 2 (2020): 163-90; Derek A. Kreager and Jeremy Staff, "The Sexual Double Standard and Adolescent Peer Acceptance," Social Psychology Quarterly 72, no. 2 (2009): 143-64.

359 농부 중에서 자식을 가장 많이 얻은 사람은 가장 적게 얻은 사람에 비해 성과가 훨씬 좋았지만, 농부 사이에서 나타나는 성과 차이는 수렵 채취인에 비하면 훨씬 적다. 다음 자료를 참조하라. Laura Betzig, "Means, Variances, and Ranges in Reproductive Success: Comparative Evidence," Evolution and Human Behavior 33, no. 4 (2012): 309-17.

360 Ewen Callaway, "Genghis Khan's Genetic Legacy Has Competition," *Nature*, January 23, 2015.

361 Razib Khan, "1 in 200 Men Are Direct Descendants of Genghis Khan," *Discover*, August 5, 2010; Shao-Qing Wen et al., "Molecular Genealogy of Tusi Lu's Family Reveals Their Paternal Relationship with Jochi, Genghis Khan's Eldest Son," *Journal of Human Genetics* 64, no. 8 (2019): 815–20.

362 Ny MaGee, "Popular Angolan Polygamist Who Had 156 Children from 49 Wives Dies at 73," Lee Bailey's Eurweb, May 1, 2020, https://eurweb.com/2020/05/01/popular-angolan-polygamist-who-had-156-children-from-49-wives-dies-at-73/.

363 남성의 육아가 진화해온 상황은 다음 자료를 참조하라. David C. Geary, *Male, Female: The Evolution of Human Sex Differences*, 3rd ed. (Washington, DC: American Psychological Association, 2021), 83–88.

364 여성이 사용하는 결혼 전략의 다양성과 복합성은 다음 자료를 참조하라. Elizabeth Cashdan, "Women's Mating Strategies," *Evolutionary Anthropology: Issues, News, and Reviews* 5, no. 4 (1996): 134–43; and Steven W. Gangestad and Jeffry A. Simpson, "Toward an Evolutionary History of Female Sociosexual Variation," *Journal of Personality* 58, no. 1 (1990): 69–96.

365 David M. Buss and David P. Schmitt, "Mate Preferences and Their Behavioral Manifestations," *Annual Review of Psychology* 70 (2019): 77–110; Archer, "The Reality and Evolutionary Significance of Human Psychological Sex Differences"; and J. Michael Bailey, Steven Gaulin, Yvonne Agyei, and Brian A. Gladue, "Effects of Gender and Sexual Orientation on Evolutionarily Relevant Aspects of Human Mating Psychology," *Journal of Personality and Social Psychology* 66, no. 6 (1994): 1081.

366 Ryan Schacht and Karen L. Kramer, "Are We Monogamous? A Review of the Evolution of Pair-Bonding in Humans and Its Contemporary Variation Cross-Culturally," *Frontiers in Ecology and Evolution* 7, no. 230 (2019).

367 Steve Stewart-Williams, *The Ape That Understood the Universe: How the Mind and Culture Evolve* (Cambridge: Cambridge University Press, 2018), 75–77. 인간의 성생

테스토스테론

활에서 나타나는 성차는 다른 종과 비교했을 때 그리 크지 않다. 진화론으로 설명해 보자면 인간의 아기는 커다란 대가를 치러서 얻는 존재로 돌보는 데 상대적으로 시간 과 에너지가 많이 들어, 남성이 양육을 도우면 생존율이 높아진다. 아버지로서의 양육 투자는 공격성이나 짝짓기 경쟁에서 나타나는 성차를 줄이는 결과를 낳는다. 남성과 여성은 관계 및 성행위와 관련해서 여러 가지 비슷한 욕구를 갖고 있다. 남녀 모두 매 력적인 배우자와 장기적 관계를 맺기를 원하는 한편, 때로는 외도를 하거나 자위를 하 거나 음란물을 시청하고자 한다.

가벼운 성관계에 대해서 성차가 존재한다고 해서 여성은 그런 욕구가 없다고 생 각해서는 안 된다. 가벼운 성관계는 여성이 사용하는 짝짓기 전략의 일부가 될 수 있 다. 진화생물학자이자 인류학자인 세라 허디Sarah Hrdy는 진화적 변화 과정 속에서 여성이 맡은 역할을 이해하고자 노력해왔다. 허디는 여성이 가벼운 성관계 혹은 헌 신적인 성관계를 선호하는 성향이 단순히 성별이나 천성에 따른 것이 아니라 생태학 적 인구학적 역사적 요인 및 현재 호르몬 상태 그리고 여성에게 열려 있는 다양한 선 택지에 달려 있다고 설명한다. Sarah Blaffer Hrdy, The Woman That Never Evolved (Cambridge, MA: Harvard University Press, 1999), xxiii. 다른 연구자들 역시 여러 성 관계 상대를 두는 것이 번식에 도움이 될 수 있다고 봤다. 그렇게 하면 양식 조달을 잘하는 사람으로 갈아타기가 쉬우며, 성관계 상대로부터 자원을 많이 얻어내는 것은 궁극적으로 자식에게도 도움이 된다. 다음 자료를 참조하라. Bailey et al., "Effects of Gender and Sexual Orientation on Evolutionarily Relevant Aspects of Human Mating Psychology"; and Heidi Greiling and David M. Buss, "Women's Sexual Strategies: The Hidden Dimension of Extra-Pair Mating," Personality and Individual Differences 28, no. 5 (2000): 929–63.

368 Richard A. Lippa, "Sex Differences in Sex Drive, Sociosexuality, and Height Across 53 Nations: Testing Evolutionary and Social Structural Theories," Archives of Sexual Behavior 38, no. 5 (2009): 631–51. 이 연구보다 더 큰 규모로 진행된 비교문화 연구에 서도 같은 결과가 나왔다. David P. Schmitt, "Universal Sex Differences in the Desire for Sexual Variety: Tests from 52 Nations, 6 Continents, and 13 Islands," Journal of Personality and Social Psychology 85, no. 1 (2003): 85.

369 해당 집단의 크기 차이는 효과 크기를 비롯한 여러 방법으로 측정할 수 있고, 나는 여기서 효과크기측정법을 사용했다. 효과크기측정법은 각 개인이 해당 기질을 갖고 있을 확률을 바탕으로 집단 간의 차이를 측정한다. 다음 자료를 참조하라. Lippa, "Sex Differences in Sex Drive"; and Stewart-Williams, The Ape That Understood the Universe, 75 – 79.

370 여러 비교문화 연구에서 확실하게 드러나는, 가벼운 성관계와 관련한 성차를 살펴보려면 다음 자료를 참조하라. Geary, Male, Female, 203 – 7. For similar findings to Lippa, "Sex Differences in Sex Drive," 성적 개방성과 관련해서 명확하게 나타나는 성차는 다음 자료를 참조하라. Schmitt, "Universal Sex Differences in the Desire for Sexual Variety"; and Lee Ellis, "Identifying and Explaining Apparent Universal Sex Differences in Cognition and Behavior," Personality and Individual Differences 51, no. 5 (2011): 552 – 61. 다음 자료도 참조하라. Bailey et al., "Effects of Gender and Sexual Orientation on Evolutionarily Relevant Aspects of Human Mating Psychology."

371 Marco Del Giudice, David A. Puts, David C. Geary, and David P. Schmitt, "Sex Differences in Brain and Behavior: Eight Counterpoints," Psychology Today, April 8, 2019, https://www.psychologytoday.com/us/blog/sexual-personalities/201904/sex-differences-in-brain-and-behavior-eight-counterpoints; and David P. Schmitt, "Can We Trust What Men and Women Reveal in Sex Surveys?," Psychology Today, July 11, 2017, https://www.psychologytoday.com/us/blog/sexual-personalities/201707/can-we-trust-what-men-and-women-reveal-sex-surveys.

372 음경혈량측정법은 남성의 주관적 성 흥분도와 매우 유사한 결과를 보여준다. 음부광혈류측정법은 여성의 성 흥분도를 나타내지만 여성의 주관적 각성 보고와의 상관관계는 떨어진다. Kelly D. Suschinsky, Martin L. Lalumiere, and Meredith L. Chivers, "Sex Differences in Patterns of Genital Sexual Arousal: Measurement Artifacts or True Phenomena?," Archives of Sexual Behavior 38, no. 4 (2009): 559 – 73.

373 인간에게서 나타나는 쿨리지 효과와 관련된 자료를 보고 싶다면 다음 자료를 참조하라. Hughes et al., "Experimental Evidence for Sex Differences in Sexual Variety Preferences."

374 Hughes et al., "Experimental Evidence for Sex Differences in Sexual Variety Preferences"; Elisa Ventura-Aquino, Alonso Fernandez-Guasti, and Raul G. Paredes, "Hormones and the Coolidge Effect," Molecular and Cellular Endocrinology 467 (2018): 42-48.

375 남성이 진화적으로 눈으로 받아들이는 성적 자극을 선호하는 이유는 다음 자료를 참조하라. Donald Symons, The Evolution of Human Sexuality (New York: Oxford University Press, 1979), 170-84.

376 자유로운 성관계를 선호하는 남성의 성향에 대해서는 다음 자료를 참조하라. Richard A. Lippa, "The Preferred Traits of Mates in a Cross-National Study of Heterosexual and Homosexual Men and Women: An Examination of Biological and Cultural Influences," Archives of Sexual Behavior 36, no. 2 (2007): 193-208; J. Michael Bailey, The Man Who Would Be Queen: The Science of Gender-Bending and Transsexualism (Washington, DC: Joseph Henry Press, 2003), 92; Stewart-Williams, The Ape That Understood the Universe, 78-84. 성매매 사이트 이용률에서 나타나는 성차는 다음 자료를 참조하라. Jana Hackathorn and Brien K. Ashdown, "The Webs We Weave: Predicting Infidelity Motivations and Extradyadic Relationship Satisfaction," Journal of Sex Research (April 6, 2020): 1-13.

377 Evan Ng, Henry H. Woo, Sandra Turner et al., "The Influence of Testosterone Suppression and Recovery on Sexual Function in Men with Prostate Cancer: Observations from a Prospective Study in Men Undergoing Intermittent Androgen Suppression," Journal of Urology 187, no. 6 (2012): 2162-67. 9장에서 트랜스젠더의 테스토스테론 수치에 변화를 주면 어떤 효과가 나타나는지 살펴봤다. 관련 내용을 되짚고 싶다면 다음 자료를 참조하라. Mats Holmberg, Stefan Arver, and Cecilia Dhejne, "Supporting Sexuality and Improving Sexual Function in Transgender Persons," Nature Reviews Urology 16, no. 2 (2019): 121-39.

378 Peter B. Gray, Timothy S. McHale, and Justin M. Carre, "A Review of Human Male Field Studies of Hormones and Behavioral Reproductive Effort," Hormones and Behavior 91 (2017): 52-67.

379 Anne E. Storey, Carolyn J. Walsh, Roma L. Quinton, and Katherine E. Wynne-Edwards, "Hormonal Correlates of Paternal Responsiveness in New and Expectant Fathers," Evolution and Human Behavior 21, no. 2 (2000): 79−95; Peter B. Gray, J. C. Parkin, and M. E. Samms-Vaughan, "Hormonal Correlates of Human Paternal Inter-actions: A Hospital-Based Investigation in Urban Jamaica," Hormones and Behavior 52, no. 4 (2007): 499−507; Lee T. Gettler, Patty X. Kuo, and Sonny Agustin Bechay-da, "Fatherhood and Psychobiology in the Philippines: Perspectives on Joint Profiles and Longitudinal Changes of Fathers' Estradiol and Testosterone," American Journal of Human Biology 30, no. 6 (2018): e23150.

380 남성의 육아와 호르몬(옥시토신, 바소프레신, 코르티솔, 테스토스테론 등) 간의 상관 관계는 다음 자료를 참조하라. Sari M. van Anders, Richard M. Tolman, and Gayatri Jainagaraj, "Examining How Infant Interactions Influence Men's Hormones, Affect, and Aggression Using the Michigan Infant Nurturance Simulation Paradigm," Father-ing 12, no. 2 (2014): 143.

381 Martin N. Muller, Frank W. Marlowe, Revocatus Bugumba, and Peter T. Ellison, "Tes-tosterone and Paternal Care in East African Foragers and Pastoralists," Proceedings of the Royal Society B: Biological Sciences 276, no. 1655 (2009): 347−54.

382 Peter B. Gray, Chi-Fu Jeffrey Yang, and Harrison G. Pope Jr., "Fathers Have Lower Salivary Testosterone Levels Than Unmarried Men and Married Non-Fathers in Beijing, China," Proceedings of the Royal Society B: Biological Sciences 273, no. 1584 (2006): 333−39; 아이를 손수 돌보는 필리핀 아빠들의 테스토스테론 수치 감소: Lee T. Gettler, Thomas W. McDade, Alan B. Feranil, and Christopher W. Kuzawa, "Longitudinal Evidence That Fatherhood Decreases Testosterone in Human Males," Proceedings of the National Academy of Sciences 108, no. 39(2011): 16194−99; Gray, McHale, and Carre, "A Review of Human Male Field Studies of Hormones and Be-havioral Reproductive Effort."

남성이 아빠가 되었다고 해서 테스토스테론 수치에 항상 변화가 생기는 것은 아니다. 다음 자료를 참조하라. Peter B. Gray, Jody Reece, Charlene Coore-Desai et al., "Testosterone and Jamaican Fathers," Human Nature 28, no. 2 (2017): 201−18.

383 Van Anders, Tolman, and Jainagaraj, "Examining How Infant Interactions Influence Men's Hormones, Affect, and Aggression."

384 에스트로겐은 모두 안드로겐으로부터 생성되지만 테스토스테론은 에스트론의 전구 물질일 때는 직접적인 작용을 하지 않는다. 테스토스테론이 작용하려면 안드로겐 수 용체를 거쳐 세포가 활성화되어야 한다.

385 Maurand Cappelletti and Kim Wallen, "Increasing Women's Sexual Desire: The Comparative Effectiveness of Estrogens and Androgens," Hormones and Behavior 78 (2016): 178–93; and Beverly G. Reed, Laurice Bou Nemer, and Bruce R. Carr, "Has Testosterone Passed the Test in Premenopausal Women with Low Libido? A Systematic Review," International Journal of Women's Health 8 (2016): 599.

386 Ann Kathryn Korkidakis and Robert L. Reid, "Testosterone in Women: Measurement and Therapeutic Use," Journal of Obstetrics and Gynaecology Canada 39, no. 3 (2017): 124–30; and Laurence M. Demers, "Androgen Deficiency in Women; Role of Accurate Testosterone Measurements," Maturitas 67, no. 1 (2010): 39–45.

387 Edward O. Laumann, Alfredo Nicolosi, Dale B. Glasser, Anthony Paik, Clive Gingell, E. Moreira, and Tianfu Wang, "Sexual Problems Among Women and Men Aged 40–80 Y: Prevalence and Correlates Identified in the Global Study of Sexual Attitudes and Behaviors," International Journal of Impotence Research 17, no. 1 (2005): 39–57. On the prevalence of low libido in women in the United States: Reed, Nemer, and Carr, "Has Testosterone Passed the Test in Premenopausal Women with Low Libido?" 스트레스 로 인한 성욕 저하는 다음 자료를 참조하라. Shalender Bhasin and Rosemary Basson, "Sexual Dysfunction in Men and Women," in Williams Textbook of Endocrinology, 787 (Philadelphia: Elsevier Saunders, 2011).

388 Raymond C. Rosen, Jan L. Shifren, Brigitta U. Monz, Dawn M. Odom, Patricia A. Russo, and Catherine B. Johannes, "Epidemiology: Correlates of Sexually Related Personal Distress in Women with Low Sexual Desire," Journal of Sexual Medicine 6, no. 6 (June 2009): 1549–60.

389 Sheryl A. Kingsberg and Terri Woodard, "Female Sexual Dysfunction: Focus on Low

Desire," Obstetrics and Gynecology 125, no. 2 (2015): 477−86; and Cappelletti and Wallen, "Increasing Women's Sexual Desire."

390   Richard G. Bribiescas, How Men Age: What Evolution Reveals About Male Health and Mortality (Princeton, NJ: Princeton University Press, 2018), 122.

391   Cappelletti and Wallen, "Increasing Women's Sexual Desire."

392   연구자들은 폐경을 맞은 난소가 남성호르몬을 비롯한 호르몬을 유의미한 수준으로 분비한다는 생각에 동의하지 않는다(남성호르몬은 부신에서 계속해서 소량 생성된다). 다음 자료를 참조하라. e.g., Mario Vicente Giordano, Paula Almeida Galvao Ferreira, Luiz Augusto Giordano, Sandra Maria Garcia de Almeida, Vinicius Cestari do Amaral, Tommaso Simoncini, Edmund Chada Baracat, Mario Gaspare Giordano, and Jose Maria Soares Junior, "How Long Is the Ovary Relevant for Synthesis of Steroids After Menopause?," Gynecological Endocrinology 34, no. 6 (2018): 536−39; and Fernand Labrie, "All Sex Steroids Are Made Intracellularly in Peripheral Tissues by the Mechanisms of Intracrinology After Menopause," Journal of Steroid Biochemistry and Molecular Biology 145 (2015): 133−38.

393   폐경 후 스테로이드 호르몬 수치는 다음 자료를 참조하라. Robin Haring, Anke Hannemann, Ulrich John et al., "Age−Specific Reference Ranges for Serum Testosterone and Androstenedione Concentrations in Women Measured by Liquid Chromatography−Tandem Mass Spectrometry," Journal of Clinical Endocrinology and Metabolism 97, no. 2 (2012): 408−15.

394   Kingsberg and Woodard, "Female Sexual Dysfunction: Focus on Low Desire"; and Cappelletti and Wallen, "Increasing Women's Sexual Desire."

395   Amy B. Wisniewski, Claude J. Migeon, Heino F. L. Meyer−Bahlburg et al., "Complete Androgen Insensitivity Syndrome: Long−Term Medical, Surgical, and Psychosexual Outcome," Journal of Clinical Endocrinology and Metabolism 85, no. 8 (2000): 2664−69.

396   Bailey et al., "Effects of Gender and Sexual Orientation on Evolutionarily Relevant Aspects of Human Mating Psychology"; and Archer, "The Reality and Evolutionary

테스토스테론

Significance of Human Psychological Sex Differences."

397 Sheryl A.Kingsberg, Anita H. Clayton, and James G. Pfaus, "The Female Sexual Response: Current Models, Neurobiological Underpinnings and Agents Currently Approved or Under Investigation for the Treatment of Hypoactive Sexual Desire Disorder," CNS Drugs 29, no. 11 (2015): 915–33.

398 Simon LeVay, Gay, Straight, and the Reason Why: The Science of Sexual Orientation (Oxford: Oxford University Press, 2011), 119.

399 P. Sodersten, "Lordosis Behaviour in Male, Female and Androgenized Female Rats," Journal of Endocrinology 70, no. 3 (1976): 409–20.

400 LeVay, Gay, Straight, and the Reason Why, 31. 역설적으로 육식동물과 설치류에서는 태아기의 안드로겐이 신경계에 미치는 영향이 에스트로겐의 작용을 거쳐 나타나며, 에스트로겐은 태아기에 고환에서 생성된 안드로겐이 에스트로겐으로 바뀌면서 다량 생성된다. 영장류와 인간에게서는 이런 현상이 나타나지 않는다. 몇몇 근거는 다음과 같은 주장을 뒷받침한다. 첫째, 에스트로겐을 생성하지 못하는 남성은 온전하게 남성 화된다(행동과 관심사, 성적 취향에서 남성성이 나타난다). 둘째, 완전안드로겐무감 응증후군이 있는 사람은 주로 여성이다(이들은 XY염색체를 보유하며, 에스트로겐에 는 민감하게 반응하지만 안드로겐에는 그렇지 않다).

401 LeVay, Gay, Straight, and the Reason Why, 62; Lee Ellis, Malini Ratnasingam, and Mary Wheeler, "Gender, Sexual Orientation, and Occupational Interests: Evidence of Their Interrelatedness," Personality and Individual Differences 53, no. 1 (2012): 64–69; and Richard A. Lippa, "Sex Differences and Sexual Orientation Differences in Personality: Findings from the BBC Internet Survey," Archives of Sexual Behavior 37, no. 1 (2008): 173–87.

402 LeVay, Gay, Straight, and the Reason Why, 43–48; Michel Anteby, Carly Knight, and Andras Tilcsik, "There May Be Some Truth to the 'Gay Jobs' Stereotype," LSE Business Review, London School of Economics, January 18, 2016, https://blogs.lse.ac.uk/businessreview/2016/01/18/there-may-be-some-truth-to-the-gay-jobs-stereotype/; and Andras Tilcsik, Michel Anteby, and Carly R. Knight, "Concealable Stigma

and Occupational Segregation: Toward a Theory of Gay and Lesbian Occupations," *Administrative Science Quarterly* 60, no. 3 (2015): 446–81.

403 J. Michael Bailey, Paul A. Vasey, Lisa M. Diamond, S. Marc Breedlove, Eric Vilain, and Marc Epprecht, "Sexual Orientation, Controversy, and Science," *Psychological Science in the Public Interest* 17, no. 2 (2016): 45–101.

404 Melissa Hines, "Prenatal Endocrine Influences on Sexual Orientation and on Sexually Differentiated Childhood Behavior," *Frontiers in Neuroendocrinology* 32, no. 2 (2011): 170–82.

405 Richard Green, The "Sissy Boy Syndrome" and the Development of Homosexuality (New Haven, CT: Yale University Press, 1987), 12.

406 As cited in Hines, "Prenatal Endocrine Influences on Sexual Orientation and on Sexually Differentiated Childhood Behavior."; Melissa Hines, Vickie Pasterski, Debra Spencer et al., "Prenatal Androgen Exposure Alters Girls' Responses to Information Indicating Gender-Appropriate Behaviour," *Philosophical Transactions of the Royal Society B: Biological Sciences* 371, no. 1688 (2016): 20150125; Green, The "Sissy Boy Syndrome," ch. 4.

407 Sheri A. Berenbaum, "Beyond Pink and Blue: The Complexity of Early Androgen Effects on Gender Development," *Child Development Perspectives* 12, no. 1 (2018): 58–64.

408 CAH and sexual orientation: Melissa Hines, Mihaela Constantinescu, and Debra Spencer, "Early Androgen Exposure and Human Gender Development," *Biology of Sex Differences* 6, no. 3 (2015); and general population rate: LeVay, *Gay, Straight, and the Reason Why*, 8–9.

409 artina Jurgensen, Olaf Hiort, Paul-Martin Holterhus, and Ute Thyen, "Gender Role Behavior in Children with XY Karyotype and Disorders of Sex Development," *Hormones and Behavior* 51, no. 3 (2007): 443–53; and Hines, Constantinescu, and Spencer, "Early Androgen Exposure and Gender Development."

410 비영장류의 경우 테스토스테론이 신경계를 남성화할 때 먼저 신경세포 안에서 에스

테스토스테론

트로겐으로 전환하고는 신경계의 에스트로겐 수용체를 통해 작용한다(테스토스테론은 안드로겐 수용체와 직접 작용해 생식기를 남성화시킨다). 또한 테스토스테론은 안드로겐 수용체와의 직접적인 작용을 통해 신경계에도 작용한다. 인간과 영장류의 경우에는 안드로겐이 에스트로겐으로 전환할 필요 없이 안드로겐 수용체를 통해 직접적으로 작용하는 것이 중요한 듯하다.

영장류에서 얻은 근거에 따르면 뇌의 각 부위는 조금씩 다른 시기에 분화해 각기 다른 행동을 남성화한다. 성행동 발달에 중요한 시기가 있고, 경쟁/공격 행동 발달에 중요한 시기가 있는 것이다. 이런 현상은 고이Goy가 원숭이를 대상으로 실시한 실험에서 잘 나타난다. R. W. Goy, F. B. Bercovitch, and M. C. McBrair, "Behavioral Masculinization Is Independent of Genital Masculinization in Prenatally Androgenized Female Rhesus Macaques," Hormones and Behavior 22, no. 4 (1988): 552–71.

411 여성 태아의 경우, 일부 테스토스테론은 태아의 부신으로부터 생성되고 또 다른 테스토스테론은 엄마의 혈액을 통해 들어온다.

412 Dennis McFadden, "On Possible Hormonal Mechanisms Affecting Sexual Orientation," Archives of Sexual Behavior 46, no. 6 (2017): 1609–14.

413 S. Marc Breedlove, "Minireview: Organizational Hypothesis: Instances of the Fingerpost," Endocrinology 151, no. 9 (2010): 4116–22.

414 손가락 길이 비율과 동성애 성향과의 관계는 다음 자료를 참조하라. LeVay, Gay, Straight, and the Reason Why, 71–74.

415 Cheryl M. McCormick and Justin M. Carre, "Facing Off with the Phalangeal Phenomenon and Editorial Policies: A Commentary on Swift-Gallant, Johnson, Di Rita and Breedlove (2020)," Hormones and Behavior 120 (2020): 104710.

416 LeVay, Gay, Straight, and the Reason Why, 74.

417 Anthony F. Bogaert and Scott Hershberger, "The Relation Between Sexual Orientation and Penile Size," Archives of Sexual Behavior 28, no. 3 (1999): 213–21. 위 저자들은 테스토스테론 이론을 지지하면서 다른 설명법도 내놓는다. 이와 관련된 반론은 다음 자료를 참조하라. LeVay, Gay, Straight, and the Reason Why, 126.

418 우선 테스토스테론 수치가 태아 발달기 내내 일반적인 수준을 유지하다가 성적 지향

과 관련된 신경 회로 형성기에 접어 들면서는 매우 높아지거나 낮아지는 경우를 생각해볼 수 있다. 아니면 테스토스테론 수치는 내내 일반적인 수준이지만 테스토스테론과 관련이 있는 뇌 영역이 남다르게 반응하는 경우를 생각해볼 수 있다. 그것도 아니면 성적 지향과 관련된 유전자가 다른 비율로 전사되거나 아니면 테스토스테론이 아예 작용을 하지 않고 대신 유전자의 발현이 차이를 만들어내는 경우도 생각해볼 수 있다. 잘 알려진 이론 중에 형 효과older brother effect라는 것이 있다. 형 효과는 남성의 동성애 성향이 형의 숫자가 많을수록 높아지는 것을 말한다. 아마도 이것은 엄마 배 속에 먼저 들어섰던 남성 태아가 뒤에 들어올 태아의 동성애 성향을 높이는 방향으로 자궁 속 환경에 영향을 미치기 때문인 듯하다. 다음 자료를 참조하라. Ray Blanchard, James M. Cantor, Anthony F. Bogaert, S. Marc Breedlove, and Lee Ellis, "Interaction of Fraternal Birth Order and Handedness in the Development of Male Homosexuality," Hormones and Behavior 49, no. 3 (2006): 405-14; and Charles E. Roselli, "Neurobiology of Gender Identity and Sexual Orientation," Journal of Neuro-endocrinology 30, no. 7 (2018): e12562. 성적 지향 전반을 다루는 책을 찾는다면 아래 책을 참조하라. LeVay, Gay, Straight, and the Reason Why.

419 Andrew Sullivan, "#MeToo and the Taboo Topic of Nature," New York Magazine, January 19, 2018.

420 Bailey et al., "Effects of Gender and Sexual Orientation on Evolutionarily Relevant Aspects of Human Mating Psychology."

421 A total of 30 to 50 percent of gay men are in a relationship, compared to 75 percent of lesbians. Bailey, The Man Who Would Be Queen, 87; and Christopher Carpenter and Gary J. Gates, "Gay and Lesbian Partnership: Evidence from California," Demography 45, no. 3 (2008): 573-90.

422 Andrew Sullivan in Spencer Kornhaber, "Cruising in the Age of Consent," Atlantic, July 2019.

423 Bailey, The Man Who Would Be Queen, 87.

424 "Testosterone: Act Two, Infinite Gent," This American Life, August 30, 2002, https://www.thisamericanlife.org/220/transcript.

425 American Psychological Association, "Guidelines for Psychological Practice with Transgender and Gender Nonconforming People," American Psychologist 70, no. 9 (2015): 832-64. 미국 심리학회에 따르면 생물학적 성은 출생 시 타고난 성을 말한다. 생물학적 성은 사용 빈도가 높아지고 있는 용어이지만 혼란을 일으킬 수 있기 때문에 나는 이 용어를 사용하지 않는다. 우선 생물학적 성이라는 용어는 한 사람의 성별이 임의적 결정에 따른 결과라는 잘못된 메시지를 전달한다. 예컨대 5알파-환원효소 결핍에 의한 성 발달 차를 안고 있는 사람은 태어날 때 여성이라는 성별이 주어지지만 사실은 남성이다. 나중에 이들은 생물학적 성별이나 출생 시에 주어진 성별 중 하나를 자신의 정체성으로 받아들인다. 두 개념은 서로 다르지만 모두 유용하다.

426 Esther L. Meerwijk and Jae M. Sevelius, "Transgender Population Size in the United States: A Meta-Regression of Population-Based Probability Samples," American Journal of Public Health 107, no. 2 (2017): e1-e8; and Kenneth J. Zucker, "Epidemiology of Gender Dysphoria and Transgender Identity," Sexual Health 14, no. 5 (2017): 404-11. 영국과 관련해서는 신뢰할 만한 수치가 없지만 정부 추정치도 이와 유사하다. 다음 자료를 참조하라. https://assets.publishing.service.gov.uk/government/uploads/system/uploads/attachment_data/file/721642/GEO-LGBT-factsheet.pdf.

427 American Psychological Association, "Guidelines for Psychological Practice with Transgender and Gender Nonconforming People," 2-3.

428 These anxieties need not be equated with gender dysphoria; they're described to help readers imaginatively approximate what gender dysphoria feels like.

429 Jeanette Jennings and Jazz Jennings, "Trans Teen Shares Her Story," Pediatrics in Review 37, no. 3 (2016): 99-100.

430 Kenneth J. Zucker, Anne A. Lawrence, and Baudewijntje P. C. Kreukels, "Gender Dysphoria in Adults," Annual Review of Clinical Psychology 12 (2016): 217-47; and K.

J. Zucker, "Gender Identity Disorder in Children and Adolescents," Annual Review of Clinical Psychology 1 (2005): 467–92.

431 성별 불쾌감 해소와 관련해서는 다음 자료를 참조하라. Kenneth J. Zucker, "The Myth of Persistence: Response to 'A Critical Commentary on Follow-up Studies and "Desistance" Theories About Transgender and Gender Non-Conforming Children' by Temple Newhook et al. (2018)," International Journal of Transgenderism 19, no. 2 (2018): 231–45.

432 American Society of Plastic Surgeons, "Gender Confirmation Surgeries," 2020, https://www.plasticsurgery.org/reconstructive-procedures/gender-confirmation-surgeries.

교차 성호르몬 치료와 관련된 최신 연구는 다음 자료를 참조하라. India I. Pappas, Wendy Y. Craig, Lindsey V. Spratt, and Daniel I. Spratt, "Testosterone (T) and Estradiol (E2) Therapy Alone Can Suppress Gonadal Function in Transgender Patients," Costas T. Lambrew Research Retreat 2020, 47, https://knowledgeconnection.mainehealth.org/lambrew-retreat-2020/47.

433 National Health Service (UK), "Referrals to the Gender Identity Development Service(GIDS) Level Off in 2018–19," Tavistock and Portman NHS Foundation Trust, June 28, 2019, https://tavistockandportman.nhs.uk/about-us/news/stories/referrals-gender-identity-development-service-gids-level-2018-19/.

434 미국에서 성전환을 위한 호르몬 치료나 성전환 수술은 보장 범위에서 차이가 난다. 관련 정책을 자세히 알고 싶다면 다음 자료를 참조하라. Human Rights Campaign, "Finding Insurance for Transgender-Related Healthcare," August 1, 2015, https://www.hrc.org/resources/finding-insurance-for-transgender-related-healthcare. 영국에서는 성전환 관련 서비스를 국민건강보험에서 부담해주지만 서비스의 질을 잘 따져봐야 하고 대기 시간이 길 수 있다. 더 자세한 정보는 다음 자료를 참조하라. National Health Service, "Gender Dysphoria: Treatment," May 28, 2020, https://www.nhs.uk/conditions/gender-dysphoria/treatment/.

435 Gloria R. Mora and Virendra B. Mahesh, "Autoregulation of the Androgen Receptor at the Translational Level: Testosterone Induces Accumulation of Androgen Receptor

테스토스테론

mRNA in the Rat Ventral Prostate Polyribosomes," Steroids 64, no. 9 (1999): 587−91.

436 Buck Angel, "About," 2020, https://buckangel.com/pages/about-us.

437 Hormones that build larger molecules out of smaller ones are called "anabolic," and those that break down molecules into smaller ones are called "catabolic."

438 Peter T. Ellison, "Endocrinology, Energetics, and Human Life History: A Synthetic Model," Hormones and Behavior 91 (2017): 97−106.

439 Teresa L. D. Hardy, Jana M. Rieger, Kristopher Wells, and Carol A. Boliek, "Acoustic Predictors of Gender Attribution, Masculinity−Femininity, and Vocal Naturalness Ratings Amongst Transgender and Cisgender Speakers," Journal of Voice 34, no. 2 (2020): 300; Teresa L. D. Hardy, Carol A. Boliek, Daniel Aalto, Justin Lewicke, Kristopher Wells, and Jana M. Rieger, "Contributions of Voice and Nonverbal Communication to Perceived Masculinity−Femininity for Cisgender and Transgender Communicators," Journal of Speech, Language, and Hearing Research 63, no. 4 (2020): 931−47; and Adrienne B. Hancock, Julianne Krissinger, and Kelly Owen, "Voice Perceptions and Quality of Life of Transgender People," Journal of Voice 25, no. 5 (2011): 553−58.

440 낮은 목소리와 생식 성공의 관계는 다음 자료를 참조하라. Coren L. Apicella, David R. Feinberg, and Frank W. Marlowe, "Voice Pitch Predicts Reproductive Success in Male Hunter-Gatherers," Biology Letters 3, no. 6 (2007): 682−84. 목소리의 특성과 성적 지향 간의 관계는 다음 자료를 참조하라. Simon LeVay, Gay, Straight, and the Reason Why: The Science of Sexual Orientation (Oxford: Oxford University Press, 2011). Testosterone also predicts voice depth in men: James M. Dabbs Jr., and Alison Mallinger, "High Testosterone Levels Predict Low Voice Pitch Among Men," Personality and Individual Differences 27, no. 4 (1999): 801−4.

441 David Azul, Ulrika Nygren, Maria Sodersten, and Christiane Neuschaefer-Rube, "Transmasculine People's Voice Function: A Review of the Currently Available Evidence," Journal of Voice 31, no. 2 (2017): 261.

442 Rahel M. Buttler, Jiska S. Peper, Eveline A. Crone, Eef G. W. Lentjes, Marinus A. Blan-

kenstein, and Annemieke C. Heijboer, "Reference Values for Salivary Testosterone in Adolescent Boys and Girls Determined Using Isotope-Dilution Liquid-Chromatography Tandem Mass Spectrometry (Id-Lc-Ms/Ms)," Clinica Chimica Acta 456 (2016): 15-18; and David J. Handelsman, Angelica L. Hirschberg, and Stephane Bermon, "Circulating Testosterone as the Hormonal Basis of Sex Differences in Athletic Performance," Endocrine Reviews 39, no. 5 (2018): 803-29.

443 Eric P. Widmaier, Hershel Raff, and Kevin T. Strang, Vander's Human Physiology: The Mechanisms of Body Function, 14th ed. (New York: McGraw-Hill, 2015), 443.

444 Scott-Robert Newman, John Butler, Elizabeth H. Hammond, and Steven D. Gray, "Preliminary Report on Hormone Receptors in the Human Vocal Fold," Journal of Voice 14, no. 1 (2000): 72-81. 사춘기의 성도 발달은 다음 자료를 참조하라. Diana Markova, Louis Richer, Melissa Pangelinan, Deborah H. Schwartz, Gabriel Leonard, Michel Perron, G. Bruce Pike et al., "Age-and Sex-Related Variations in Vocal-Tract Morphology and Voice Acoustics During Adolescence," Hormones and Behavior 81 (2016): 84-96.

445 Graham F. Welch, David M. Howard, and John Nix, The Oxford Handbook of Singing (Oxford: Oxford University Press, 2019), 24-25.

446 W. T. Fitch and J. Giedd, "Morphology and Development of the Human Vocal Tract: A Study Using Magnetic Resonance Imaging," Journal of the Acoustical Society of America 106, no. 3 pt. 1 (1999): 1511-22. 붉은사슴 역시 포유류 중에서는 드물게 후두의 위치가 낮은데, 이러한 특성은 짝짓기 경쟁에서 경쟁자를 위협하기 위한 것인 듯하다. W. T. Fitch and D. Reby, "The Descended Larynx Is Not Uniquely Human," Proceedings of the Royal Society B: Biological Sciences 268, no. 1477 (2001): 1669-75.

447 Azul et al., "Transmasculine People's Voice Function."

448 Ulrika Nygren, Agneta Nordenskjold, Stefan Arver, and Maria Sodersten, "Effects on Voice Fundamental Frequency and Satisfaction with Voice in Trans Men During Testosterone Treatment—A Longitudinal Study," Journal of Voice 30, no. 6 (2016): 766,

테스토스테론

e24–e34.

449 Wikipedia, "Adam's Apple," Etymology, retrieved August 15, 2020, https://en.wikipedia.org/wiki/Adam's_apple#Etymology.

450 Merriam-Webster, "Why Is It Called an 'Adam's Apple'? It's Not the Reason You Think," Merriam –Webster.com, Word History, https://www.merriam-webster.com/words-at-play/why-is-it-called-an-adams-apple-word-history.

451 Lee Coleman, Mark Zakowski, Julian A. Gold, and Sivam Ramanathan, "Functional Anatomy of the Airway," in Carin A. Hagberg, Benumof and Hagberg's Airway Management, 3rd ed., 3–20 (Philadelphia: W. B. Saunders, 2013).

452 Neal S. Beckford, Dan Schaid, Stewart R. Rood, and Bruce Schanbacher, "Androgen Stimulation and Laryngeal Development," Annals of Otology, Rhinology and Laryngology 94, no. 6 (1985): 634–40.

453 Bridget Alex, "Why Humans Lost Their Hair and Became Naked and Sweaty," Discover, January 7, 2019, https://www.discovermagazine.com/planet-earth/why-humans-lost-their-hair-and-became-naked-and-sweaty.

454 Bridget Alex, "What Happened When Humans Became Hairless," Discover, August 13, 2019, https://www.discovermagazine.com/planet-earth/what-happened-when-humans-became-hairless; 호주 퀸즐랜드 대학교 인류학자인 바나비 딕슨Barnaby Dixson을 인용했다.

455 E. J. Giltay and L. J. G. Gooren, "Effects of Sex Steroid Deprivation/Administration on Hair Growth and Skin Sebum Production in Transsexual Males and Females," Journal of Clinical Endocrinology and Metabolism 85, no. 8 (2000): 2913–21.

456 Yi Gao, Toby Maurer, and Paradi Mirmirani, "Understanding and Addressing Hair Disorders in Transgender Individuals," American Journal of Clinical Dermatology 19, no. 4 (2018): 517–27.

457 Guido Giovanardi, "Buying Time or Arresting Development? The Dilemma of Administering Hormone Blockers in Trans Children and Adolescents," Porto Biomedical Journal 2, no. 5 (2017): 153–56.

458 Wassim Chemaitilly, Christine Trivin, Luis Adan, Valerie Gall, Christian Sainte-Rose, and Raja Brauner, "Central Precocious Puberty: Clinical and Laboratory Features," Clinical Endocrinology 54, no. 3 (2001): 289 – 94.

459 172쪽 그림을 참조하라.

460 D. I. Spratt, L. S. O'Dea, D. Schoenfeld, J. Butler, P. N. Rao, and W. F. Crowley Jr., "Neuroendocrine-Gonadal Axis in Men: Frequent Sampling of LH, FSH, and Testosterone," American Journal of Physiology 254, no. 5, pt. 1 (1988): E658 – 66.

남성의 몸에서 생식샘자극호르몬분비호르몬이 분비되는 빈도는 여성에 비해서 일정한 편이다. 여성은 생리 주기에 따라 분비 빈도가 달라진다. Nancy Reame, Sue Ellyn Sauder, Robert P. Kelch, and John C. Marshall, "Pulsatile Gonadotropin Secretion During the Human Menstrual Cycle: Evidence for Altered Frequency of Gonadotropin-Releasing Hormone Secretion," Journal of Clinical Endocrinology and Metabolism 59, no. 2 (1984): 328 – 37.

461 Sarah-Jayne Blakemore, Stephanie Burnett, and Ronald E. Dahl, "The Role of Puberty in the Developing Adolescent Brain," Human Brain Mapping 31, no. 6 (2010): 926 – 33.

462 Caroline Salas-Humara, Gina M. Sequeira, Wilma Rossi, and Cherie Priya Dhar, "Gender Affirming Medical Care of Transgender Youth," Current Problems in Pediatric and Adolescent Health Care 49, no. 9 (2019): 100683.

463 Halting puberty has unknown effects on emotional development: Christopher Richards, Julie Maxwell, and Noel McCune, "Use of Puberty Blockers for Gender Dysphoria: A Momentous Step in the Dark," Archives of Disease in Childhood 104, no. 6 (2019): 611 – 12.

464 Martin den Heijer, Alex Bakker, and Louis Gooren, "Long Term Hormonal Treatment for Transgender People," BMJ 359 (2017). Brief review of the role of hormones and surgery in transgender transitions: Jens U. Berli, Gail Knudson, Lin Fraser, Vin Tangpricha, Randi Ettner, Frederic M. Ettner, Joshua D. Safer et al., "What Surgeons Need to Know About Gender Confirmation Surgery When Providing Care for Transgender

테스토스테론

Individuals: A Review," JAMA Surgery 152, no. 4 (2017): 394–400.

465 이런 현상이 나타나는 원인은 분명히 밝혀지지 않았다. 우선 사춘기 차단제를 선택하는 사람들은 차단제를 사용하건 사용하지 않건 결국 호르몬 치료를 받을 사람이었을 수 있다. 다시 말해서 이들은 성전환을 하고자 하는 마음이 큰 사람들이고, 사춘기 차단제는 성전환에 이르는 한 단계에 불과하다. 혹은 사춘기 차단제의 사용이 성전환 가능성을 높인다는 가설도 생각해볼 수 있다. 이 가설의 근거로는 성별 불쾌감을 크게 느끼는 대다수 청소년조차 사춘기가 진행되는 동안 자신의 타고난 성별을 더 편안해한다는 점을 들 수 있다. 특히 사춘기 중에서도 10~13세 동안은 성정체성이 확고해지는 중요한 시기로 보인다. 바로 이 시기에 이성을 향한 낭만적인 감정이 싹트면서 이성에게 성적 관심을 갖게 되기 때문이다. 많은 경우 이 시기에 사랑에 빠지거나, 스스로의 동성애 성향을 알아차리거나, 성적으로 성숙해진 자신의 몸을 받아들이고 즐거워하면서 성별 불쾌감을 줄이거나 아예 없앨 수 있다. 여성 사춘기를 겪은 앨런의 경우처럼 사춘기가 성별 불쾌감을 가중시키기만 한다면, 그런 경험은 성전환 욕구와 확신을 강화시킨다. 안타깝게도 타고난 성별에 편안함을 느끼고 성별 불쾌감을 해소할 수 있는 사람과 그렇지 않은 사람을 미리 구분할 방법은 없다. 다음 자료를 참조하라. Richards, Maxwell, and McCune, "Use of Puberty Blockers for Gender Dysphoria."

466 Timothy C. Lai, Rosalind McDougall, Debi Feldman, Charlotte V. Elder, and Ken C. Pang, "Fertility Counseling for Transgender Adolescents: A Review," Journal of Adolescent Health 66, no. 6 (2020): 658–65; Natnita Mattawanon, Jessica B. Spencer, David A. Schirmer, and Vin Tangpricha, "Fertility Preservation Options in Transgender People: A Review," Reviews in Endocrine and Metabolic Disorders 19, no. 3 (2018): 231–42; and D. Schlager, W. G. Lee, E. Williamson, R. Wafa, D. J. Ralph, and P. Sangster, "Fertility Preservation and Sperm Quality in Adolescent Transgender Patients Prior to Hormonal Treatment," European Urology Open Science 19 (2020): e533.

467 Catherine Butler and Anna Hutchinson, "Debate: The Pressing Need for Research and Services for Gender Desisters/ Detransitioners," Child and Adolescent Mental Health 25, no. 1 (2020): 45–47.

468 Van Slothouber, "(De) Trans Visibility: Moral Panic in Mainstream Media Reports on De/Retransition," European Journal of English Studies 24, no. 1 (2020): 89–99.

469 성별 불쾌감이 있는 사람의 성적 지향은 다음 자료를 참조하라. Anne A. Lawrence, "Sexual Orientation Versus Age of Onset as Bases for Typologies (Subtypes) for Gender Identity Disorder in Adolescents and Adults," Archives of Sexual Behavior 39, no. 2 (2010): 514-45.

470 Michael Zitzmann, "Testosterone, Mood, Behaviour and Quality of Life," Andrology (July 13, 2020): 1–8.

471 일반적으로 스텔라와 칼리스티처럼 교차 성호르몬을 투여하고 나면 성적 관심사에 변화가 나타나는 경험을 하게 된다. Matthias K. Auer, Johannes Fuss, Nina Hohne, Gunter K. Stalla, and Caroline Sievers, "Transgender Transitioning and Change of Self-Reported Sexual Orientation," PLoS One 9, no. 10 (2014): e110016.

472 Mats Holmberg, Stefan Arver, and Cecilia Dhejne, "Supporting Sexuality and Improving Sexual Function in Transgender Persons," Nature Reviews Urology 16, no. 2 (2019): 121–39; and Michael S. Irwig, "Testosterone Treatment for Transgender (Trans) Men," in The Plasticity of Sex, ed. Marianne J. Legato, 137–57 (Amsterdam: Elsevier, 2020).

473 트랜스젠더 여성과 성 정체성을 바꾸는 것을 주제로 나눈 인터뷰는 다음 자료를 참조하라. Shoshana Rosenberg, P. J. Matt Tilley, and Julia Morgan, " 'I Couldn't Imagine My Life Without It': Australian Trans Women's Experiences of Sexuality, Intimacy, and Gender-Affirming Hormone Therapy," Sexuality and Culture 23, no. 3 (2019): 962–77.

474 트랜스젠더 남성은 테스토스테론 투여 시 화는 늘고 감정 표출은 줄어드는 경향을 보인다. 트랜스젠더 여성은 에스트로겐을 투여하고 테스토스테론은 차단할 때 눈물과 감정 표출이 많아지는 경향을 보인다. 다음 자료를 참조하라. Giovanna Motta, Chiara Crespi, Valentina Mineccia, Paolo Riccardo Brustio, Chiara Manieri, and Fabio Lanfranco, "Does Testosterone Treatment Increase Anger Expression in a Population of Transgender Men?," Journal of Sexual Medicine 15, no. 1 (2018): 94–101; and Justine

Defreyne, Guy T'Sjoen, Walter Pierre Bouman, Nicola Brewin, and Jon Arcelus, "Prospective Evaluation of Self-Reported Aggression in Transgender Persons," Journal of Sexual Medicine 15, no. 5 (2018): 768–76.

475 Linden Crawford, "One Year on Testosterone," opinion, New York Times, June 18, 2020.

476 Miranda A. L. Van Tilburg, Marielle L. Unterberg, and Ad J. J. M. Vingerhoets, "Crying During Adolescence: The Role of Gender, Menarche, and Empathy," British Journal of Developmental Psychology 20, no. 1 (2002): 77–87.

477 Johannes Fuss, Rainer Hellweg, Eva Van Caenegem, Peer Briken, Gunter K. Stalla, Guy T'Sjoen, and Matthias K. Auer, "Cross-Sex Hormone Treatment in Male-to-Female Transsexual Persons Reduces Serum Brain-Derived Neurotrophic Factor (BDNF)," European Neuropsychopharmacology 25, no. 1 (2015): 95–99.

478 John Archer, "The Reality and Evolutionary Significance of Human Psychological Sex Differences," Biological Reviews 94, no. 4 (2019): 1381–415.

479 남성의 공격성과 테스토스테론 증가 사이의 변화에서 테스토스테론의 효과는 크지 않을 것이며, 공격성은 개인의 기질과 사회적 요건에 따라 달라질 것이다. Zitzmann, "Testosterone, Mood, Behaviour and Quality of Life."

480 일반적으로 테스토스테론을 많이 투여한다고 해서 남성이 화를 더 많이 내리라고 볼 만한 근거는 없다. R. Tricker, R. Casaburi, T. W. Storer, B. Clevenger, N. Berman, A. Shirazi, and S. Bhasin, "The Effects of Supraphysiological Doses of Testosterone on Angry Behavior in Healthy Eugonadal Men—A Clinical Research Center Study," Journal of Clinical Endocrinology and Metabolism 81, no. 10 (1996): 3754–58; 또한 의학적 이유로 테스토스테론을 억제할 때도 화를 내는 경향에 변화가 나타나지는 않는다. 인간 행동은 호르몬의 영향을 크게 받기는 하지만 사회적, 인지적, 문화적, 심리학적 요인이 인간의 행동 조절에 더 크게 기여한다. 이런 이유로 인간 이외의 동물에게서 테스토스테론 수치를 크게 변화시키는 것은 동물 행동에 더 큰 영향을 미친다. 탈라포인 원숭이에게 다량의 테스토스테론을 투여하자 자신보다 서열이 낮은 원숭이에게 더욱 공격적인 모습을 보인 것처럼 말이다.

481 Kenneth J. Zucker, "Adolescents with Gender Dysphoria: Reflections on Some Contemporary Clinical and Research Issues," Archives of Sexual Behavior 48, 1983–1992 (2019): 1986.

10장

482

483 CBS News, " 'Know My Name': Author and Sexual Assault Survivor Chanel Miller's Full 60 Minutes Interview," August 9, 2020, https://www.cbsnews.com/news/chanel-miller-full-60-minutes-interview-know-my-name-author-brock-turner-sexual-assault-survivor-2020-08-09/.

484 Lindsey Bever, "The Swedish Stanford Students Who Rescued an Unconscious Sexual Assault Victim Speak Out," Washington Post, June 8, 2016; and Scott Herhold, "Thanking Two Stanford Students Who Subdued Campus Sex Assault Suspect," opinion, Mercury News, March 21, 2016, https://www.mercurynews.com/2016/03/21/herhold-thanking-two-stanford-students-who-subdued-campus-sex-assault-suspect/.

485 Elle Hunt, " '20 Minutes of Action': Father Defends Stanford Student Son Convicted of Sexual Assault," Guardian, June 5, 2016.

486 Chanel Miller, Know My Name: A Memoir (New York: Viking, 2019), 343, 349.

487 Maggie Astor, "California Voters Remove Judge Aaron Persky, Who Gave a 6-Month Sentence for Sexual Assault," New York Times, June 6, 2018.

488 Carnegie Hero Fund Commission, "15 Named Carnegie Heroes for Acts of Extraordinary Heroism," June 22, 2020, https://www.carnegiehero.org/awardeepr/15-named-carnegie-heroes-for-acts-of-extraordinary-heroism/.

489 익스트림 스포츠에서 맹활약하는 강인한 여성을 살펴보고자 한다면 다음 자료를 참조하라. Toby, "5 Most Badass Female Extreme Sports Athletes," Liftoff Adventure,

March 12, 2019, https://liftoffadventure.com/most-badass-female-extreme-sports-athletes/.

충동성, 위험 감수성, 자극 추구 성향에서 나타나는 성차는 다음 자료를 참조하라. Marcus Roth, Jorg Schumacher, and Elmar Brahler, "Sensation Seeking in the Community: Sex, Age and Sociodemographic Comparisons on a Representative German Population Sample," Personality and Individual Differences 39, no. 7 (2005): 1261–71; Elizabeth P. Shulman, K. Paige Harden, Jason M. Chein, and Laurence Steinberg, "Sex Differences in the Developmental Trajectories of Impulse Control and Sensation-Seeking from Early Adolescence to Early Adulthood," Journal of Youth and Adolescence 44, no. 1 (2015): 1–17; Marvin Zuckerman, Sybil B. Eysenck, and Hans J. Eysenck, "Sensation Seeking in England and America: Cross-Cultural, Age, and Sex Comparisons," Journal of Consulting and Clinical Psychology 46, no. 1 (1978): 139; and Catharine P. Cross, De-Laine M. Cyrenne, and Gillian R. Brown, "Sex Differences in Sensation-Seeking: A Meta-Analysis," Scientific Reports 3, no. 1 (2013): 1–5.

490 Miller, Know My Name, 357.

491 Ronan Farrow, "From Aggressive Overtures to Sexual Assault: Harvey Weinstein's Accusers Tell Their Stories," New Yorker, October 10, 2017.

492 Louis C.K., "Louis C.K. Responds to Accusations: 'These Stories Are True,' " New York Times, November 10, 2017.

493 미투 운동은 성폭력과 성추행 문화를 바꾸는 데 크게 기여했지만 때로는 도를 넘어 무고한 사람을 고발하는 경우도 있었다. 기자 에밀리 요페는 자신과 다른 사람의 경험을 기록했다. Emily Yoffe, "I'm Radioactive," Reason Magazine, October 2019.

494 스티븐 핑커 《지금 다시 계몽 – 이성, 과학, 휴머니즘, 그리고 진보를 말하다》 (New York: Penguin, 2018), 220–21.

495 How DNA Makes Us Who We Are (Cambridge, MA: MIT Press, 2019), ix.

496 David C. Page, Rebecca Mosher, Elizabeth M. Simpson, Elizabeth M. C. Fisher, Graeme Mardon, Jonathan Pollack, Barbara McGillivray et al., "The Sex-Determining Region of the Human Y Chromosome Encodes a Finger Protein," Cell 51, no. 6 (1987):

1091−104.

497 Kristin R. Lamont and Donald J. Tindall, "Androgen Regulation of Gene Expression," Advances in Cancer Research 107 (2010): 137−62.

498 Steve Stewart-Williams, *The Ape That Understood the Universe: How the Mind and Culture Evolve* (Cambridge: Cambridge University Press, 2018), 109.

499 Peggy Orenstein, as quoted in Isaac Chotiner, "Can Masculinity Be Redeemed?," *New Yorker*, January 20, 2020.

500 Sarah Ditum, "Review: *Testosterone Rex* by Cordelia Fine: The Question of Men's and Women's Brains," *Guardian*, January 18, 2017.

501 Ditum, "Review: *Testosterone Rex* by Cordelia Fine."

502 Lynn Neary, "How 'Born This Way' Was Born: An LGBT Anthem's Pedigree," American Anthem, on *All Things Considered*, National Public Radio, January 30, 2019, https://www.npr.org/2019/01/30/687683804/lady-gaga-born-this-way-lgbt-american-anthem.

503 Sheri Berenbaum, "Biology: Born This Way?," *Science* 355, no. 6322 (2017): 254.

504 Matthew S. Lebowitz, "The Implications of Genetic and Other Biological Explanations for Thinking About Mental Disorders," *Hastings Center Report* 49 (2019): S82−S87.

505 Kurt Greenbaum, "Steroid Defense Rejected, Jury Finds Suspect Guilty of Murder," Sun Sentinel, June 8, 1988, https://www.sun-sentinel.com/news/fl-xpm-1988-06-08-8802030649-story.html.

506 이 질문에 대한 대답은 다음 자료를 참조하라. Robert M. Sapolsky, *Behave: The Biology of Humans at Our Best and Worst* (New York: Penguin, 2017), 580−613.

507 Suzanna Danuta Walters, "Why Can't We Hate Men?," *Washington Post*, June 8, 2018.

508 Joseph Henrich, *The Secret of Our Success: How Culture Is Driving Human Evolution, Domesticating Our Species, and Making Us Smarter* (Princeton, NJ: Princeton University Press, 2017).

테스토스테론의 진실

초판 1쇄 인쇄 2023년 4월 19일
초판 1쇄 발행 2023년 4월 26일

지은이 캐롤 후븐
옮긴이 배상규
펴낸이 고영성

책임편집 박유진   디자인 이화연   저작권 주민숙

펴낸곳 주식회사 상상스퀘어
출판등록 2021년 4월 29일 제2021-000079호
주소 경기도 성남시 분당구 성남대로 52, 그랜드프라자 604호
전화 070-8666-3322
팩스 02-6499-3031
이메일 publication@sangsangsquare.com
홈페이지 www.sangsangsquare.com

ISBN 979-11-92389-18-9 (03510)